rowohlt
POLARIS

Dr. Johanna Heinrich

Glücklich schwanger

Dein Wegweiser für
eine entspannte Schwangerschaft

Rowohlt Polaris

1. Auflage

Originalausgabe
Veröffentlicht im Rowohlt Taschenbuch Verlag,
Kirchenallee 19, 20099 Hamburg, Oktober 2025

Covergestaltung Hauptmann & Kompanie Werbeagentur, Zürich
Coverabbildung Claudia Unruh
Satz aus der Pensum Pro
bei CPI books GmbH, Leck
Druck und Bindung GGP Media GmbH, Pößneck
ISBN 978-3-499-01706-3

Kontaktadresse nach EU-Produktsicherheitsverordnung:
produktsicherheit@rowohlt.de

FSC
www.fsc.org
MIX
Papier | Fördert
gute Waldnutzung
FSC® C014496

Für meine liebe Freundin Scherin
und ihre Kinder Junis, Ava, Max und Karlo.

Inhalt

Vorwort

Liebe Leserin,

herzlich willkommen bei «Glücklich schwanger»!

Vermutlich liest du dieses Buch, weil du entweder bereits schwanger bist oder dich optimal auf deine Schwangerschaft vorbereiten möchtest. Damit machst du schon sehr viel sehr richtig.

Vielleicht geht es dir wie vielen anderen Schwangeren auch: Du wünschst dir schon lange eine glückliche und gesunde Familie und möchtest jetzt unbedingt alles richtig machen. Deshalb recherchierst du bei Google, auf den unterschiedlichsten Social-Media-Kanälen und versuchst, in den kurzen Terminen bei deinem Frauenarzt* alle hilfreichen Informationen wie ein Schwamm aufzusaugen. Kommt dir das bekannt vor?

Doch seien wir mal ehrlich: Es gibt so viele Informationsquellen, wie Ärztinnen, Hebammen, Google, Facebook, Instagram, Zeitschriften, vermeintliche Experten für schmerzfreie Geburten oder auch ungefragte Quellen wie zum Beispiel die eigene Schwiegermutter, die uns alle vermitteln wollen, was jetzt wichtig und richtig ist. Wer soll da noch den Überblick behalten?

Deshalb ist vermutlich der eigene Frauenarzt der beste Ansprechpartner. Sicherlich eine gute Idee, doch hat nicht jeder

---

* In meinem Buch wechsle ich frei zwischen weiblicher und männlicher Form.

Frauenarzt einen geburtshilflichen Schwerpunkt. Weißt du, ob dein Frauenarzt diesen Schwerpunkt hat? Und selbst wenn, legen wir mal die Tatsachen auf den Tisch: In einer üblichen Schwangerschaftsvorsorge beim Gynäkologen sind lediglich 10 Termine vorgesehen. Mal angenommen, du hast sogar einen Frauenarzt, der dir sehr viel mehr Zeit als üblich schenkt und pro Termin 15 Minuten für dich einplant, dann sind das ca. 2,5 Stunden Vorsorge für deine gesamte Schwangerschaft.

2,5 Stunden für 40 Wochen?! Wow! Da dauert mein Friseurbesuch manchmal länger ...

Dass man da als Schwangere schnell mal das Internet um Rat bittet, um Antworten auf all die Fragen zu bekommen, ist mehr als nachvollziehbar. Insbesondere, da diese Fragen sich bevorzugt abends vor dem Einschlafen ins Gehirn schleichen. Aber Hand aufs Herz: Wer Google oder ChatGPT fragt, ist anschließend eher selten beruhigt, oder? Zumindest ist mir noch keine Schwangere begegnet, die gesagt hat: «Ich habe das schon mal im Internet recherchiert. Jetzt weiß ich bestens Bescheid, habe alles verstanden und keinerlei Fragen mehr.» In der Realität bleiben leider viele Fragen und Verunsicherungen. Zumindest habe ich diesen Eindruck in meiner täglichen Arbeit als Frauenärztin mit Spezialisierung in der Geburtshilfe immer wieder gewonnen. In den letzten 13 Jahren habe ich als Oberärztin unzählige Frauen entbunden und in ihren Schwangerschaften begleitet. All diese Frauen hatten einen Frauenarzt und die meisten sogar auch noch eine Hebamme, und dennoch hatten unzählige von ihnen noch mehr Betreuungsbedarf und vertrauten sich mir mit ihren Fragen an. Denn was all diese Schwangeren (und vermutlich auch du) sich wünschen und brauchen, sind Klarheit, Sicherheit und ein empathisches Gegenüber, das sie versteht und an die Hand nimmt. Denn abgesehen von der Verunsicherung durch diese Informationsflut habe ich den Eindruck, dass gerade in unserer heutigen

Zeit der Druck für viele Frauen immer größer wird. Was man plötzlich alles nicht mehr darf und unbedingt machen soll. Und alle geben ihren Senf dazu! Social Media gaukeln uns vor, dass Wassereinlagerungen, Dehnungsstreifen und Müdigkeit nur eine Frage der Einstellung sind, dass ein Baby immer pures Glück bedeutet, die Geburt mit den richtigen Hypnosetechniken ein schmerzfreier Spaziergang wird und das Leben überhaupt erst mit Baby im Arm einen Sinn bekommt. Puh! Ganz schön anstrengend ...

Wäre es da nicht erfrischend und hilfreich, endlich mal gebündelt zu erfahren, was wirklich wichtig ist, und das ganz entspannt mit Leichtigkeit und ohne diesen Druck? Genau aus dem Grund schreibe ich dieses Buch. Mein Ziel ist es, so vielen Schwangeren wie möglich Sicherheit zu vermitteln, sie leicht verständlich aufzuklären, damit sie eine gesunde, sichere und glückliche Schwangerschaft erleben können. Denn nur, wenn du gut aufgeklärt bist, die Fakten kennst und dich gleichzeitig emotional verstanden fühlst, kannst du die für dich richtigen Entscheidungen treffen. Und genau darin sehe ich meine Aufgabe. Dich so zu beraten, dass du mit deiner ganz persönlichen Geschichte und deinem individuellen Hintergrund optimal betreut bist. Ich nehme dich an die Hand und begleite dich Schritt für Schritt und Woche für Woche durch deine Schwangerschaft, die Geburt und das Wochenbett. Ich beantworte dir all deine Fragen (insbesondere die, die du dich bei deinem Frauenarzt vielleicht nicht zu stellen traust), nehme dir deine Sorgen und Ängste und freue mich darauf, dich in dieser besonderen, emotionalen Zeit zu begleiten. Vom positiven Test über die gesamte Vorsorge, die Geburt und das Wochenbett erhältst du alle wichtigen Informationen leicht und unterhaltsam vermittelt.

Wenn du allerdings einen weiteren Ratgeber mit unrealistischen Diät- und Bewegungsplänen und perfekt inszenierten Babybäuchen erwartest, wirst du enttäuscht werden. Hier bekommst du auf sympathische Art vermittelt, was wirklich wichtig ist und was du getrost lassen kannst. Du bekommst medizinische und studienbasierte Infos, von denen du noch nie zuvor gehört hast. Durch dieses Buch wirst du so viel Wissen und Sicherheit bekommen, dass du dich von all den lauten Stimmen in deinem Umfeld abzugrenzen lernst.

Eine Schwangerschaft ist nicht nur ein sehr emotionaler Lebensabschnitt einer Frau, sondern für viele auch ein einzigartiges Erlebnis. Deshalb stelle dir die Frage: Wie willst du diese Reise erleben? Voller Vorfreude und Sicherheit oder voller ungeklärter Fragen, Sorgen und Ängste? Wenn du dich für Vorfreude, Klarheit und Sicherheit entscheidest, freue ich mich sehr darauf, dich zu begleiten!

Deine Johanna

TEIL I

Was du zu Beginn der Schwangerschaft unbedingt wissen solltest

Lerne, selbstbestimmt Entscheidungen für dich und dein Baby zu treffen

Im Vorwort hast du vermutlich zwei Dinge wahrgenommen:

1. Was du in diesem Buch erwarten kannst und
2. Dass ich dich geduzt habe.

Ich hoffe, das ist okay? Denn ich weiß, es ist ziemlich merkwürdig, eine Ärztin zu duzen. Allerdings duze ich meine Patientinnen gerne, da die Themen Kinderwunsch, Schwangerschaft und Geburt so persönlich und emotional sind, dass wir da meines Erachtens keine Distanz für ein Sie gebrauchen können. Deshalb gerne Du. Solltest du mich also mal auf der Straße oder im Kreißsaal treffen, sprich mich gerne mit Johanna an.

Nachdem wir das geklärt haben, wollen wir mal loslegen.

Du hast es bereits in der Einleitung gelesen. Die Motivation, dieses Buch zu schreiben, liegt vor allem darin, dich zu bestärken. Mein Ziel ist, dich gut aufzuklären, damit du keine wichtigen Inhalte für dich und dein Baby verpasst. Denn in meiner täglichen Arbeit mit Schwangeren begegnet mir immer wieder die Aussage «Hätte ich das früher gewusst, hätte ich mich anders entschieden.» Oder auch «Hätte ich das gewusst, wäre meine Schwangerschaft völlig anders verlaufen.» Und mit «anders» war unkomplizierter, gesünder und glücklicher gemeint. Ich möchte vermeiden, dass aufgrund von Nichtwissen oder aufgedrängten Meinungen anderer falsche Entscheidungen getroffen werden, die womöglich weitreichende Konsequenzen haben können. Damit dir das nicht passiert, nehme ich dich an die Hand und begleite dich von deinem positiven Test Woche für Woche bis zur Geburt inklusive des Wochenbettes. Und glaub mir, diese Wochen werden ein Wechselbad der Gefühle werden – das ist völlig normal! Du wirst glücklich sein, Vorfreude empfinden, aber sicherlich auch mal verunsichert oder ängstlich sein. Und all das ist Teil des Spiels und gehört dazu, wenn ein neuer Erdenbürger in dir heranwächst. Es gibt so viele vermeintliche Expertinnen und Experten «da draußen», die dir alle ihre persönliche Meinung aufdrücken wollen. Und genau das halte ich nicht für sinnvoll. Vielmehr geht es darum, dich zu bestärken, selbstbestimmt zu entscheiden. Du bekommst studienbasiertes Wissen, medizinisch leicht erklärt, sodass du mit deiner persönlichen Lebensgeschichte im Hintergrund in der Lage bist, die für dich richtigen Entscheidungen zu treffen. Du selbst sollst mit einem guten Bauchgefühl entscheiden, was für dich und dein Baby richtig ist, und nicht unreflektiert das machen, was eine Hebamme, eine Frauenärztin, ein Heilpraktiker oder gar deine Schwiegermutter für richtig halten. Denn ich muss leider zugeben, dass es auch in medizinischen Kreisen wirklich sehr «radikale» Meinungen gibt, die schwarz-weiß denken und viele sinnvolle Untersuchungen oder Therapien ablehnen.

Du sollst durch die fundierte Aufklärung in diesem Buch in die Lage versetzt werden, selbstbestimmt zu handeln und die für dich richtigen Entscheidungen zu treffen, damit du und dein Baby die größtmögliche Chance habt, eine gesunde, glückliche und sichere Schwangerschaft zu erleben.

Gerade zu Beginn deiner Schwangerschaft gibt es einige Dinge zu beachten. Hier stellst du die Weichen für die nächsten Wochen. Dazu gehört unter anderem, rechtzeitig eine gute

Hebamme zu finden, einige Untersuchungen durchführen zu lassen, aber auch zu wissen, wie du dich idealerweise verhalten solltest, damit du und dein Baby eine gesunde Schwangerschaft erlebt.

Vorab: keine Panik, das wird dir hier Spaß bereiten. Es wird keine Verbote oder Gebote geben, dafür bekommst du sinnvolle Argumente, die dir von ganz allein die richtige Motivation geben, dich verantwortungsvoll zu verhalten.

Gehen wir auf die einzelnen Punkte im Folgenden genauer ein.

Die richtige Hebamme finden

Grundsätzlich kannst und solltest du so früh wie möglich damit beginnen, eine Hebamme für dich zu organisieren. Dabei geht es vor allem darum, eine Begleitung für dein Wochenbett zu haben. Viele Frauenarztpraxen arbeiten mit Hebammen zusammen, die die Vorsorge im Wechsel mit dem Frauenarzt mitmachen. Dabei kontrollieren sie deinen Blutdruck, den Urin, nehmen dir Blut ab oder schreiben später auch mal ein CTG. Es gibt allerdings keine festen Regeln in den Mutterschaftsrichtlinien, wer was zu machen hat. Außerhalb von Ultraschalluntersuchungen kann theoretisch auch eine Hebamme die Vorsorge machen. Du solltest allerdings beachten, dass eine Hebamme nur die Physiologie, nicht aber die Pathologie betreuen darf.

Was soll das bedeuten? Damit ist gemeint, dass eine Hebamme ausschließlich unauffällige Schwangerschaften betreut. Sobald etwas auffällig ist, muss sie an eine Frauenärztin übergeben. Deshalb ist es sehr wichtig, dass du während der Schwangerschaft vor allem regelmäßig bei einer guten Frauenärztin bist. Idealerweise bei einer mit einem geburtshilflichen Schwerpunkt. Die erkennst du daran, dass sie zum Beispiel eine Zusatzbezeichnung wie «Spezielle Geburtshilfe und Perinatalmedizin» oder «DEGUM II» hat. DEGUM bedeutet, dass eine besondere Qualifikation für Ultraschall vorliegt. Es gibt aber auch sehr gute Frauenärzte, die diese Bezeichnung nicht haben. Ein guter Frauenarzt beantwortet dir deine Fragen so, dass du sie verstehst, macht alle notwendigen Untersuchungen und zwingt dir nicht seine Meinung auf. Welche Untersuchungen wirklich wichtig sind und warum, erkläre ich dir auf den nächsten Seiten noch.

Du wirst dich jetzt vielleicht fragen: «Wenn der Frauenarzt doch die ganze Vorsorge macht, wofür dann eine Hebamme?»

Die Hebamme ist vor allem im Wochenbett wichtig. Also in der Zeit von der Geburt bis acht Wochen danach. In dieser Zeit kommt sie zu dir nach Hause und achtet darauf, dass dein Baby gut an Gewicht zulegt, gibt dir Unterstützung beim Stillen, zeigt dir, wie du dein Baby richtig pflegst, und steht dir in den ersten Lebenswochen deines Babys zu Seite. Der große Vorteil ist, dass sie dich bei dir zu Hause vor Ort unterstützt. Damit du auf diese wertvolle Hilfe zugreifen kannst, musst du dich sehr früh damit beschäftigen, eine Hebamme zu organisieren. Und mit sehr früh meine ich sehr, sehr früh! Idealerweise direkt nach dem erfolgreichen Geschlechtsverkehr. Bevor du jetzt fragst, wie man postkoital am schnellsten rausfindet, ob der Sex erfolgreich war oder nicht ... das war natürlich nur ein Scherz.

Üblicherweise bekommst du bei deiner Frauenärztin in der 8. Schwangerschaftswoche* einen Termin, bei dem im Ultraschall eine intakte Schwangerschaft festgestellt wird. Mit intakter Schwangerschaft meine ich, dass in der Gebärmutter eine Fruchthöhle mit Embryonalstruktur und positiver Herzaktion zu sehen ist. Nach diesem Termin kannst du quasi schon auf dem Nachhauseweg die ersten Hebammen kontaktieren. Der schnellste und einfachste Weg ist, wie so oft, die Google-Suche. Du kannst aber auch bei deiner Krankenkasse anfragen. Dort gibt es häufig Listen von Hebammen in deiner Nähe. Die beste Variante ist natürlich die Empfehlung einer Freundin. Deshalb frag mal in deinem Umfeld, wer zufrieden mit ihrer

* Im Folgenden wird das Wort Schwangerschaftswoche stets mit SSW abgekürzt.

Hebamme war, und hol dir die Kontakte. Denn Hebamme ist nicht gleich Hebamme. Genauso wie es große Unterschiede bei Frauenärztinnen und überhaupt in jeder Berufsgruppe gibt. Es gibt richtig gute Hebammen, die nicht nur sehr zuverlässig und fürsorglich sind, sondern auch fachlich top. So eine wünsche ich dir von Herzen. Am Telefon kannst du dir einen ersten Eindruck von den empathischen Kompetenzen machen. Was die fachlichen betrifft, ist das natürlich nicht so einfach. Grundsätzlich kann ich dich aber beruhigen: Selbst eine nicht so gute Hebamme ist immer noch besser als gar keine Hebamme im Wochenbett.

Deshalb zusammenfassend zum Thema **Hebamme**:

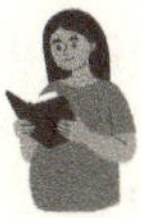

- ✓ Nach bestätigter gesunder Schwangerschaft bei der Frauenärztin bemühe dich um eine Hebamme.
- ✓ Frag zuerst in deinem persönlichen Umfeld nach Kontakten.
- ✓ Gib in der Google-Suche Hebamme fürs Wochenbett + deinen Wohnort an.
- ✓ Wenn du in der eigenen Recherche keine Hebamme findest, kontaktiere deine Krankenkasse.
- ✓ Auch wenn die Suche anstrengend und frustrierend ist, bleib am Ball. Je früher du dich kümmerst, desto erfolgreicher wirst du sein.

Wichtige Untersuchungen für dich und dein Baby

In Deutschland legen die Mutterschaftsrichtlinien die Vorsorge einer schwangeren Frau fest. Das bedeutet, es gibt standardisierte Untersuchungen, die von der Kasse bezahlt werden. Darüber hinaus gibt es noch weitere sinnvolle und manchmal auch weniger sinnvolle Untersuchungen, die man zusätzlich machen lassen kann, die aber nicht in der üblichen Vorsorge vorgesehen sind. Welche das sind und was sie konkret für dich bedeuten können, erkläre ich dir auf den folgenden Seiten. Außerdem wirst du zusätzlich im jeweiligen Schwangerschaftsdrittel passend von mir informiert.

Die Pränataldiagnostik ist ein ganz spezielles Thema für sich und bedarf besonderer Betrachtung, deshalb erfährst du dazu erst im nächsten Kapitel mehr. Sie ist in der üblichen Vorsorge nicht inkludiert, kann aber sehr sinnvoll sein. Wichtig ist, sich im Vorfeld darüber zu informieren, ob man sie wahrnehmen möchte oder nicht. Und das unbedingt rechtzeitig. Denn gerade bei der Pränataldiagnostik gibt es Zeitfenster, die berücksichtigt werden müssen. Deshalb empfehle ich dir, dieses Kapitel mit besonderer Aufmerksamkeit und idealerweise vor der 12. SSW zu lesen.

Üblicherweise wird in der 8. SSW die Schwangerschaft beim Frauenarzt mit dem Ultraschall bestätigt. Zu dem Zeitpunkt wird auch eine Blutabnahme gemacht, bei der bereits einige Werte untersucht werden. Außerdem wird ein Mutterpass ausgestellt. Dieser Mutterpass ist ab sofort dein wichtigstes Dokument. Trag ihn immer mit dir. Denn sollte unterwegs doch mal etwas passieren, ist hier alles Wichtige über dich und deine Schwangerschaft notiert. Pack ihn am besten in deine Handtasche und nimm ihn erst wieder raus, wenn du mit Baby im Maxi-Cosi aus dem Krankenhaus nach Hause fährst. Solltest du schon mal schwanger gewesen sein, lass die zweite Schwangerschaft am besten in den gleichen Mutterpass eintragen, oder trag auch diesen Mutterpass bei dir. So können Ärztinnen und Hebammen auch auf wichtige Informationen aus der letzten Schwangerschaft und Geburt zugreifen.

In einer üblichen Schwangerschaftsvorsorge sind 10 Untersuchungen vorgesehen. Ziel ist es, in diesen Untersuchungen Risikoschwangerschaften zu erkennen und potenzielle Risiken für die Geburt zu identifizieren, um entsprechend darauf reagieren zu können. Je nach Schwangerschaftswoche werden andere Dinge untersucht. Wenn du deinen Mutterpass aufschlägst, gibt es mittig zur Schwangerschaft zwei Seiten, die man zur Seite aufklappen kann. In der Mitte siehst du deinen Errechneten Termin (wir Mediziner sagen typischerweise ET. Diese Abkürzung wirst du noch häufig hören, deshalb kannst du sie dir schon mal merken) und rechts davon werden die 10 Vorsorgeuntersuchungen eingetragen.

Bei jeder Vorsorge wird die genaue Schwangerschaftswoche eingetragen, ob eine Herzaktion und Kindsbewegungen nachweisbar sind, die Kindslage (mach dir keine Gedanken, wenn dein Kind nicht die ganze Zeit in Schädellage, sondern in Beckenendlage, also mit dem Popo unten in deinem Becken liegt. Relevant wird die Lage erst zum Ende der Schwangerschaft und bis zur 32. SSW sind noch die Hälfte der Kinder mit Popo anstatt Köpfchen voran. Dazu im dritten Schwangerschaftsdrittel mehr …), das Gewicht (endlich ist Zunehmen erlaubt! Halleluja!!!), der Blutdruck, der Urin und der Hb-Wert. Wobei dieser nicht jedes Mal abgenommen wird. Hb-Wert steht für Hämoglobinwert und er sagt etwas darüber aus, ob eine Blutarmut (medizinisch: Anämie) vorliegen könnte. Dazu erzähle ich dir im Verlauf auch noch mehr. Am Ende der Spalten ist Platz für die Eintragung einer vaginalen Untersuchung und Besonderheiten. Es wird sicherlich nicht immer jedes Feld beim Frauenarzt untersucht und, was viele Schwangere enttäuscht, auch nicht jedes Mal ein Ultraschall gemacht. Tatsächlich sind überhaupt nur drei Ultraschalluntersuchungen in der gesamten Schwangerschaft vorgesehen. Die erste zwischen der 9. und 12. SSW, die zweite zwischen der 19. und 22. SSW und die letzte zwischen der 29. und 32. SSW. Worauf man dabei achten sollte, erzähle ich dir, wenn es so weit ist.

Den ersten Ultraschall wirst du vielleicht schon gehabt haben. Ziel ist zu sehen, dass die Schwangerschaft sich in der Gebärmutter befindet und wie viele Bewohner an Bord sind. Außerdem wird geschaut, dass eine Herzaktion vorliegt und die Extremitäten sowie ein Kopf angelegt sind und ob die Größe des Kindes zu dem errechneten Geburtstermin nach Periode passt. Das war es dann auch schon. Vielleicht denkst du dir jetzt: «Das war's echt schon?!» Ja, das war es schon. Deshalb gilt für alle, die mehr wissen wollen, sich unbedingt mit der Pränataldiagnostik zu beschäftigen.

Bei der **Blutuntersuchung** wird Folgendes angeschaut:

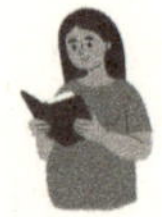

- ✓ Blutgruppe und Rhesusfaktor
- ✓ Antikörpersuchtest
- ✓ Röteln
- ✓ Lues (auch als Syphilis bekannt)
- ✓ HIV
- ✓ (zum Ende der Schwangerschaft außerdem Hepatitis B)

Gegen Röteln und Hepatitis B sind die meisten geimpft. Trotzdem sollte noch einmal nachgeschaut werden, ob wirklich ein ausreichender Impfschutz besteht. Bei einigen Frauen sieht man, dass der sogenannte Titer insbesondere bei Röteln nicht ausreichend ist. Der Titer gibt an, ob genügend Immunschutz durch eine stattgefundene Impfung oder durchgemachte Erkrankung vorliegt. Sollte der Röteln-Titer niedrig sein, darf nicht während der Schwangerschaft nachgeimpft werden, da es sich bei Röteln um einen Lebendimpfstoff handelt. Wenn eine Frau in der Schwangerschaft gegen Röteln geimpft würde, hätte das Kind ein erhöhtes Risiko, sich anzustecken, und genau das wollen wir ja gerade nicht. Sobald aber das Baby da ist, ist die Empfehlung, für eine Folgeschwangerschaft nachzuimpfen.

Ich weiß, einige stehen dem Impfen nicht gerade positiv gegenüber. Jeder Mensch darf natürlich für sich entscheiden, ob er sich impfen lassen möchte oder nicht, allerdings ist eine Ansteckung mit Röteln in der Schwangerschaft so schwerwiegend für das Kind, dass immer ein Schwangerschaftsabbruch empfohlen wird. Das Virus verursacht so schwere Schäden an Herz, Ohren und Augen sowie eine geistige Behinderung, dass das Kind nicht lebensfähig ist. Zu weiteren sinnvollen Impfungen in deiner Schwangerschaft werde ich dich rechtzeitig informieren.

Zunächst sind alle vier Wochen Vorsorgetermine vorgesehen. Acht Wochen vor dem errechneten Geburtstermin wirst du zweimal im Monat von deinem Frauenarzt gesehen und in den letzten vier Wochen wöchentlich. Sollten Besonderheiten vorliegen, wie zum Beispiel eine Mehrlingsschwangerschaft, ein zu kleines oder zu großes Kind, Blutdruckerhöhung, eine besondere Lage des Mutterkuchens, drohende Frühgeburtlichkeit, Blutungen oder andere Risiken bestehen, wirst du häufiger einbestellt. Übrigens gilt die Schwangere ab 35 Jahren nicht mehr als Risikoschwangerschaft. Mittlerweile ist 40 die neue 35.

Untersuchungen auf folgende Krankheiten, die nicht als Standard von der Kasse gezahlt werden, die aber sinnvoll sein können:

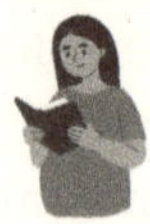

- ✓ CMV (Lehrerinnen, Kindergärtnerinnen)
- ✓ Toxoplasmose (Katzenhalterinnen)
- ✓ Beta-Streptokokken
- ✓ Pränataldiagnostik

CMV oder auch Cytomegalievirus

Merk dir vielleicht einfach nur CMV, das ist die Abkürzung für Cytomegalievirus. Und keine Sorge, es wird nicht zu kompliziert. CMV ist eine häufige, für uns Erwachsene harmlose Infektion. Wenn wir überhaupt Symptome haben, dann in Form einer kleinen Erkältung. Meistens haben wir diese Infektion bereits als Kind durchgemacht, unser Körper kennt die Viren und bekämpft sie erfolgreich. Genau dazu kommt mein Hinweis: Solltest du in einem Beruf mit Kindern arbeiten (Kindergärtnerin, Grundschullehrerin, Kinderkrankenschwester), macht es durchaus Sinn, deine Frauenärztin darauf aufmerksam zu machen und zu schauen, ob du geschützt bist. Falls du noch nie Kontakt mit CMV hattest (das erkennt man durch eine Blutentnahme), kann je nach Ausgangssituation ein Berufsverbot sinnvoll sein oder zumindest regelmäßige Blutkontrollen. Das Gleiche gilt übrigens für Windpocken (Varizella-Zoster) und Ringelröteln (Parvovirus B19) – typische Kinderkrankheiten, die die meisten von uns bereits durchgemacht haben. Falls nicht, kann sich bei einer Ansteckung während der Schwangerschaft eine Risikoschwangerschaft entwickeln.

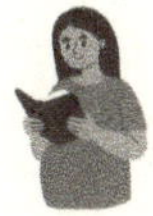

Deshalb für alle **Frauen in Berufen mit Kindern** besondere Obacht. Lasst euch auf CMV, Windpocken und Ringelröteln untersuchen und geht ggf. ins Berufsverbot.

An alle Frauen, die nun denken: «Ich arbeite im Büro, aber ich will mich trotzdem nicht anstecken»:

1. Die Durchseuchungsrate ist sehr hoch und liegt bei etwa 90 %. Das heißt, die meisten von uns hatten bereits Kontakt mit diesen Viren. In dem Fall ist ein erneuter Kontakt nicht so relevant.
2. Es sind insbesondere Kinder ansteckend. Die redselige 50-jährige Kollegin aus der Buchhaltung ist keine Bedrohung (zumindest nicht, was die Schwangerschaft betrifft).

Toxoplasmose

Toxoplasmose ist eine Erkrankung, die durch Parasiten ausgelöst wird. Diese befinden sich in der Erde und in Katzenkot. Deshalb die Empfehlung:

1. Schwangere sollten nicht so viel in der Erde wühlen und sich danach die Finger ablecken.
2. Salat und Gemüse immer ordentlich waschen, weil die Keime noch am Salat haften können.

3. Bei allen Frauen mit Katzen im Haushalt gilt besondere Obacht. Die meisten Katzenhalter hatten schon Kontakt mit dem Parasiten, aber sprich lieber trotzdem noch mal deinen Frauenarzt drauf an, wenn du Katzen hast.

Beta-Streptokokken

Beta-Streptokokken sind Bakterien, die viele Frauen in der Scheide tragen. Ein Keim, der für uns völlig irrelevant und nicht behandlungsbedürftig ist und nun mal in unserer Scheide lebt. Er sorgt zwar nicht dafür, dass wir uns besser fühlen, macht aber auch keine Probleme. Deshalb sind wir so nett und tolerieren ihn, ähnlich wie das alte Tattoo, das wir uns in unseren wilden Jugendjahren haben stechen lassen. Es ist nicht mehr unbedingt schön, aber es tut auch nicht weh. Auch wenn wir schwanger sind und es uns gut geht, würden wir diesen Keim nicht behandeln. Und mit «gut gehen» meine ich, keine Wehen zu haben oder einen vorzeitigen Blasensprung. Die Situation ändert sich allerdings, sobald eine Frau unter die Geburt kommt oder die Fruchtblase platzt. Da haben Beta-Streptokokken die Möglichkeit, aufzusteigen und potenziell unserem Baby zu schaden. Das sollten wir unbedingt vermeiden, denn die kleinen Würmchen können mit diesem Bakterium gar nicht umgehen. Deshalb solltest du dich zum Ende deiner Schwangerschaft (ca. in der 36. SSW) testen lassen. Dein Frauenarzt macht einen vaginalen Abstrich und wenn du Trägerin von Beta-Streptokokken bist, bekommst du mit Blasensprung oder einsetzenden Wehen eine Antibiose, die dein Kind schützt.

Ich begegne immer wieder Frauen, die sich durch den Einfluss der Medien Angst machen lassen haben und Antibiotika verteufeln, weil sie dem Kind angeblich schaden. Dem ist definitiv nicht so. Dein Kind wird deshalb nicht Allergiker oder verhaltensauffällig sein. Ganz im Gegenteil. Ein Kind, das sich mit Beta-Streptokokken angesteckt hat, gehört auf eine Neointensivstation. Unbehandelt versterben Neugeborene nicht selten an einer Streptokokkeninfektion. In diesem Fall gilt wieder das Abwägen von Vor- und Nachteilen. Nachteile sind, dass die Kosten für den Test von deiner Krankenkasse nicht übernommen werden und du einen kleinen Pieks ertragen musst, weil du einen Zugang in die Vene bekommst, damit das Antibiotikum in dein Blut kommt. Vorteil: Wenn du positiv getestet bist, kannst du deinem Baby im Zweifel das Leben retten. Denn wer sich nicht testen lässt, gilt als negativ getestet und bekommt keine prophylaktische Antibiose.

Neben all diesen Untersuchungen gibt es noch einige Empfehlungen dazu, wie eine Schwangere sich verhalten sollte. In der Praxis bleibt meistens nicht viel Zeit dafür, deshalb erzähle ich dir in den nächsten Kapiteln, was dir und deinem Baby in den kommenden Wochen besonders guttut und was du eher meiden solltest, damit ihr eine gesunde und glückliche Schwangerschaft erlebt.

Ernährung – du bist, was du isst

Die erste gute Nachricht: Es gibt hier keine Diätpläne. Die funktionieren sowieso nicht, es sei denn, man möchte Gewicht zulegen. Und die zweite gute Nachricht: Du wirst Spaß an gesunder Ernährung haben. Du wirst einen anderen Blickwinkel auf LEBENSmittel bekommen und gerne zu der gesunden Variante greifen. Und sollte dich mal die Lust überkommen und du schaufelst mit viel Genuss eine Lkw-Ladung Schokolade und/oder Fruchtgummis sowie Chips in dich rein, ist das (sofern es die Ausnahme ist) auch völlig okay. Dein Körper wird es dir verzeihen. Worum es hier geht, ist, gesunde Gewohnheiten zu schaffen, mit denen du und dein Baby euch wohlfühlt. Denn seien wir mal ehrlich. Wir alle haben uns schon mal herrlich überfressen, uns alles gegönnt, worauf wir Lust oder besser gesagt Schmacht hatten, spätestens an Weihnachten. Aber wie geht es uns danach? Häufig nutzen wir Essen als Mittel, um uns besser zu fühlen. Es geht dann weniger darum, uns zu ernähren, sondern darum, uns zu belohnen, zu entspannen, abzulenken oder zu trösten. Zum Beispiel meinen wir, es verdient zu haben, es uns nach einem langen und anstrengenden Arbeitstag mit zwei Gentlemen namens Ben und Jerry auf der Couch gemütlich zu machen. Aber geht es uns mit einem halben Liter Sahneeis im Magen wirklich besser? Klar, kurzfristig befinden wir uns im Eishimmel, aber spätestens, wenn nicht nur ein Löffel im Mund gelandet ist, sondern der ganze Eimer, wohl eher nicht. Deshalb schauen wir uns in diesem Kapitel an, was dir und deinem Baby besonders guttut und wie wir es vermeiden können, uns aufgrund falscher Gewohnheiten mit Essen «zu bestrafen» und uns langfristig krank zu machen. Wenn du zu den Frauen gehörst, die es schaffen, nie Zucker zu essen, immer akribisch Kalorien zählen und nie über die Stränge schlagen, dann bin ich sehr beeindruckt von dir und du hast meinen vollen Respekt. Alle anderen 99 % dürfen sich jetzt entspannt zurücklehnen und unvoreingenommen weiterlesen.

Wie du dich in deiner Schwangerschaft optimal ernährst …

… das entscheidest du!

Bist du verwundert, dass ich dir als Gynäkologin nicht einen genauen Ernährungsplan an die Hand gebe? Ich sage dir was: Ich bin davon überzeugt, dass du selbst am besten weißt, was jetzt für dich und dein Baby das Richtige ist. Der erste Impuls mag eventuell Currywurst mit Pommes sein, aber dieser Impuls hat vielleicht viel mehr damit zu tun, dass du dir viele Jahre bestimmtes Essen verboten hast, und damit, dass du den Glaubenssatz «In der Schwangerschaft ist Essen endlich erlaubt und das dann auch noch für zwei» mitbekommen hast.

Gerade im ersten Drittel der Schwangerschaft haben viele Schwangere mit Übelkeit und Erbrechen und zum Ende der Schwangerschaft mit Sodbrennen zu tun. Currywurst mit Pommes ist da wohl eher nicht hilfreich. Was ich dir aber eigentlich sagen möchte, ist: Lerne, wieder mehr auf dein Bauchgefühl zu hören. Dein Körper weiß jetzt ganz genau, was du und dein Baby brauchen. Du hast Heißhunger auf Joghurt oder Quark? Dann braucht dein Körper vielleicht eine Extraportion Eiweiß. Du würdest alles für eine große Portion Pasta geben? Dann verlangt dein Körper nach Energie in Form von Kohlenhydraten.

Hast du mal darüber nachgedacht, dass kein Tier der Welt Diät hält oder sich anders ernährt, weil es schwanger ist? Kein Nashorn, Erdmännchen, Pinguin oder Tiger hält sich an Ernährungs- oder Fitnesspläne und trotzdem oder gerade deswegen bekommen sie gesunde Kinder.

Deshalb ist meine erste Empfehlung an dich: Hör auf deinen Körper.

Das betrifft sowohl die Art des Essens als auch den Zeitpunkt und die Menge. Der altbekannte Satz «Jetzt musst du für zwei essen» ist nicht nur kompletter Blödsinn, sondern auch ungesund. Tatsächlich ist der Kalorienbedarf einer Schwangeren nur um 300 kcal/Tag erhöht. Das entspricht in etwa einem Fruchtjoghurt (den ich dir nicht empfehlen würde, den du aber natürlich essen darfst, wenn du willst. Dazu später mehr).

Deshalb hier direkt meine zweite Empfehlung: Iss nicht mehr, sondern qualitativ hochwertiger.

Schau, ob es das Gemüse und Obst in Bioqualität gibt. Wenn du Fleisch isst, achte darauf, woher es stammt, idealerweise nicht aus der Massentierhaltung mit einer Gratisportion Keimen und Antibiotika. Das Gleiche gilt natürlich auch für Fisch. Neben qualitativ hochwertigen Produkten versuche dich abwechslungsreich zu ernähren, und zwar mit möglichst vielen LEBENSmitteln. Jetzt denkst du vielleicht «Was soll ich denn bitte sonst essen, wenn nicht Lebensmittel?» Mit Lebensmittel meine ich Essen, das einen am Leben hält und nicht krank macht. Also Dinge wie Obst, Gemüse, Nüsse, Samen, Vollkornprodukte, Hülsenfrüchte sowie gute Öle, wie Walnussöl, Kürbiskernöl oder Olivenöl (idealerweise kalt gepresst). Was haben diese Lebensmittel gemeinsam? Es sind alles Produkte, die ohne oder mit nur sehr wenig Inhaltsstoffen auskommen. Inhaltsstoffe findest du immer auf der Rückseite eines Produkts. Wenn dort mehr als fünf Worte stehen und man auch noch ein Chemiestudium braucht, um sie überhaupt auszusprechen, handelt es sich nicht um Lebensmittel, sondern um ein Industrieprodukt. Versuch mal auf einem Apfel, einer Möhre oder einem Salatkopf eine Liste mit Inhaltsstoffen zu finden. Weil du da nicht fündig wirst, heißt das: gesundes LEBENSmittel.

Industrieprodukte enthalten in der Regel viel Zucker und/oder Salz und vor allem viel Chemie, damit der Müll schmackhaft wird. Zugegebenermaßen gelingt das der Nahrungsmittelindustrie sensationell gut. Also null Nährwert unglaublich lecker schmecken zu lassen. Trotzdem, versuch so gut es geht, sie zu meiden, da ihnen die wertvollen Nährstoffe fehlen, die dein Körper gerade jetzt so dringend braucht. Und da wären wir beim eben genannten Beispiel Fruchtjoghurt. Der Name an sich würde ja vermuten lassen, dass das gesund sein könnte – Joghurt mit Früchten. Aber er enthält jede Menge Zucker und Geschmacksstoffe. Also lieber den Naturjoghurt (auch gerne den vollfetten) mit echten Früchten essen. Übrigens: Bei Obst und Gemüse kannst du reichlich zuschlagen. Auch die Tiefkühlvariante ohne irgendwelche Zusätze ist super und praktisch für den Alltag. Immer wieder höre ich von Frauen mit einem Schwangerschaftsdiabetes oder Diabetes mellitus, also einem erhöhten Blutzucker, dass Obst ganz schlecht sei und der Frauenarzt es verboten hätte. Das ist allerdings immer individuell zu beurteilen. Grundsätzlich ist Obst super. Wenn man Obst als ganze Frucht kaut, wird es anders verstoffwechselt als beispielsweise in Saft oder einem Smoothie. Obst und vor allem Gemüse enthalten nicht nur viele Vitamine und Nährstoffe, sondern vor allem viele Ballaststoffe. Wenn du aber einen Apfel flüssig in Form von Saft mit reichlich beigemischtem Zucker trinkst oder in einem Smoothie, bei dem die Industrie schon die Finger im Spiel hatte, ist das nicht gut. Da schnellt der Blutzucker extrem rasant in die Höhe. Gerade bei Smoothies, die als so gesund gelten, wird das Obst ohne die in der Frucht eigentlich enthaltenen Ballaststoffe gleich in den

Magen gespült, wo der Fruchtzucker direkt über die Magen- und Darmwände aufgenommen wird. Deshalb genieße Obst und Gemüse immer als ganzes Lebensmittel. Das verhindert ein zu schnelles Hochschießen des Blutzuckers und ist auch noch super für die Verdauung. Gerade Schwangere haben häufig Verdauungsprobleme im Sinne einer Verstopfung. Da unterstützt eine ballaststoffreiche Ernährung enorm. Übrigens gilt Gleiches auch für sämtliche Getreideformen. Also Brot, Reis oder Nudeln. Nehmen wir das Beispiel Brot:

Brot wird aus Körnern gemacht. Ein noch jungfräuliches Korn, welches noch nicht von der Industrie vergewaltigt wurde, enthält reichlich Vitamine, Nähr- und Ballaststoffe. Bei der Weißmehlvariante von Nudeln, Reis und Brot wurden die guten Vitamine, Nähr- und Ballaststoffe von der Industrie rausgewaschen. Das ist dann in etwa so nährstoffreich wie ein Blatt Papier. Natürlich kannst du auch bei der Weißmehlvariante bleiben, das ist letzten Endes selbstverständlich deine Entscheidung, aber ganz häufig ist es einfach unsere Gewohnheit, die uns zu den «normalen», also weißen Nudeln greifen lässt. Wenn du mal eine Zeit lang die Vollkornvariante gegessen hast und dann wieder die nährstofffreie, wirst du einen riesigen Unterschied bemerken und vielleicht gar nicht mehr auf die traurige Weißmehlnudel zurückgreifen wollen, sondern bewusst die gesunde, glückliche Vollkornnudel wählen. Ich verspreche dir: Du wirst dich dadurch deutlich besser fühlen. Du wirst seltener krank, schläfst besser, deine Verdauung verbessert sich deutlich und du wirst vor allem mehr Energie haben. Wenn du rausfindest, dass dir Vollkornprodukte nicht schmecken, ist das eben so, und du kannst jederzeit wieder auf deine gewohnten Produkte zurückgreifen. Du kannst also nur gewinnen und hast nichts zu verlieren.

Was ist mit Milchprodukten, Fisch und Fleisch?

Der aufmerksamen Leserin ist nicht entgangen, dass ich Milchprodukte, Fisch und Fleisch so gar nicht erwähnt habe. Das liegt daran, dass diese Produkte zwar zu einer ausgewogenen Ernährung dazugehören, aber seltener als Obst, Gemüse, Hülsenfrüchte, Nüsse, Samen und Vollkornerzeugnisse auf dem Teller landen sollten. Es gibt unzählige Studien, die belegen, dass Menschen, die sich betont pflanzlich ernähren, nicht nur gesünder und qualitativ hochwertiger, sondern auch länger leben[1]. Das heißt nicht, dass du sofort vegan werden musst. Insbesondere in der Schwangerschaft ist das keine so gute Idee (dazu gleich mehr).

Allerdings gibt es eine goldene Regel:
Iss Käse, Milch, Fisch und Fleisch niemals roh!

Warum? Weil es sein kann, dass wir mit rohen Lebensmitteln Bakterien aufnehmen, die wir sonst totgrillen, -braten, -kochen, -pasteurisieren. Insbesondere sind hier die Listerien zu nennen. Listerien sind Bakterien, die vor allem Erbrechen und Durchfälle auslösen. Bei einem nicht schwangeren Menschen unangenehm, bei einer schwangeren Frau können Listerien zu einem intrauterinen Fruchttod führen, also dazu, dass das Baby im Bauch verstirbt. Rohmilchkäse muss immer gekennzeichnet sein. Das heißt, auf der Rückseite, wo die Nährwertangaben zu finden sind, steht immer, ob ein Käse aus Rohmilch ist. Käsesorten, die zu Rohmilchkäse gehören, sind zum Beispiel Camembert, Roquefort, Büffelmozzarella (eher der im Restaurant, der abgepackte aus dem Supermarkt ist meistens kein Rohmilchkäse), Emmentaler oder Brie. Am besten du schaust auch hier auf die Rückseite des Lebensmittels.

Gleiches gilt für Fisch und Fleisch. In der Schwangerschaft solltest du auf Sushi, Carpaccio und Mettigel verzichten. Ich habe mal eine Frau entbunden, die während der gesamten Geburt von Mettbrötchen geredet hat. Nachdem das Kind da war, wurde unmittelbar nach Plazentageburt der frisch gebackene Vater zum Bäcker geschickt, damit seine Frau endlich ihr heiß ersehntes Mettbrötchen bekam. Das ist wahre Liebe! Sowohl vom Mann zu seiner Frau als auch von der Frau zum Mettbrötchen.

Was auch ganz essenziell ist: Wasche deine Lebensmittel immer ausreichend ab. Vor allem natürlich Obst und Gemüse. Auch Fertigsalat, auf dem «gewaschen und verzehrfertig» steht, bitte erneut waschen. In der Erde können Keime sein, die eine Toxoplasmose auslösen können. Davon hatte ich bereits im Kapitel Mutterschaftsrichtlinien erzählt. Der Erreger «Toxoplasma gondii» befindet sich nämlich nicht nur im Katzenkot, sondern auch in der Erde. Ohne zu sehr ins Detail zu gehen, lässt sich zusammenfassen, dass diese Erreger Erkrankungen im Gehirn und am Nervensystem des Kindes sowie gravierende geistige Einschränkungen verursachen können, bis hin zum Tod des ungeborenen Kindes.

Kommen wir noch mal auf den Punkt zurück, ob in der Schwangerschaft Fisch, Fleisch und Milchprodukte auf dem Plan stehen müssen. Generell halte ich eine pflanzenbasierte Ernährung für sehr gesund und empfehlenswert. Du solltest dich allerdings nicht in der Schwangerschaft dazu entscheiden, dich plötzlich vegan zu ernähren, warte damit bis nach der Geburt. Warum? Es geht dabei vor allem um das Vitamin B12, das sich in tierischen Produkten befindet. Vitamin B12 ist vor allem für unsere Nerven wichtig. Liegt ein Mangel vor, kann sich das in Form einer Anämie oder auch von Nervenschädigungen zeigen, sowohl bei der Mutter als auch (in Form von Entwicklungsstörungen) beim Kind.

Wenn du dich schon vor der Schwangerschaft vegan ernährt hast und jetzt aus ethischen oder anderen Gründen weiterhin auf tierische Produkte verzichten möchtest, solltest du regelmäßig deinen Vitamin-B12-Spiegel beim Frauenarzt messen lassen und Vitamin B12 großzügig in anderer Form aufnehmen, zum Beispiel als Nahrungsergänzungsmittel.

Zusammenfassend kann man also sagen, dass eine vegane Ernährung auch in der Schwangerschaft möglich ist, allerdings nur unter strenger ärztlicher Kontrolle.

Wie sieht es mit Getränken aus?

Wer Wasser und ungesüßten Kräuter- und Früchtetee trinkt und davon auch noch 1,5 bis 2 Liter am Tag, bekommt eine 1 mit*. Deine Zellen werden es dir danken! Du bleibst länger wach und aufmerksam, fühlst dich deutlich besser und vermeidest unnötige Kopfschmerzen. Klar kannst du auch mal Saft oder eine Cola trinken. Allerdings bekommt dein Baby den ganzen Zucker mit ab und wird eher dazu neigen, moppelig zu werden. Glaube mir, 3000 g lassen sich leichter entbinden als 4000 g. Da wirst du dich zur Geburt freuen, wenn du deinen Durst nicht ausschließlich mit zuckerhaltigen Getränken gestillt hast.

Beim Kaffeekonsum gilt Ähnliches, die Dosis macht's. Über den gesamten Tag verteilt ist Kaffee in der Schwangerschaft nicht zu empfehlen, aber die morgendliche Tasse Kaffee ist völlig in Ordnung. Genieße sie ganz bewusst und lass dir dieses Vergnügen nicht nehmen.

Die wichtigsten Punkte zum Thema **Ernährung:**

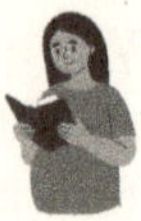

1. Iss nicht mehr, sondern qualitativ hochwertiger.
2. Höre auf deinen Körper, er weiß am besten, was du und dein Baby braucht.
3. Iss abwechslungsreich.
4. Iss richtige Lebensmittel, möglichst wenig Industrieschrott.
5. Iss nichts Rohes.
6. Wasche Obst und Gemüse ausreichend!
7. Trinke ausreichend Wasser.

Jetzt wirst du vielleicht denken, das sind ja nun doch Ge- und Verbote. Das sollen sie aber nicht sein. Vielmehr eine Einladung, deine Schwangerschaft dafür zu nutzen, deine bisherige Lebensweise zu hinterfragen und dich neugierig auf Neues einzulassen. Wenn du dich zu 80 % daran hältst und bei 20 % mal eine Ausnahme machst, bist du richtig gut. Vielleicht versuchst du auch erst mal, nur einen Tag in der Woche «perfekt» zu gestalten. Oder du nimmst dir vor, in der einen Woche nur Wasser und ungesüßten Tee zu trinken und in einer anderen Woche besonders viel Gemüse zu essen. Hab vor allem Spaß am Essen. Essen ist ein Genuss! Also genieße, auch und vor allem in der Schwangerschaft. Der Gedanke, dass ungesunde Lebensmittel besonderen Genuss bedeuten, ist hauptsächlich durch unsere Gewohnheiten in uns verknüpft. Und gelegentlich ist das auch so und darf sein. Nur täglich konsumiert, machen sie dich, und jetzt auch dein Baby, krank. Sei vor allem geduldig mit dir. Viele kleine Schritte führen zu großen Zielen, und vor allem habe wirklich Spaß daran, dir und deinem Baby mit richtig wertvollen Lebensmitteln ein gesundes Leben zu bereiten.

Welche Nahrungsergänzungsmittel sind sinnvoll?

Wenn du die Punkte, die ich dir gerade genannt habe, allein zu 80 % berücksichtigst, bist du wie gesagt schon ganz vorne mit dabei. Da braucht es eigentlich nicht zwangsläufig noch irgendwelche Nahrungsergänzungsmittel – wenn du nicht schwanger wärst. Denn in der Schwangerschaft gibt es im Wesentlichen fünf Präparate, die ich dir immer auch unabhängig von der gesündesten Ernährung empfehlen würde. Und das sind: Folsäure, Eisen und Jod. Warum? Das erzähle ich dir jetzt.

Folsäure

Ehrlicherweise muss man sagen, dass die Einnahme von Folsäure schon vor der Schwangerschaft wichtig wäre (wenn du das nicht gemacht hast, bitte keine Panik). Wenn ein Kind entsteht, teilen sich zig Millionen Zellen und differenzieren sich aus. Das ist in der Tat ein wahres Wunder und ich bin immer wieder erstaunt, dass unser Körper dazu in der Lage ist, ein Kind zu bauen. Das ist nämlich wirklich kompliziert. Etwas vereinfacht gesagt ist Folsäure ein Baustein, der extrem wichtig ist, damit der Rücken richtig zusammengebaut wird. Liegt zu wenig Folsäure vor, bleibt der Rücken offen, und das Rückenmark liegt frei. Wir Mediziner sagen dazu Spina bifida. Das hast du vielleicht schon mal gehört. Menschen mit einer Spina bifida haben abhängig davon, wo der Defekt beginnt, also ob im Lendenwirbelsäulen- oder Brustwirbelsäulenbereich, entsprechende Beeinträchtigungen. Dies betrifft zum Beispiel das Laufen oder auch die Blasen- oder Darmfunktion. Deshalb ist es wichtig, schon vor der Schwangerschaft mit Folsäure zu beginnen. Es wird empfohlen, es in der gesamten Schwangerschaft und Stillzeit weiter einzunehmen. Die übliche Empfehlung sind 400 µg pro Tag in der Schwangerschaft und Stillzeit.

Eisen

Ebenso wie Folsäure ist auch Eisen ein wichtiger Baustoff. Immer wenn im Körper Wachstum herrscht, braucht er dafür Eisen. Da in der Schwangerschaft ein Kind gebaut wird, hat dein Körper einen ganz besonders großen Bedarf an Eisen. Messen kann man das Eisen unter anderem im Hämoglobinwert (abgekürzt Hb-Wert), was deine Frauenärztin ein paarmal während der Schwangerschaft machen wird. Dein Kind wird sich alles von dir holen, was es zum Wachsen benötigt. Dazu gehören unter anderem Sauerstoff, die gerade genannte Folsäure, viele andere Nährstoffe und eben auch Eisen. Wenn es also Eisen braucht, damit es wachsen kann, wird es sich das aus deinem Blut abzwacken und das sieht man dann an deinem Hb-Wert, der abfällt. Die allermeisten Frauen müssen täglich Eisen einnehmen, damit ihr Hb-Wert nicht fällt. Aber warum ist das für dich relevant? Erstens macht ein niedriger Hämoglobinwert schlapp und müde. Bei sehr niedrigen Werten spricht man von einer Anämie, einer Blutarmut. Dann können neben Abgeschlagenheit auch noch Herzrasen, Ohrensausen oder Schwindel dazukommen. Zweitens ist ein niedriger Hämoglobinwert auch für die Entbindung ungünstiger. Unter der Geburt kann es durchaus mal zu einer stärkeren Blutung kommen. Eine Frau mit einer bereits vorbestehenden Anämie hat dann natürlich eine völlig andere Ausgangssituation als eine, die mit einem guten Hämoglobinwert startet. Die Frau mit einer bereits bestehenden Anämie in der Schwangerschaft, die in der Geburt einen erhöhten Blutverlust hat, wird dies nach der Geburt deutlich spüren. Sie ist weitaus schlapper, sodass sie die Versorgung des Kindes viel stärker anstrengen wird. Wenn es ganz blöd läuft, braucht diese Frau sogar eine Bluttransfusion, also fremdes Blut. Eine Frau, die die gesamte Schwangerschaft ausreichend Eisen zu sich genommen hat und deshalb einen deutlich besseren Hämoglobinausgangswert hat, wird auch bei einer stärkeren Blutung unter der Geburt deutlich weniger bis keinerlei Beeinträchtigungen haben. Viele Frauen nehmen dennoch nur ungern Eisen zu sich, weil die Einnahme manchmal zu Beschwerden wie Übelkeit und Verstopfung führen kann. Eine mögliche Alternative wäre, einfach mal einen Tag Pause zu machen oder in der Apotheke nach Kräuterblut zu fragen. Kräuterblut ist eine Art Saft, der ebenfalls zur Eisensubstitution beiträgt, wenn auch nicht ganz so effektiv wie Eisentabletten. Allerdings ist er bei Unverträglichkeit gegenüber Eisentabletten deutlich besser, als gar nichts zu nehmen. Wenn eine ausgeprägte Anämie vorliegt, also der Hämoglobinwert schon bei 8 mg/dl ist, kann insbesondere bei Eisenunverträglichkeit auch über eine Eiseninfusion nachgedacht werden.

Jetzt noch ein paar Tipps, wie du das Maximum aus deiner Eiseneinnahme rausholen kannst:

Nimm deine Eisentablette immer mit etwas Vitamin C auf. Viele Kollegen empfehlen ein Glas Orangensaft. Aber was ich von Saft halte, weißt du ja schon. Um die hohen Mengen an Industriezucker zu vermeiden, trinke lieber ein Glas Wasser und iss ein Stück Obst. Was auch noch wichtig ist, nimm die Eisentablette nicht in Kombination mit Kaffee, schwarzem Tee und/oder Milch zu dir, denn dann wird weniger von dem Eisen aufgenommen. Um die bestmögliche Eisenaufnahme zu gewährleisten, ist eine Einnahme auf nüchternen Magen am allerbesten. Das wird allerdings häufig schlecht vertragen, sodass die meisten dazu tendieren, gar kein Eisen mehr zu nehmen. Bevor das passiert, nimm das Eisen doch lieber zum Essen ein.

Ich empfehle dir 80 bis 100 mg Eisen pro Tag. Solltest du Beschwerden wie Übelkeit oder Verstopfung bekommen, nimm einfach alle drei Tage eine Tablette ein, sodass du zwischenzeitlich ein bisschen Verschnaufpause hast. Und unter uns: Eisen macht den Stuhl schwarz, also keinen Schreck bekommen.

Jod

Das nächste Präparat, das ich dir empfehle, ist Jod. Von Jod hast du sicherlich schon mal gehört. Zum Beispiel davon, dass Deutschland als Jodmangelgebiet gilt und dass es außerdem irgendwie wichtig für die Schilddrüse ist. Um etwas Klarheit in den Jodnebel zu bringen, solltest du Folgendes wissen:

Jod ist wichtig für die Schilddrüse. Es wird verwendet, um die Schilddrüsenhormone T4 (Thyroxin) und T3 (Triiodthyronin) zu bauen. Ein Jodmangel kann in einer Unterfunktion der Schilddrüse enden. Wir Mediziner sagen dazu Hypothyreose. Ich will an dieser Stelle gar nicht zu sehr ins Detail gehen. Was du aber wissen solltest, ist, dass eine Hypothyreose wichtige Stoffwechselfunktionen beeinträchtigt. Der Stoffwechsel ist dann deutlich langsamer unterwegs, als er sollte, was Symptome wie Müdigkeit, Konzentrationsschwäche, Antriebslosigkeit bis hin zu Depression, Verstopfung und Gewichtszunahme hervorrufen kann. Ähnlich wie bei allen anderen Nährstoffen ist es auch hier so, dass das Kind sich an der Mama bedient, damit es alles bekommt, was es zum Wachsen braucht. Ähnlich wie Eisen ist auch das Jod ein wichtiger Baustoff, wenn es um Wachstum geht. Sollte das Baby im Bauch allerdings permanent zu wenig Jod bekommen, wird es eine Schilddrüsenunterfunktion entwickeln. Diese Kinder sind dann deutlich kleiner und die Knochen- und vor allem die Gehirnentwicklung des Kindes ist massiv beeinträchtigt. Du solltest in der Schwangerschaft und auch wenn du stillst, täglich 300 mg Jod zu dir nehmen.

Darüber hinaus empfehle ich dir auch noch zwei weitere Nahrungsergänzungsmittel: Omega-3-Fettsäuren und Vitamin D. Zwar werden diese Präparate nicht als Nahrungsergänzungsmittel in der Schwangerschaft empfohlen. Weil wir aber in der Regel zu wenig davon aufnehmen, solltest du sie trotzdem in Erwägung ziehen.

Omega-3-Fettsäuren

Omega-3-Fettsäuren (insbesondere die DHA; Docosahexaensäure) sind wichtig für die Entwicklung des Gehirns und die Sehfähigkeit deines Babys. Es wird nicht unbedingt empfohlen, diese Fettsäuren in Form von Tabletten zu sich zu nehmen. Du kannst sie auch in Form von fettigem Fisch, wie Makrele, Lachs oder Hering, und Walnüssen, Leinsamen und vor allem Leinöl zu dir nehmen. Da uns das aber nicht immer in ausreichenden Mengen gelingt und insbesondere bei Fischkonsum auch die Quecksilberbelastung mit berücksichtigt werden sollte, empfiehlt es sich, täglich 200 mg DHA zu dir zu nehmen, damit du und vor allem dein Kind gut versorgt seid.

Vitamin D

Unser Körper ist in der Lage, selbst Vitamin D zu produzieren, indem wir uns der Sonne aussetzen. Unsere Haut bildet aus den Sonnenstrahlen Vitamin D, das für unsere Knochen, Muskeln und Zähne wichtig ist. Auch dein Kind braucht starke Knochen und dafür Vitamin D. Weil wir im Alltag nicht immer genügend Sonne bekommen, solltest du nach Testung deines individuellen Wertes Vitamin D substituieren. Eine grundsätzliche Substitution wird allerdings nicht empfohlen.

Man ist, was man isst. Dieser Satz stimmt sehr! Und in der Schwangerschaft ist besonders wichtig, die Lebensmittel auszusuchen, die dir und deinem Baby helfen, gesund zu bleiben. Bei allen Empfehlungen darfst du aber vor allem eins: dich entspannen. Wenn du mal deine Nahrungsergänzungsmittel vergisst oder dich nicht immer ideal ernährst, ist das keine Katastrophe. Sei nicht so streng mit dir und genieße deine Schwangerschaft. Vor allem möchte ich dir ans Herz legen, auf dich und deinen Körper zu hören, denn du weißt am allerbesten, was für dich und dein Baby jetzt richtig ist.

Sport ist Mord?! Ganz im Gegenteil!

Sport in der Schwangerschaft?! Puh! Das ist ja schon ohne Mitbewohner anstrengend und jetzt soll ich das auch noch mit vorgeschnalltem Ballast machen?

Ja, unbedingt!! Sport ist immer sinnvoll, aber in der Schwangerschaft umso mehr.

Genau wie beim Thema Ernährung gilt allerdings auch hier: Hör auf deinen Körper und tu das, was dir guttut. Ich werde dir an dieser Stelle keine Trainingspläne an die Hand geben, die du vielleicht motiviert an einem Montagmorgen beginnst, auf die du spätestens am Mittwoch aber schon keine Lust mehr hast, weil sie sich nicht in deinen Alltag integrieren lassen oder dir ganz simpel keinen Spaß machen. Schau lieber, dass du mehr Bewegung in deinen Alltag einbaust. Auch wenn wir es schon 1000-mal gelesen haben: Nimm die Treppe anstatt des Aufzugs, nutze die vorletzte Bushaltestelle, um ein paar mehr Schritte aufs Bewegungskonto zu verbuchen, oder beginne mit einer Sportart, die dir jetzt Spaß macht und gut für dich und dein Baby ist – das sollte dein Ziel sein.

Es gibt **zwei schwachsinnige Glaubenssätze** in der Schwangerschaft:

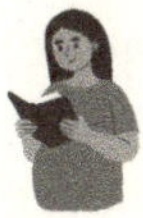

1. «Jetzt muss ich für zwei essen!»
2. «Ich muss mich jetzt schonen!»

Beides völlig sinnbefreit und eher gesundheitsschädigend als hilfreich. Schwanger sein heißt nicht krank sein! Du musst dich deshalb nicht besonders schonen. Es sei denn, es liegt bei dir tatsächlich ein Grund vor, wie zum Beispiel vorzeitige Wehen oder eine Placenta praevia (ein aufgrund des Sitzes des Mutterkuchens erhöhtes Blutungsrisiko), aber sonst ist komplettes Schonen und zur zweiknolligen Couch-Potato werden eher kontraproduktiv.

Das Problem bei dem Wort Sport ist, dass es bei vielen Menschen mit bootcampartiger Folter verbunden wird. Täglich dreißig Minuten Bewegung in der Schwangerschaft sind völlig ausreichend und tragen wesentlich zu deiner und der Gesundheit deines Kindes bei. Das können zum Beispiel täglich mit dem Fahrrad zur Arbeit fahren, ein zügiger Spaziergang oder dreißig Minuten schwimmen sein. Das Wichtigste ist, mach etwas, woran du Spaß hast. Denn so ist es ja nun mal mit allen Dingen im Leben. Was einem Spaß macht, fällt einem leicht. Hast du jemals ein Kind gesehen, das Fangen mit seinen Freunden spielt und zwischendurch den Puls trackt oder die Zeit, wie lange noch gerannt werden muss, damit die Laufeinheit endlich absolviert ist? Wohl eher nicht. Kinder bewegen sich völlig intuitiv und genau das sollten wir uns bei ihnen abschauen.

Generell ist alles erlaubt, was dir guttut. Was in der Schwangerschaft allerdings nicht so ratsam ist, ist Sportarten neu zu erlernen, bei denen die Bewegungsabläufe unsicher sind und mit einem erhöhten Verletzungsrisiko einhergehen. Mit dem Skateboardfahren also lieber erst nach der Schwangerschaft beginnen. Ebenso sind Kampfsportarten nicht so sinnvoll, bei denen es schon mal zu einem Tritt in den Bauch kommen kann.

Das Gute an jeder Art von Bewegung ist, dass du dich fitter, gesünder und besser fühlen wirst. Bewegung schüttet Endorphine, also Glückshormone, aus. Du wirst weniger schwangerschaftstypische Beschwerden wie zum Beispiel Rückenschmerzen haben. Außerdem ist das Risiko von zusätzlichen Fettpölsterchen auf den Hüften deutlich geringer.

Auch das Risiko, einen Schwangerschaftsdiabetes, eine Thrombose, Depression oder Präeklampsie zu entwickeln, reduziert sich. Ein häufiges Problem in der Schwangerschaft sind Verstopfungen. Auch Verdauungsstörungen sind durch Bewegung deutlich seltener oder treten erst gar nicht auf. Der nächste ganz entscheidende Aspekt ist, dass am Ende der Schwangerschaft das Finale, deine Entbindung, auf dich zukommen wird. Eine Schwangere, die bereits die gesamte Schwangerschaft über in Bewegung geblieben ist, wird es deutlich leichter haben, dieser körperlichen Herausforderung entgegenzutreten. Außerdem wird eine Couch-Potato auch nach der Geburt nicht so schnell fit sein wie die Frau, die sich auch in der Schwangerschaft bewegt hat. Wenn du vorher schon viel Sport gemacht hast, darfst du auch jetzt weiterhin viel Sport machen. Solltest du vor deiner Schwangerschaft keinen Sport gemacht haben, heißt das allerdings nicht, dass du deshalb vorsichtshalber lieber erst gar nicht damit startest. Mit Sport zu beginnen, ist immer eine gute Idee. Aber, und das möchte ich noch einmal betonen, ich meine keine Extreme. Du musst nicht plötzlich 30 Minuten joggen, wenn du das vorher nie gemacht hast. Das wäre kontraproduktiv und definitiv zu viel. Gehe lieber 30 Minuten zügig spazieren.

Kurz gesagt: Beachte dein Ausgangsniveau. Passe deine Sportart und das Belastungsniveau deiner Fitness an. Leichtes Schwitzen und verstärke Atmung sind erwünscht, völlig aus der Puste sein und marmorierte Haut sind in der Schwangerschaft definitiv zu viel des Guten. Gute Sportarten sind vor allem Fahrradfahren, Walken und Schwimmen. Sportarten im Wasser wie zum Beispiel Aquafitness sind in der Schwangerschaft besonders günstig. Sie sind nicht nur gelenkschonend, sondern der Wasserdruck hilft auch noch dabei, Wassereinlagerungen zum Beispiel in den Beinen abzubauen und die Verletzungsgefahr ist quasi bei null. Wenn du schon vorher regelmäßig joggen warst oder anderen Ausdauersport gemacht hast, ist es völlig okay, wenn du diese Sportarten weiterhin machst. Insgesamt solltest du den Anspruch haben, deine Fitness zu erhalten. Achte auf deinen Körper. Wenn er nach einer Pause verlangt, gib sie ihm auch. Denk daran, auch während des Sportes ausreichend zu trinken.

Wichtig: Solltest du vorzeitige Wehen, eine Zervixinsuffizienz, eine Fehlgeburtneigung oder Blutungen haben oder es liegen andere Besonderheiten in der Schwangerschaft vor, muss die Belastung erneut beurteilt werden. Im Zweifel fragst du deine Frauenärztin.

Fang langsam mit der Bewegung an, die dir Spaß macht. Bleibe kontinuierlich am Ball. Sei nicht zu streng mit dir. Wenn an einem Tag mal nur 20 Minuten drin sind, sei stolz auf dich, weil du 20 Minuten mehr auf deinem Bewegungskonto hast. Glaub mir: Wenn du erst mal den ersten Schritt getan und dich aufgerafft hast, dich zu bewegen, wirst du dich damit sehr viel besser fühlen, als wenn du darauf verzichtest. Überlege doch mal, was dir Spaß machen könnte: Spazieren? Schwangerschaftsyoga? Schwimmen? Und dann überleg dir, wann du das nächste Woche ganz bewusst für dich einplanen kannst. Wenn jetzt der Gedanke aufploppt: «Das wird mir alles zu stressig, dafür habe ich jetzt nun wirklich nicht auch noch Zeit», hast du Sport und damit auch Zeit für dich umso dringender nötig. Probiere es doch einfach mal aus und schau, wie es dir gefällt. Womöglich ist das so gut, dass du es gleich wiederholen willst. Denn wenn wir Dinge mit Freude und ohne Druck machen, passiert genau das ganz automatisch.

Nikotin und Alkohol – lass uns ganz ehrlich sein

Ich kann mir vorstellen, dass viele von euch jetzt aufschreien und sagen «Waaas, wer raucht und säuft denn bitte schön in der Schwangerschaft?!»

Die Wahrheit ist: Mehr, als man so denkt ...

Damit will ich dir nicht unterstellen, dass das ein Thema für dich ist, aber gerade Alkohol und Zigaretten sind in unserer Gesellschaft anerkannte Suchtmittel, sodass die Umstellung in der Schwangerschaft durchaus schwerfallen kann. Nicht selten neigen betroffene Frauen dazu, die zwei, drei «Zigarettchen» oder das eine kleine Glas Sekt zu bagatellisieren, weil sie süchtig sind. In der Situation hilft es nicht, wenn Menschen von außen sagen, dann lass das doch einfach. So einfach ist es leider nicht immer. Ich möchte in diesem Kapitel erläutern, was Zigaretten und Alkohol in der Schwangerschaft bewirken, um zum einen besser über die Risiken aufzuklären, die einem vielleicht gar nicht so bewusst sind, und zum anderen Impulse zu geben, um das Rauchen und/oder Trinken zu lassen. An dieser Stelle gehe ich nicht auf die mütterlichen Risiken ein. Ich denke, wir alle wissen mittlerweile, dass Rauchen viele Krebsarten sowie Herzinfarkt und Schlaganfälle verursacht und Alkohol zu Leber- und Hirnschäden führen kann. Deshalb konzentriere ich mich im Folgenden ausschließlich auf die kindlichen Risiken und möglichen Konsequenzen.

Was macht Alkohol?

Alkohol ist per se erst einmal ein Gift. Punkt. Gifte im Allgemeinen sind nicht gut, das wissen wir. Genauso, dass die Dosis das Gift macht. Alkohol sollte aber tatsächlich zu keinem Zeitpunkt in der Schwangerschaft konsumiert werden.

Alkohol kann zum fetalen Alkoholsyndrom führen, welches durch äußerlich erkennbare Deformitäten beim Kind zu erkennen ist, wie ein zu kleiner Kopf, Gesichts- und Handfehlbildungen. Des Weiteren kann Alkohol Herzfehler verursachen und zu einer Intelligenzminderung beim Kind führen sowie insgesamt zu einer intrauterinen Wachstumsretardierung. Das bedeutet, dass das Baby deutlich zu klein ist. Außerdem neigen die Kinder, deren Mütter in der Schwangerschaft Alkohol getrunken haben, im Laufe ihres Lebens zu aggressivem und/oder depressivem Verhalten und sind eher bindungsgestört.

Was tun Zigaretten?

Zigaretten enthalten viele verschiedene kanzerogene, also krebserregende Stoffe. Das Nikotin selbst ist eher weniger das Thema, es macht «nur» süchtig. Das Problem beim Zigarettenrauchen ist vor allem die geringere Durchblutung des Kindes. Mit jedem Zug an der Zigarette wird Kohlenmonoxid eingeatmet, welches den Sauerstoff verdrängt, sodass weniger Blut und damit weniger Sauerstoff und Nährstoffe beim Kind ankommen. Kinder von Raucherinnen sind deshalb häufig kleiner. Manche Frauen hoffen auf eine leichtere Geburt und halten das Rauchen darum für keine so schlechte Idee. Letzten Endes muss man ganz klar sagen, dass Rauchen zu so einer schlechten Versorgung des Kindes führen kann, dass es im Bauch versterben kann. Den unmittelbaren Effekt des Zigarettenrauchens kann man sehr gut im CTG sehen. Eine Frau, die gerade geraucht hat und ans CTG angelegt wird, zeigt sehr häufig auffällige bis pathologische kindliche Herztöne. Nach der Geburt leiden die Neugeborenen häufig unter einem Entzugssyndrom und müssen deshalb auch häufiger überwacht werden.

Solltest du rauchen oder trinken, ist das keine Schande. Alkohol und Nikotin sind Suchtstoffe und eine Sucht ist eine Erkrankung. Damit will ich nicht das Verhalten entschuldigen, sondern dich dazu ermuntern, dir helfen zu lassen. Sprich dieses Problem bei deinem Frauenarzt an, damit er dir lokale Anlaufstellen zu Alkohol- und Zigarettenentwöhnung vermitteln kann. Wie gesagt, es ist keine Schande, wenn du ein Alkoholproblem oder eine Zigarettensucht hast, es ist nur schlimm, wenn du das verdrängst, weitermachst wie bisher und dein Kind darunter leiden muss. Genau wie beim Essen neigen wir beim Rauchen oder Trinken dazu, es aus Gewohnheit zu machen und vor allem, um gute Gefühle zu bekommen. Wann wird denn meistens geraucht? Wenn wir gestresst sind und uns Entspannung wünschen. Da passt doch eine kleine Raucherpause perfekt. Oder der Klassiker, man hatte einen anstrengenden Arbeitstag und will sich jetzt belohnen oder vielleicht dafür sorgen, besser einschlafen zu können. Ein Glas Wein wirkt da Wunder. Gerade Alkohol ist ein Suchtmittel, das sehr gut gegen depressive Verstimmungen hilft, das Grübeln stoppt, zu Entspannung führt und uns besser einschlafen lässt. Eine Möglichkeit, dieses Verhalten zu ändern, ist, sich bewusst zu machen, in welchen Situationen wir zur Zigarette oder zum Glas Wein greifen. Dann zu überlegen, welches Gefühl wir damit erzeugen möchten, und uns eine alternative Handlungsweise überlegen. Also zum Beispiel uns abends ein entspannendes Bad einlassen, um vom Tag abzuschalten. Wichtig ist, die gewohnten schlechten Handlungen zu unterbrechen und sie durch gute zu ersetzen. Also nicht mehr Feierabend = Zigarette rauchen, sondern ab sofort Feierabend = ein Bad nehmen.

Es gibt viele Bücher und Seminare, die man besuchen kann. Gerade in der Schwangerschaft gibt es einige Unterstützungen. Solltest du also betroffen sein, verurteile dich nicht, sondern nutze deine Schwangerschaft als Chance, einen neuen gesunden Lebensabschnitt zu beginnen, in dem es dir sehr viel besser geht ohne Zigarette und Alkohol.

Kann Sex meinem Baby schaden?

Sex ist etwas sehr Schönes und gehört genauso wie Essen, Trinken und Schlafen zu den Grundbedürfnissen eines Menschen. Er baut Stress ab und intensiviert die Bindung zwischen zwei Menschen. In der Schwangerschaft treten häufig Fragen und Unsicherheiten auf. Viele Frauen verzichten aus Sorge um ihr Ungeborenes während der Schwangerschaft komplett auf Geschlechtsverkehr. Gerade im ersten Schwangerschaftsdrittel sind viele Frauen besorgt, ob Sex eine Fehlgeburt verursachen kann. Da kann ich dich beruhigen. Wenn sich eine gesunde befruchtete Eizelle in deine Gebärmutterschleimhaut eingenistet hat, kann auch der wildeste Sex mit dem größten Penis der Welt diese Schwangerschaft nicht gefährden. Solltest du allerdings schon in der Frühschwangerschaft unter Blutungen leiden, kann das ein Anzeichen für eine sogenannte Implantationsstörung sein. Das bedeutet, dass das kleine Würmchen sich eben nicht so gut in der kuscheligen Gebärmutterschleimhaut eingenistet hat. In dem Fall ist ein Verzicht auf Geschlechtsverkehr ratsam, zumindest so lange, bis sich die Blutungen in der Frühschwangerschaft beruhigt haben und die Schwangerschaft sich weiterhin normal entwickelt.

Und wie sieht es im weiteren Verlauf der Schwangerschaft aus? Viele Frauen fragen mich, ob ein Orgasmus dem Kind schaden kann. Ein Orgasmus kann Kontraktionen des Beckenbodens und der Gebärmutter auslösen und somit auch vorzeitige Wehen begünstigen. Deshalb sollten Frauen zwischen der 24. und 34. Schwangerschaftswoche mit vorzeitigen

Wehen und einem verkürzten Gebärmutterhals ebenfalls auf Geschlechtsverkehr verzichten. Eine weitere Ausnahme ist die Placenta praevia. Bei einer Placenta praevia liegt der Mutterkuchen oder Anteile vom Mutterkuchen vor dem inneren Muttermund. Während der gesamten Schwangerschaft haben betroffene Schwangere ein erhöhtes Blutungsrisiko. In diesem besonderen Fall sollte auch hier Obacht geboten sein und auf jeden Fall auf eine Penetration verzichtet werden. Die genannten Situationen, Blutungen, vorzeitige Wehen und Placenta praevia sind allerdings eher sehr selten und gelten als Ausnahme. In einer gesunden und intakten Schwangerschaft ist regelmäßiger Sex nicht nur erlaubt, sondern auch erwünscht. Er festigt die Partnerschaft, baut Stress ab und macht gute Gefühle.

Das haben wir schon mal geklärt. Es gibt also nur wenige medizinische Gründe für ein Sexverbot in der Schwangerschaft. Allerdings möchte ich noch einen weiteren Aspekt ansprechen, der wahrscheinlich für viele Frauen wesentlich ausschlaggebender ist. Nämlich die Veränderungen des eigenen Körpers und das damit einhergehende Körpergefühl. Wir bekommen ja permanent im Fernsehen, auf Instagram oder in der Außenwerbung auf Plakaten gezeigt, wie man als Frau auszusehen hat. 1,30 m lange Beine, die natürlich schlank und dellenfrei sind. Brüste und Po ebenfalls rund, prall und straff, wobei der Hintern nicht zu groß, aber mittlerweile auch keinesfalls zu klein sein darf, und selbstverständlich findet man an ihm keinen Quadratmillimeter Orangenhaut. Blähbauch? Was soll das denn bitte Absurdes sein? Das Gesicht ist da fast schon zweitrangig. Allerdings natürlich auch hier reine Perfektion: Knutschmund mit strahlend weißen Zähnen, große falten- und ringfreie Augen und wallendes langes, splissfreies Haar. Über so ein Frauenbild muss ich leider lachen. So sieht, wenn überhaupt, ein Minianteil der Frauen aus. Und die sind vielleicht auch aus einer anderen Galaxie, man weiß es nicht. Da wundert es einen nicht, dass Schwangere in entsprechenden Hochglanzmagazinen, auf Instagram und Co nicht verschont bleiben. Es strahlt einen die perfekt gestylte Schwangere mit vollem Haar in Jeansgröße 32 an. Ihre manikürten Hände ruhen auf dem leicht gebräunten Kugelbauch ohne auch nur einen einzigen Schwangerschaftsstreifen. Darüber die prallen Brüste in einem Spitzen-BH, der sündhaft teuer ist und mit dessen Geld man sicherlich eine Woche lang eine vierköpfige Familie ernähren könnte.

Ich sage dir jetzt mal was. Mein Beruf bringt es mit sich, dass ich wirklich schon Tausende nackte Frauen in meinem Leben gesehen habe, inklusive mir selbst. Schwangere und nicht schwangere Frauen. Aber so wie uns die Werbung, Instagram und Zeitschriften das weismachen wollen, sehen wir nicht aus. Keine tut das! Niemand ist so glatt, prall und «perfekt». Schon gar nicht in der Schwangerschaft. Gerade zum Ende der Schwangerschaft sind ungelenke Bewegungen aufgrund des dicken Bauches normal. Die Schuhe zu binden, macht bei den dicken Wassereinlagerungen an den Füßen schon lange keinen Sinn mehr und um Beinhaare und Pediküre müssen sich jetzt professionelle Fachkräfte kümmern, da Beine und Füße sich gänzlich aus dem eigenen Radius entfernt haben. Trotz des dicken Bauches, der ödematösen Beine, all der Haare an Körperstellen, die vorher zumindest an den meisten Tagen relativ haarfrei waren, und des abgesplitterten Nagellacks an den Füßen wird dein Mann dich attraktiv finden. Gerade jetzt, wo du so wunderbar rund bist und alles an dir vor Östrogen schreit. Ich habe schon so viele ungeschminkte, ungestylte Schwangere im Kreißsaal in wirklich unvorteilhaften Positionen nackt gesehen, und der liebende Mann stand daneben. Davon völlig unbeeindruckt und voller Stolz auf seine wunderschöne Frau. Also lass dir nicht etwas so Wunderbares wie Sex durch die

Lappen gehen, nur weil du meinst, nicht wie gephotoshoppte Models auf Plakaten auszusehen. So abgedroschen es klingen mag, aber wahre Schönheit kommt von innen. Wer sich selbst liebt und schön findet, strahlt das auch aus. Deshalb heißt die Devise: keine falschen Hemmungen und viel Spaß!

Reisen – was du bei der nächsten Urlaubsplanung beachten solltest

Solange die Schwangerschaft unauffällig verläuft, keine vorzeitigen Wehen oder sonstige Besonderheiten vorkommen, die womöglich eine Frühgeburtlichkeit begünstigen könnten, spricht rein gar nichts gegen Reisen in der Schwangerschaft. Allerdings gibt es zwei wichtige Punkte zu beachten: das Reiseziel und den Reisezeitpunkt. Und bei Reisezeitpunkt meine ich nicht, ob in den Sommer- oder Herbstferien, sondern natürlich die Schwangerschaftswoche. Gebiete, in denen du dich und dein Kind einem erhöhten Ansteckungsrisiko, zum Beispiel des Zika-Virus oder anderen ungewöhnlichen Viren, aussetzt, solltest du vermeiden. Des Weiteren solltest du beachten, dass manche Reiseziele bestimmte Impfungen notwendig machen. Informiere dich im Vorfeld, ob du dich in der Schwangerschaft gegen diese Viren impfen lassen kannst. Allgemein sind Länder, in denen eine gute medizinische Versorgung gewährleistet ist, unbedenklicher als abgelegene, schlecht versorgte Ziele. Eine Reise nach Italien, wo es eine entsprechende Infrastruktur und ggf. auch Krankenhäuser gibt, ist unbedenklich. Wenn du Afrikas Wüsten auf eigene Faust erkunden willst, solltest du dieses Vorhaben eher auf nach der Geburt verschieben. Aber das entscheidest natürlich du zusammen mit deiner persönlichen Risikobereitschaft.

Fliegen ist bei unauffälliger Schwangerschaft bis zur 36. SSW möglich. Bei normaler Flugfrequenz, also im Rahmen von Urlauben oder gelegentlichen beruflichen Flügen, besteht kein erhöhtes Risiko für eine Strahlenbelastung oder die Sauerstoffunterversorgung deines Kindes. Stewardessen und Pilotinnen sollten allerdings abhängig von ihrer Stundenbelastung im Flugzeug über ein Berufsverbot für die Zeit der Schwangerschaft nachdenken. Der ideale Zeitraum, um einen Urlaub mit Flug zu planen, ist zwischen der 15. und 36. SSW. In der Zeit zwischen der 8. und 15. SSW ist fliegen nicht so ratsam, da sich in dieser Zeit das Gehirn deines Kindes entwickelt und die Strahlenbelastung in der Luft nicht förderlich ist. Und ab der 36. SSW droht dann doch so langsam die Geburt. Bedenke auch, dass viele Fluggesellschaften ab der 36. SSW keine Schwangeren mehr transportieren. Erkundige dich deshalb lieber rechtzeitig bei deiner Fluggesellschaft. Denke auch daran, dass sich je nach Länge des Fluges auch ein erhöhtes Thromboserisiko entwickelt. Regelmäßiges Bewegen während des Fluges und angepasste Stützstrümpfe können helfen.

Um ganz sicherzugehen, solltest du definitiv auch über eine persönliche gynäkologische Begleitung nachdenken. Sollte das für dich interessant klingen, melde dich gerne bei mir, je nach Reiseziel komme ich gerne mit. In diesem Sinne viel Spaß im Urlaub!

Pränataldiagnostik – ist mein Kind gesund?

Pränataldiagnostik ist ein Thema, das viele Diskussionen auslösen kann, vor allem aber zahlreiche Fragen aufwirft. Es braucht viel Zeit für eine gute Aufklärung, damit du die für dich richtigen Entscheidungen treffen kannst. Nur leider fehlt genau das in unserem Gesundheitssystem – Zeit.

Denn neben den Chancen, Dinge zu erkennen, die eine bessere Schwangerschafts- und Geburtsplanung nach sich ziehen, die wiederum dazu führen, dass erkrankte Kinder einen besseren Start ins Leben haben, kommt auch das Recht auf Nichtwissen hinzu. Will ich überhaupt wissen, dass mein Kind eventuell krank ist? Denn was mache ich mit so einer Nachricht? Alle Eltern wollen natürlich hören, dass ihr Kind gesund ist. Aber was tun mit einem auffälligen Untersuchungsergebnis? Bedeutet die Nachricht, dass das Kind nicht gesund ist, womöglich auch die Konsequenz Schwangerschaftsabbruch für mich?

Diese Fragen sollte man sich unbedingt vor einer Pränataldiagnostik stellen. Und damit du diese Fragen ganz klar für dich beantworten kannst, schauen wir uns das Schritt für Schritt an. Du erfährst auf den nächsten Seiten, was Pränataldiagnostik ist, welche Untersuchungen es gibt, was man unter einem Ersttrimester-Screening versteht, die Bedeutung sogenannter NIPTs, was sie wirklich aussagen, und vor allem, welche Untersuchungen wann für wen Sinn machen.

Noch ein Hinweis, bevor wir ins Thema einsteigen: Eine Pränataldiagnostik ist in der üblichen Schwangerschaftsvorsorge nicht vorgesehen. Es sollte als eine Zusatzvorsorge gesehen werden, die du, sofern du das wünschst, zusätzlich bei einer Pränataldiagnostikerin machen lassen kannst. Nicht alle Leistungen werden von der Kasse bezahlt, deshalb erkundige dich vorher, was deine Krankenkasse ggf. übernimmt.

Was versteht man unter Pränataldiagnostik?

Wenn man sich den Begriff «Pränataldiagnostik» selbst anschaut, bedeutet er «vorgeburtliche Untersuchung». Es werden also bestimmte Untersuchungen des Kindes durchgeführt, wenn es noch im Bauch der werdenden Mama ist. Ziel ist es, mögliche Erkrankungen des Kindes schon im Mutterleib zu erkennen, um dann entsprechend darauf zu reagieren, bevor das Kind geboren wird. Unter anderem werden dadurch Fehlbildungen, Entwicklungsstörungen und genetische Erkrankungen frühzeitig erkannt. Mittlerweile gibt es auch Untersuchungen der Mutter, wie das Präeklampsie-Screening, um eine Präeklampsie, die zu einer Frühgeburtlichkeit führen kann, zu vermeiden. Dazu erzähle ich dir später mehr.

Unterschieden wird zwischen invasiven und nichtinvasiven Untersuchungsmethoden.

Invasiv bedeutet, dass bei der Untersuchung in den Körper der Schwangeren eingegriffen wird. Dazu gehört zum Beispiel die Gewinnung von Fruchtwasser bei einer sogenannten Amniozentese. Dort wird mit einer Nadel in den Bauch der Mutter gepiekt, um Fruchtwasser zu entnehmen. Sicherlich kannst du dir vorstellen, dass Komplikationen auftreten können, wenn man mit einer Nadel in den Bauch der Mutter sticht. Genau das unterscheidet die invasiven von den nichtinvasiven Untersuchungen. Die invasive Diagnostik kann ein Risiko für Mutter und Kind bedeuten.

Bei den nichtinvasiven Methoden wird nicht in den Körper der Schwangeren eingegriffen, deshalb gibt es auch keinerlei Risiko für das Kind. Dazu gehören zum Beispiel der Ultraschall oder Blutentnahmen bei der werdenden Mutter.

Zu all diesen Themen erkläre ich dir auf den folgenden Seiten noch deutlich mehr. Bevor wir aber in die Tiefe der einzelnen Untersuchungen gehen, möchte ich vorab mit dir klären, für wen denn nun eine Pränataldiagnostik sinnvoll ist. Denn das ist die erste Frage, die du dir unbedingt stellen solltest, bevor du diese Untersuchungen in Anspruch nimmst:

«Was mache ich mit einem auffälligen Befund?»

Und diese Antwort kannst nur du für dich allein geben. Da gibt es keine allgemeingültigen Empfehlungen, weil die Antwort sehr individuell ist. Aber keine Sorge, wir finden das gemeinsam für dich raus. Es gibt Paare, die sagen, sie möchten gar nichts wissen und sich auch mit nichts auseinandersetzen. Im Sinne von «Wir nehmen das, was kommt.» Das ist eine völlig legitime Einstellung. Viele religiöse Menschen denken so. Das, was Gott mir schenkt, nehme ich an (auch wenn es ein krankes Kind ist). Die meisten Menschen denken, dass bei der Pränataldiagnostik geschaut wird, ob ein Kind ein Downsyndrom (auch Trisomie 21 genannt) hat. Eine Trisomie 21 ist eine Chromosomenstörung, eine genetische Erkrankung. Dieses Krankheitsbild ist sehr selten. Überhaupt sind Chromosomenstörungen deutlich seltener als Fehlbildungen. Bei Fehlbildungen hat sich zum Beispiel ein Organ nicht richtig entwickelt, es ist also fehlgebildet.

Zum besseren Verständnis möchte ich dir ein Beispiel geben:

Ein Kind hat einen schweren Herzfehler. Ein Herzfehler ist eine Fehlbildung, bei der sich das Organ Herz nicht richtig entwickelt hat.

Stell dir nun diese zwei Szenarien vor:

Szenario 1:
Die Eltern haben sich in der Schwangerschaft für eine Pränataldiagnostik entschieden. Sie wissen also um diesen schweren Herzfehler. Nach ausgiebiger Beratung mit dem Pränatalmediziner, den Geburtshelfern, einem Kinderkardiologen und einer Kinderkardiochirurgin weiß das Paar nun, was auf sie zukommen wird und welche Handlungsoptionen sie haben. Sie haben zum einen die Möglichkeit, sich gegen das Austragen des Kindes zu entscheiden, oder sie können sich bereits Wochen und Monate vor der Geburt auf die besondere Herausforderung vorbereiten und das weitere Vorgehen speziell darauf auslegen. Das gesamte Team aus Gynäkologen und Kinderärztinnen weiß bereits im Vorfeld um dieses Kind mit seinen speziellen Herausforderungen und Bedürfnissen Bescheid. Das bedeutet, der Geburtsmodus wird sehr früh sehr genau besprochen und abgewogen, ob eine vaginale «normale» Geburt möglich ist oder ein Kaiserschnitt der schonendere Geburtsweg für das Kind wäre. Es käme natürlich in einem Zentrum für Kinderkardiologie zur Welt und würde unmittelbar nach der Geburt von Spezialisten versorgt und vielleicht sogar direkt operiert werden.

Szenario 2:
Die Eltern haben keine Pränataldiagnostik in Anspruch genommen. Der Herzfehler ist dem niedergelassenen Kollegen nicht aufgefallen. Tatsächlich muss es das auch nicht, weil viele Herzfehler in den Untersuchungen, die von den Mutterschaftsrichtlinien verlangt werden, gar nicht erkannt werden können. Das heißt, alle, sowohl das Paar als auch der niedergelassene Gynäkologe als auch die Geburtsklinik oder das Geburtshaus, gehen von einem gesunden Kind aus. Das Kind wird

also ohne jegliche Vorbereitung geboren und auf einmal fällt den Eltern auf, dass es blau wird. Hektik! Es muss schnell eine Kinderärztin organisiert werden. Die ist vielleicht gar nicht vor Ort, weil sich das Paar keine Geburtsklinik mit Kinderklinik ausgesucht hat, oder es hat sich vielleicht sogar für eine Hausgeburt entschieden, schließlich war doch bisher alles gut. Wenn endlich die Kinderärztin vor Ort ist, muss sie erst einmal rausfinden, was das Kind hat, und dann akut einen Platz in einem Krankenhaus mit Kinderkardiologie finden, um es mit dem Rettungswagen oder Hubschrauber zu verlegen. Es geht also wertvolle Zeit für das Kind verloren, in der sich bereits eine Sauerstoffunterversorgung entwickeln kann.

Du kannst dir gut vorstellen, dass das Kind in Szenario zwei eine ganz andere Ausgangssituation hat. Dadurch ergeben sich völlig andere Konsequenzen für das Kind und sein weiteres Leben als in der ersten Variante.

Übrigens kann niemandem in Szenario zwei ein Vorwurf gemacht werden. Weder dem Paar, das gedacht hat «Na ja, mein Frauenarzt hat ja gesagt, alles ist gut», noch dem niedergelassenen Frauenarzt. Denn in den Mutterschaftsrichtlinien ist nur ein sogenannter Vierkammerblick vorgesehen, bei dem man sich anschaut, ob zwei Vorhöfe und zwei Herzkammern angelegt sind. Viele Herzfehler werden so nicht erkannt, weil man sie in dieser Einstellung des Ultraschalls gar nicht erkennen kann. Außerdem wäre gar nicht möglich, dass jeder niedergelassene Frauenarzt diese Expertise eines Pränataldiagnostikers mitbringt.

Viele Schwangere denken, Pränataldiagnostik bedeutet, der Arzt schaut, ob ein Downsyndrom vorliegt oder nicht. Das ist allerdings nur ein ganz, ganz kleiner Ausschnitt aus der Arbeit des Pränataldiagnostikers. Fehlbildungen sind sehr viel häufiger als eine Chromosomenstörung.

Mir ist wichtig, dass du verstehst, was Pränataldiagnostik kann, wo die Grenzen sind, und vor allem, wie du für dich entscheidest, ob du dieses Angebot annehmen möchtest oder nicht. Denn, und auch das möchte ich an dieser Stelle unbedingt betonen und erklären: Du hast ein Recht auf Nichtwissen. Tatsächlich muss vor einer Pränataldiagnostik immer über das Recht aufgeklärt werden, das Ergebnis nicht kennen zu wollen. Wird nämlich in der Untersuchung von der Pränatalmedizinerin eine Fehlbildung oder Entwicklungsstörung festgestellt, nach der sich eventuell auch die Frage nach einem Schwangerschaftsabbruch stellt, sieht die Situation ganz anders aus. Einige Frauen wünschen sich dann vielleicht ihr Nichtwissen zurück und fühlen sich mit der Auseinandersetzung mit dieser Frage überfordert. Die Dinge auf sich zukommen und die Natur entscheiden zu lassen, wie die Schwangerschaft ausgeht, kann auch etwas für sich haben. Das wäre dann im Sinne der Aussage «Für mich hat eine Pränataldiagnostik keinerlei Konsequenz.»

Oder aber du gehörst zu der Gruppe von Menschen, die sagt, «Für mich hat es durchaus eine Konsequenz. Ich kann kein Kind mit einer schwerwiegenden Behinderung großziehen, das überfordert mich und meine Familie. Ich würde mich im Zweifel für einen Schwangerschaftsabbruch entscheiden.»

Ganz wichtig zu wissen ist, dass sowohl die Entscheidung für als auch gegen eine Pränataldiagnostik die deine ist! Damit will ich dich darin bestärken, auf dein Bauchgefühl zu hören und nicht unbedingt auf das, was jemand Außenstehendes dir empfiehlt. Das Gleiche gilt für ein auffälliges Ergebnis. Du entscheidest, wie du damit umgehst und was es für dich bedeutet.

Wird zum Beispiel eine schwerwiegende genetische Erkrankung festgestellt, bedeutet das nicht automatisch, dass nur und ausschließlich der Schwangerschaftsabbruch folgen muss. Nehmen wir das Beispiel einer Trisomie 13. Diese genetische Erkrankung bedeutet ein Versterben des Kindes im Verlauf der

Schwangerschaft noch im Bauch der Mutter oder spätestens bei der Geburt bzw. kurz danach. Es gibt nun zwei Möglichkeiten: die Schwangerschaft auszutragen und der Natur den Lauf der Dinge zu übergeben oder ein Schwangerschaftsabbruch. Wichtig ist: Es gibt keinen Zeitdruck. Häufig wird schnell vorgegeben, in so einem Fall die Schwangerschaft abzubrechen. Aber die Schwangere bestimmt das Tempo und auch, was sie möchte. Denn je nach Naturell der betroffenen Frau ist es zwar eine Möglichkeit, die Schwangerschaft so schnell wie möglich zu beenden, weil sie es nicht erträgt, ein erkranktes Kind im Bauch zu haben, immer wieder von Außenstehenden angesprochen zu werden, wann denn das Baby kommen wird, mit dem Wissen, es wird nicht leben, und es deshalb «schnell hinter sich bringen will». Oder aber die Frau entscheidet sich dafür, das Baby selbst entscheiden zu lassen. Im Bauch geht es ihm ja gut. Vielleicht genießt sie noch die gemeinsame Zeit mit ihrem Baby im Bauch und verabschiedet sich dann, wenn das Baby sich entscheidet, zu gehen. Ich bin solchen Frauen in meiner Zeit als Gynäkologin bereits begegnet.

Ich hoffe sehr, dass du niemals in so eine Situation kommen wirst, aber falls doch, möchte ich dich darin bestärken, dass du entscheidest, was passiert. Keiner kann dich zu irgendeiner Entscheidung drängen. Eine Beratung einer Pränatalmedizinerin sollte immer ergebnisoffen gehalten werden. Das heißt, die Frau wird beraten und entscheidet anschließend in Ruhe, was sie möchte. Deshalb kann man auch nicht pauschal sagen, ob eine Pränataldiagnostik sinnvoll ist oder nicht, und ob man sie machen sollte oder nicht. Nur ihr als Paar und du als Mutter kannst das entscheiden. Keiner kann und sollte euch diese Entscheidung abnehmen.

Der Befund ist auffällig! Was jetzt?

Dir ist beim Lesen der letzten Zeilen sicher bewusst geworden, dass du von mir keine Empfehlung bekommst, was du tun sollst. Die kann ich allein deshalb nicht aussprechen, weil jeder Befund unterschiedlich ist. Wird eine kleine Auffälligkeit wie zum Beispiel eine isolierte singuläre Nabelschnurarterie festgestellt, wird das Wachstum des Kindes regelmäßig kontrolliert und die Geburt am Termin eingeleitet. Wenn es sich um eine Erkrankung handelt, die das Überleben des Kindes unmöglich macht, sähe die Beratung natürlich ganz anders aus.

Was ich dir in diesem Abschnitt unbedingt mitgeben möchte: Solltest du einen auffälligen Befund erhalten (was ich dir natürlich nicht wünsche), hast du Zeit. Du und dein Partner oder deine Partnerin könnt die Diagnose in Ruhe sacken lassen. Es gibt keinen Grund, in Hektik zu verfallen. Geht auch gerne noch zu einem zweiten Pränataldiagnostiker, wenn ihr euch damit sicherer fühlt. In der Regel hat die Pränataldiagnostik, anders als die Geburtshilfe, Zeit. Lass die Diagnose erst mal auf dich wirken. Sprich mit deinem Partner offen über die verschiedenen Möglichkeiten und hör auf dein Bauchgefühl, was sich in dieser herausfordernden Situation richtig anfühlt.

Ich habe leider schon häufiger erlebt, dass sehr schnell entschieden wurde und zum Beispiel bei einer Erkrankung wie der Trisomie 13, bei der das Kind keine Überlebenschancen hat, gesagt wurde: «Dann leiten wir jetzt den Schwangerschaftsabbruch ein.» Die Paare haben sich überrumpelt gefühlt und sind natürlich dem gefolgt, was ihnen empfohlen wurde. Zu schnell wurde ein Abbruch in die Wege geleitet, ohne dem Paar die Zeit zu geben, sich zu verabschieden und zu schauen, was sich richtig anfühlt.

Ein sehr schwieriges Thema. So schwierig, dass man sich für die richtige individuelle Entscheidung Zeit nehmen darf.

Um aber zum Abschluss der Einführung in dieses Thema auch noch einmal etwas Positives zu sagen: In den meisten Fällen bedeutet Pränatalmedizin Sicherheit. Denn in den meisten Fällen ist in den Untersuchungen alles unauffällig. Und ein unauffälliges Ergebnis trägt natürlich sehr zur Entspannung der Schwangerschaft bei.

Ich selbst bin von der Kategorie Mensch, ich würde immer alles wissen wollen, was auf mich zukommt. Unwissenheit und Unsicherheit sind für mich viel unangenehmer und lassen mich im Zweifel nachts schlechter schlafen als klare Fakten. Allerdings ist das nur meine Meinung. Die soll nicht automatisch für dich gelten. Ich sage das an dieser Stelle nur, weil mich das fast ausnahmslos alle Frauen in so einer Situation gefragt haben.

Jetzt hast du schon eine erste Idee vom Thema Pränataldiagnostik bekommen, ohne dass wir auf einzelne Untersuchungen eingegangen sind. Das folgt nun auf den nächsten Seiten. Wenn du nun für dich sagst: «Das Thema ist nichts für mich. Ich entscheide mich für mein Recht auf Nichtwissen», überspringe die nächsten Seiten. In dieser Situation gibt es kein allgemeines Richtig oder Falsch und auch kein «Dieser Weg ist besser als der andere». Du gehst deinen Weg und das ist der für dich richtige.

Ist ein Ultraschall gefährlich für mein Baby?

Das ist eine Frage, die ich immer wieder gestellt bekomme. Um den Ultraschall gibt es viele Mythen. Manche behaupten sogar, er sei gefährlich. Grundsätzlich kann ich dich, sofern du diesbezüglich Sorge haben solltest, beruhigen. Insbesondere der Schwarz-Weiß-Ultraschall, das sogenannte B-Bild, ist völlig unbedenklich für dein Baby. Das Gleiche gilt übrigens für den 3D-Ultraschall. Beim 3D-Ultraschall kann man idealerweise um die 30. SSW plastische Aufnahmen machen und sich medizinisch verschiedene Dinge anschauen, aber meistens wird er für das Familienfotoalbum als erstes Babyfoto genutzt.

Zusätzlich gibt es die Möglichkeit, die Durchblutung von Gefäßen anzuschauen. Diese Untersuchung nennt sich Doppler-Ultraschall, der grundsätzlich ebenfalls unbedenklich ist. Allerdings gibt es eine kleine Ausnahme und das ist die Messung der Durchblutung eines Gefäßes im Kopf des Kindes. Da ein längeres Untersuchen mit dem Doppler Wärme erzeugt, sollte man sich hier nur kurz aufhalten. Aber ein üblicher fetaler Doppler der Arteria cerebri media (so nennt sich dieses Gefäß auf Medizinisch) für wenige Minuten ist kein Problem für dein Kind. Du kannst also dein Baby-Watching uneingeschränkt genießen.

Warum Pränataldiagnostik mehr als nur eine Nackenfaltenmessung ist

Hast du schon mal von der Nackenfalte gehört? Bestimmt, oder? Die eine oder andere weiß vielleicht, dass die Nackenfalte ganz am Anfang der Schwangerschaft, um die 12. SSW, gemessen wird und dass das irgendwas mit dem Downsyndrom zu tun hat. Grundsätzlich hat erst mal jedes Kind bis zur 14. SSW eine Nackenfalte, die sich im Verlauf der weiteren Wochen zurückbildet. Das heißt, eine Nackenfalte ist etwas «Normales». Nur wenn sie über einen Wert, nämlich etwa 2,5 mm hinausreicht, sollte man mal genauer hinschauen. Aber auch hier gilt: Eine Nackenfalte über 2,5 mm bedeutet nicht gleich ein krankes Kind!

Viele Frauen glauben, eine unauffällige Nackenfaltenmessung bedeutet automatisch ein gesundes Kind. Das kann man so leider nicht stehen lassen. Viele Frauenärztinnen bieten die Messung der Nackenfalte an und seit Kurzem häufig auch den Harmony-Test® (oder einen anderen Pränataltest, dazu später mehr), aber das war's dann auch. Diese Kombination (Nackenfalte und Bluttest) kann Trisomien erkennen, aber nur wenig mehr. Das Downsyndrom ist eine genetische Erkrankung, bei der statt zwei drei Chromosomen des Chromosoms 21 vorliegen, deshalb sagt man auch Trisomie 21.

Wer aufmerksam gelesen hat, weiß aber bereits, dass Fehlbildungen (Veränderungen an Organen oder dem Skelett) viel häufiger sind als genetische Erkrankungen. Genetische Erkrankungen sind sogar richtig selten. Deshalb die Frage an dich: Wenn die Nackenfaltenmessung und der Bluttest vor allem einen Hinweis darauf geben, ob eine Trisomie vorliegen könnte, die aber sehr selten ist, und Fehlbildungen viel häufiger, macht es dann nicht viel mehr Sinn, sich das Baby ganz ausführlich anzuschauen? Das tut man mit dem Ultraschall. (Der Korrektheit halber möchte ich anmerken, dass eine erweiterte Nackenfalte auch auf einen Herzfehler hindeuten kann. Das wissen die meisten Frauenärzte gar nicht, weil sie keine Experten für Ultraschall sind. Trotzdem will ich es hier erwähnt haben. Eine dicke Nackenfalte bedeutet also nicht automatisch Downsyndrom).

Dieses ausführliche Anschauen macht der Frauenarzt in der einfachen Frauenarztpraxis eher selten, weil dazu eine spezielle Ultraschallausbildung notwendig ist. Wenn du dich also entschieden haben solltest, alles ganz genau anschauen zu lassen, würde ich dir immer empfehlen, ein Ersttrimester-Screening bei einem Profi, also einer Pränataldiagnostikerin, machen zu lassen. Die macht den ganzen Tag nichts anderes als Ultraschall und ist deshalb richtig gut darin.

Nun fragst du dich vielleicht, was ein Ersttrimester-Screening ist. Das erzähle ich dir jetzt.

Was ist ein Ersttrimester-Screening?

Das Ersttrimester-Screening (ETS abgekürzt) oder auf Englisch auch First Trimester Screening (FTS) ist eine Untersuchung, die am Ende des ersten Schwangerschaftsdrittels zwischen der 11+0 und 13+6 SSW* durchgeführt wird. Ideal ist 12+, denn je früher das ETS durchgeführt wird, desto unreifer ist das Würmchen noch. Deshalb plane den Termin am besten in der 13. SSW (also beispielsweise 12+4 SSW). Ziel des Ersttrimester-Screenings ist es, frühzeitig Fehlbildungen auszuschließen und Chromosomenstörungen zu erkennen.

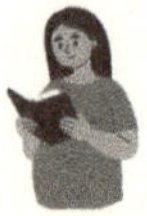

Das **Ersttrimester-Screening** ist eine Kombination aus drei Untersuchungen:

1. einer Anamnese
2. einem Ultraschall und
3. einer Blutentnahme

Auf jeden der drei Punkte gehe ich im Folgenden ein, aber so viel vorab: Aus der Kombination dieser drei Parameter «Anamnese, Blutentnahme und Ultraschall» wird ein Risikoprofil

* Hier steht die erste Zahl für die abgeschlossene Woche und die zweite Zahl für die Tage.
11+0 würde beispielsweise 11 abgeschlossene Schwangerschaftswochen bedeuten + 0 zusätzliche Tage.
13+6 SSW entsprechen 13 abgeschlossenen Schwangerschaftswochen + 6 Tage.

hinsichtlich der Chromosomenstörung Trisomie 13, 18 und 21 erstellt. Also wie hoch ist mein individuelles Risiko, dass mein Kind zum Beispiel eine Trisomie 21 (Downsyndrom) hat. Die Detektionsrate liegt in der Kombination bei 96 %. Das heißt, 96 % der Trisomien werden in dieser Untersuchung erkannt. Neben der Untersuchung auf die genannten Chromosomenstörungen wird außerdem auf Fehlbildungen geachtet. Bereits bis zu 80 % der Fehlbildungen können im Ersttrimester-Screening frühzeitig erkannt werden.

Punkt 1: die Anamnese

Mit Anamnese meint man, dass der Schwangeren viele Fragen zur eigenen Vorgeschichte gestellt werden. Im Ersttrimester-Screening ist vor allem das Alter der werdenden Mutter relevant sowie das Gewicht, ob ein Diabetes oder andere Vorerkrankungen vorliegen, ob die Schwangere raucht und ob es in der Familie Auffälligkeiten hinsichtlich Fehlbildungen oder Chromosomenstörungen gibt.

Punkt 2: der Ultraschall

Der Ultraschall wird vom Bauch aus gemacht, nur in seltenen Fällen kann es sein, dass ein Vaginalschall notwendig wird. Da der Ultraschall einen großen Anteil des Screenings ausmacht, gehe ich gleich noch näher darauf ein.

Punkt 3: die Biochemie

Biochemie wird die Blutuntersuchung genannt. Das ist eine übliche Blutentnahme, bei der zwei biochemische Marker abgenommen werden, das PAPP-A und freies hCG. Diese Namen musst du dir nicht merken. Die Hormone werden von der Plazenta gebildet und befinden sich auch im mütterlichen Blut.

Alle drei Punkte, Anamnese, Ultraschall und Blutentnahme kalkulieren dann ein Risiko für eine Trisomie 13, 18 und 21.

Wie bereits erwähnt, werden in dem von den Kassen übernommenen Ultraschall nach den Mutterschaftsrichtlinien diese Punkte angeschaut:

- ✓ Sitzt die Schwangerschaft in der Gebärmutter?
- ✓ Ist ein Embryo darstellbar oder mehrere?
- ✓ Falls zwei Matrosen an Bord sind, teilen sie sich einen Mutterkuchen oder hat jeder seinen eigenen?
- ✓ Ist eine Herzaktion darstellbar?
- ✓ Passt die Entwicklung des Kindes zur Schwangerschaftswoche?

Beim Ersttrimester-Ultraschall wird Folgendes untersucht:

Am Kopf: Gibt es eine Schädeldecke, sind beide Hirnhälften angelegt, gibt es eine Kleinhirnanlage und zwei Augen? Ein besonderes Augenmerk wird auf das Nasenbein gelegt. Wie sieht das Profil des Kindes aus?

Am Bauch: Ist eine Magenblase darstellbar? Sind Leber und Darm angelegt? Befinden sich beide im Bauch des Kindes, ist der Bauch geschlossen? Außerdem schaut man besonders auf die Harnblase und Nieren und darauf, ob es zwei Nabelschnurarterien gibt.

Sind alle Extremitäten angelegt, mit zwei Oberarmen, Unterarmen, Händen mit je 5 Fingern bzw. Zehen? Wie sieht die Wirbelsäule aus? Ist der Rücken geschlossen?

Die Größe des Kindes wird gemessen: die Scheitel-Steiß-Länge von Kopf bis zum Po und zusätzlich Kopf, Bauch und Oberschenkelknochen.

Diese Ultraschallmessungen sind sehr viel genauer als die Berechnung nach der letzten Periode. Sollte der errechnete Termin nach Ultraschall mehr als 5 Tage vom errechneten Termin nach letzter Periode abweichen, wird er korrigiert. Darüber hinaus schaut sich die Pränatalmedizinerin den Mutterkuchen an. Wo liegt er? Gibt es Besonderheiten im Ansatz der Nabelschnur? Gibt es drei Gefäße in der Nabelschnur?

Danach folgt die genaue Untersuchung des Herzens. Diese nennt man auch fetale Echokardiographie. Obwohl das Herz des Kindes zu diesem Zeitpunkt erst wenige Millimeter groß ist, können bereits ca. 80 % der Herzfehler von einer erfahrenen Pränatalmedizinerin erkannt werden. Es wird geschaut, ob es zwei Herzkammern und zwei Vorhöfe gibt, ob die zwei großen Gefäße, die Hauptschlagader und die Lungenschlagader, richtig angelegt sind, und es können bereits Defekte in der Herzscheidewand gesehen werden sowie erste Herzklappenfehler.

Darüber hinaus gibt es spezielle Marker im Ultraschall, die auf eine Trisomie hindeuten könnten:

1. Die Nackentransparenz
2. Die Darstellbarkeit des Nasenbeins
3. Die Trikuspidalklappe (eine von vier Herzklappen) und
4. Der Ductus venosus (ein Gefäß vor dem Herzen)

Da dieses Thema ganz schön kompliziert sein kann, fasse ich für dich an dieser Stelle noch einmal zusammen:

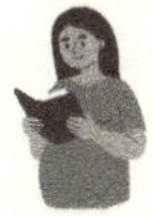

- ✓ ETS steht für **Ersttrimester-Screening**. Es ist keine vorgesehene Schwangerschaftsvorsorge beim Frauenarzt, sondern muss von der Schwangeren aktiv verlangt werden.
- ✓ Ein ETS hat das Ziel, sowohl Chromosomenstörungen wie vor allem die Trisomien 13, 18 und 21 zu erkennen als auch Fehlbildungen auszuschließen.
- ✓ Diese Untersuchung besteht aus einer Anamnese, einer Blutuntersuchung und einem ausführlichen Ultraschall.

In den meisten Fällen bringt das Ersttrimester-Screening Sicherheit und die frohe Nachricht, dass alles unauffällig ist. Zeigt sich allerdings ein erhöhtes Risiko für eine Trisomie oder der Ultraschall ist in anderer Hinsicht auffällig, würde man der Schwangeren empfehlen, weitere Untersuchungen machen zu lassen. Diese sollen dann entweder den Verdacht nachweisen oder die Sicherheit geben, dass doch alles gut ist.

Abhängig davon, wie hoch das Risiko kalkuliert wird, kann entweder ein nichtinvasiver Bluttest, wie zum Beispiel der Harmony-Test®, durchgeführt werden, oder es wird sich direkt für eine invasive Methode, wie eine Amniozentese (Fruchtwasserpunktion) oder Chorionzottenbiopsie (Punktion des Mutterkuchens) entschieden.

Was das alles genau ist und wann das Sinn macht, das erkläre ich dir jetzt.

NIPT – nichtinvasive Pränataltests

«Nichtinvasiver Pränataltest? Was soll das denn bitte sein? Und wenn ich das schon nicht aussprechen kann, brauche ich das dann überhaupt?»

Die Antwort: «Kommt drauf an.» Deshalb jetzt alles Wichtige für dich dazu:

Vielleicht klären wir als Erstes die Frage, was mit diesem Test eigentlich untersucht wird. Die kurze Antwort: kindliche DNA. Wenn eine Schwangerschaft entsteht und ein Kind heranwächst, werden viele Zellen gebildet. Gleichzeitig werden auch kindliche Zellen abgebaut. Das ist völlig normal. In jedem gesunden Organismus gibt es Zellaufbau und Zellabbau. Beim Zellabbau gehen Fragmente, also Teilstücke der DNA des Kindes, in das mütterliche Blut über. Über eine Blutentnahme bei der Mutter kann deshalb die zellfreie DNA des Kindes gewonnen und auf Chromosomenstörungen (genetische Erkrankungen) untersucht werden. Ab der 10. SSW, besser aber ab der 12. SSW, ist üblicherweise genügend zellfreie DNA vom Kind im Blut der Mutter, sodass ein NIPT durchgeführt werden kann. In der Regel wird auf Trisomie 13, 18 und 21 getestet. Darüber hinaus können die Geschlechtschromosomen X und Y auf Erkrankungen untersucht werden. Einige Tests bieten mittlerweile auch noch den Ausschluss weiterer Erkrankungen an. Du fragst dich jetzt sicherlich zu Recht: «Ja, und wann machen diese Tests nun Sinn? Wann sollte ich sie in Anspruch nehmen?»

Die Antwort: immer dann, wenn man im Ersttrimester ein mittleres Risikoprofil mithilfe von Anamnese, Ultraschall und Blutentnahme errechnet hat.

Ganz einfach dargestellt:

Ein Risiko von 1:1 bis 1:100 bedeutet ein hohes Risiko, Empfehlung zur invasiven Abklärung wie eine Chorionzottenbiopsie oder Fruchtwasseruntersuchung.

Ein Risiko von 1:100 bis 1:1000 ist ein mittleres Risiko, Empfehlung zum nichtinvasiven Pränataltest / NIPT / Harmony-Test® mittels einer Blutentnahme bei der werdenden Mutter.

Ein Risiko von 1: über 1000 ist so gering, dass man in diesem Fall nichts weiter unternehmen würde, es sei denn, die Schwangere wünscht das.

Ein Beispiel zur Verdeutlichung:

Eine Schwangere, die 40 Jahre alt ist, hat schon allein aufgrund ihres Alters ein deutlich erhöhtes Risiko, ein Kind mit einer Trisomie 21 zu bekommen. Das bedeutet, nur weil sie 40 Jahre alt ist, wird die Risikoberechnung wahrscheinlich bereits im mittleren Bereich liegen. Der Ultraschall bei dieser Patientin ist völlig unauffällig. Keine Anzeichen für genetische Erkrankungen oder Fehlbildungen. Entweder reicht der Frau der Ultraschall oder sie möchte noch mehr Sicherheit. In diesem Fall kann man ihr einen Harmony-Test® anbieten. Durch eine kleine Blutentnahme ohne Risiko für das Kind kann so eine Trisomie 21 zu 99 % ausgeschlossen werden.

Zusammenfassend können wir sagen, ein Harmony-Test® oder ein anderer nichtinvasiver Pränataltest sind eine gute zusätzliche Unterstützung zur weiteren Abklärung eines Risikos für eine Trisomie 13, 18 oder 21, und je nach Test für weitere Chromosomenstörungen. Er erkennt allerdings keine Fehlbildungen. Deshalb solltest du bei Wunsch nach Sicherheit unbedingt ein Ersttrimester-Screening machen. Ein auffälliges NIPT-Testergebnis allein reicht übrigens nicht aus, um eine Schwangerschaft womöglich abzubrechen. Dazu ist eine invasive Diagnostik wie eine Amniozentese oder Chorionzottenbiopsie notwendig. Und was das ist, erkläre ich dir im nächsten Kapitel.

Invasive Diagnostik

Nachdem du nun erfahren hast, was ein Ersttrimester-Screening ist und wie wichtig der von einem Spezialisten durchgeführte Ultraschall dabei ist, soll es in diesem Kapitel um die invasiven Untersuchungen in der Pränataldiagnostik gehen. Vor noch gar nicht so langer Zeit war es Routine, bei allen Frauen ab 35 eine Fruchtwasseruntersuchung durchzuführen. Das kann man sich heute gar nicht mehr vorstellen. Dank der guten Ultraschallgeräte und immer mehr Fachexpertisen in der Medizin ist das heute nicht mehr üblich. Die einzigen Indikationen, die es wirklich noch für eine invasive Diagnostik gibt, sind entweder ein auffälliges Ersttrimester-Screening mit hohem Risiko (du erinnerst dich – 1:100), ein auffälliger Harmony-Test® oder ein auffälliger Ultraschall, bei dem der Verdacht auf ein Syndrom, also mehrere Fehlbildungen, vorliegt.

Es gibt zwei verschiedene Untersuchungen, die zu den invasiven Diagnostiken gehören:

Die Amniozentese (= Fruchtwasseruntersuchung) und die Chorionzottenbiopsie (Untersuchung von Zellen aus dem Mutterkuchen). Invasiv bedeutet bei diesen Untersuchungen, dass mit einer Nadel in den Bauch der Mutter gepiekt wird, um kindliche Zellen zu gewinnen. Ziel ist, eine definitive Aussage zu bekommen, ob und wenn ja, welche genetische Erkrankung vorliegt.

Amniozentese

Sehr vereinfacht gesagt, sticht man bei der Amniozentese mit einer langen dünnen Nadel in den Bauch der werdenden Mutter, um Fruchtwasser (und damit kindliche Zellen) zu entnehmen. Das Ganze macht man nicht blind, sondern mittels Ultraschallkontrolle, um nicht das Baby, den Mutterkuchen oder die Nabelschnur zu erwischen. Nachdem man genug Fruchtwasser gewonnen hat, wird die Nadel wieder rausgezogen. Für diese Untersuchung braucht es keine Betäubung. Vielleicht hast du schon mal einen Zugang in deine Vene bekommen. Du kannst dir das ähnlich vorstellen, nur eben am Bauch. Einziger weiterer Unterschied: Es wird nichts reingegeben, sondern ähnlich wie beim Blutabnehmen wenig Fruchtwasser abgesaugt. Das Fruchtwasser geht ins Labor und der Arzt (lass das nur von einem Pränataldiagnostiker machen!) schaut noch einmal mit dem Ultraschall, dass es dem Baby gut geht. Die gesamte Untersuchung dauert also keine fünf Minuten.

Chorionzottenbiopsie

Bei der Chorionzottenbiopsie (auch: Plazentapunktion) werden Zellen aus dem Mutterkuchen entnommen. Letzten Endes ist das Verfahren dem der schon beschriebenen Amniozentese ganz ähnlich. Es wird ebenfalls unter Ultraschallkontrolle eine Nadel über die Bauchdecke der Mutter in die Gebärmutter eingebracht. Dabei ist nicht das Fruchtwasser das Punktionsziel, sondern die Plazenta, der Mutterkuchen. Über eine etwas dickere Nadel werden Zellen aus der Plazenta entnommen und in ein Labor zur Untersuchung eingeschickt. Auch diese Untersuchung wird ohne Betäubung durchgeführt und dauert abhängig von der Lage des Mutterkuchens in der Regel ebenfalls nur wenige Minuten. Ein erstes Ergebnis über die Anzahl der Chromosomen liegt meistens bereits nach 24 Stunden vor. Man erfährt, ob von einem Chromosom, beispielsweise dem 21., zwei oder drei vorliegen. Andere Veränderungen zu erkennen, die die Struktur der Chromosomen betreffen, dauert deutlich länger. Das Ergebnis kommt nach ca. zwei Wochen. Jetzt fragst du dich vielleicht, wann man sich für eine Fruchtwasseruntersuchung und wann für den Pieks in den Mutterkuchen entscheidet. Das hängt vor allem von der Schwangerschaftswoche ab. Die Amniozentese wird in der Regel erst ab der 16. SSW durchgeführt. Die Chorionzottenbiopsie ist schon ab der 12. SSW durchführbar. Wenn eine Frau sich bei genetischen Auffälligkeiten für einen Abbruch der Schwangerschaft entscheiden würde, kann eine Chorionzottenbiopsie bereits früher Sicherheit bieten als die Amniozentese. Des Weiteren sollte man bedenken, dass bei einer früheren Diagnose noch vor der 14. SSW ein Abbruch mit einer Saugkürettage möglich ist. Über diese Schwangerschaftswoche hinaus ist eine Operation nicht mehr möglich, da das Kind dann zu groß ist. Dann müsste ein Spätabort eingeleitet werden, bei dem das Kind vaginal entbunden wird, und das ist natürlich eine ganz andere Sache.

Weil die Amniozentese und auch die Chorionzottenbiopsie invasive diagnostische Maßnahmen sind, gibt es im Unterschied zu den nichtinvasiven Pränataltests Risiken. Zu ihnen gehören Blutungen, Infektionen, ein vorzeitiger Blasensprung und im schlimmsten Fall eine Fehlgeburt. Statistisch gesehen kommt es bei einer von 300 Punktionen zu einer Komplikation, wobei aktuelle Studien zeigen, dass diese Zahl vermutlich zu hoch gegriffen und in der Realität sehr viel niedriger ist.[2] Wichtig ist, dass diese Untersuchungen unbedingt an einem pränataldiagnostischen Zentrum gemacht werden sollten. Denn je erfahrener der Untersucher, desto unwahrscheinlicher sind Komplikationen.

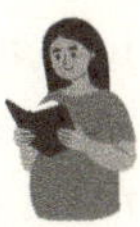

Stellt sich wieder die Frage: Für wen machen **Amniozentese** und **Chorionzottenbiopsie** Sinn?

Ich kann klar sagen, dass von einer Fruchtwasseruntersuchung und einer Punktion des Mutterkuchens als Ersatz für ein Screening unbedingt abgeraten werden sollte. Wenn du Sicherheit willst, mach zum ETS noch einen Harmony-Test®. Eine Amniozentese oder Chorionzottenbiopsie ist nur ratsam, wenn vorher wirklich etwas auffällig ist.

Präeklampsie-Screening – was soll das denn sein?

Neben einem Ersttrimester-Screening kann auch ein Präeklampsie-Screening sinnvoll sein.

«Präeklamp-Was?!» Schon wieder so ein medizinisches Wort ...

Das Wort Screening kennst du ja mittlerweile. Mit einem Screening will man immer aus der großen Masse potenziell Erkrankte rausfischen. Und Präeklampsie ist eine Erkrankung, die es nur in der Schwangerschaft gibt. Sie ist die häufigste Ursache für Frühgeburten und deshalb absolut relevant. Das Großartige an diesem Screening ist, dass man der Erkrankung noch aktiv vorbeugen und sogar eine Frühgeburt verhindern kann, wenn man im ersten Schwangerschaftsdrittel auffällig getestet wurde. Aber eins nach dem anderen. Bevor ich dir mehr zum Screening erzähle, will ich dir einen kleinen Einblick in die Erkrankung Präeklampsie geben.

Die Präeklampsie gehört zu den sogenannten hypertensiven Schwangerschaftserkrankungen. Das bedeutet, dass die betroffenen Frauen hohen Blutdruck haben und ein zusätzliches Organ mit betroffen ist. Hoher Blutdruck beginnt ab 140/90 mmHg. Dabei muss jedoch unbedingt unterschieden werden, ob eine Frau bereits vor der Schwangerschaft einen hohen Blutdruck hatte oder ob er erst in der Schwangerschaft aufgetreten ist. Dieser erhöhte Blutdruck vor der Schwangerschaft hat nichts mit einer Präeklampsie zu tun, sondern häufig eher etwas mit Übergewicht. Wichtig ist also immer hoher Blutdruck + eine Beteiligung eines anderen Organs bzw. Systems. Das kann zum Beispiel die Niere, die Leber, die Lunge, die Blutgerinnung, das zentrale Nervensystem oder auch der Mutterkuchen sein. Häufig äußert sich die Präeklampsie durch Eiweißausscheidung im Urin, auffällige Blutwerte oder eine nicht so gute Durchblutung des Mutterkuchens.

Ich will gar nicht zu sehr in die Tiefe gehen – was wirklich wichtig ist, ist, dass die Präeklampsie und auch deren Unterformen die häufigste Schwangerschaftserkrankung ist. Sie tritt bei 2 bis 5 % aller Schwangerschaften auf. In den Entwicklungsländern ist sie die häufigste Todesursache bei Schwangeren und in Industrieländern wie Deutschland die häufigste Ursache für Frühgeburtlichkeit. Jetzt stellst du dir vielleicht die Frage: «Wie bekommt man so eine Präeklampsie?» Zum einen gibt es Risikofaktoren, zu denen Übergewicht, das Alter (Teenager sowie Frauen ab 40), eine afrikanische Herkunft, eine künstliche Befruchtung, frühere Präeklampsien in einer vorherigen Schwangerschaft, eine Präeklampsie in der Familienanamnese, Autoimmunerkrankungen wie Lupus erythematodes und ein Diabetes mellitus gehören. Die eigentliche Ursache einer Präeklampsie liegt allerdings in der Plazenta, dem Mutterkuchen. Wichtig bei der Entwicklung der Plazenta ist, dass die Gefäße sich richtig ausreifen. Und mit richtig entwickeln meine ich, dass sie schön weit und labberig werden. Also so richtig dicke Rohre, die möglichst viel Blut zum Baby bringen. Denn durch enge, dünne, starre Rohre passt nicht so viel Blut wie durch die dicken.

Bei der Ausreifung der Gefäße gibt es gute (PlGF) und böse Faktoren (PAPP-A), die beteiligt sind. Gibt es mehr böse als gute Faktoren, entwickeln sich die Gefäße nicht so schön, wie sie sollten. In dem Fall sind sie zu dünn, es kommen zu wenig Nährstoffe beim Kind an. Unser Körper ist aber nicht dumm und merkt das natürlich. Was macht er, damit das Baby doch noch gut wächst? Er bringt mehr Kraft auf, um ausreichend Blut zum Baby zu transportieren, sprich, der Blutdruck steigt. Dass der Blutdruck der Mutter in die Höhe schnellt, ist erst einmal eine gute Idee des Körpers. Nur hat der ständig erhöhte Blutdruck auch Nachteile für die Mutter. Auf Dauer kann er eine zu hohe Belastung für die mütterlichen Gefäße darstellen, sodass sie reißen und Blutungen entstehen. Wenn so eine Blutung im Kopf passiert, wäre das ein Schlaganfall. Deshalb ist die Einstellung des Blutdrucks ein Balanceakt. Man möchte auf der einen Seite die Mutter vor Komplikationen wie beispielsweise Blutungen im Kopf und einer Eklampsie schützen, zum anderen möchte man, dass noch genug Blut beim Kind ankommt, insbesondere, wenn es schon deutlich zu klein und die Durchblutung nicht so gut ist.

Ich habe gerade das Wort Eklampsie fallen lassen. Bei einer Eklampsie ist die Präeklampsie eskaliert und es kommt zu Krampfanfällen der Mutter. Eine weitere Erkrankung, die zu diesem Formenkreis gehört, ist das HELLP-Syndrom. Bei dieser Unterform der Präeklampsie sind neben dem Blutdruck vor allem die Blutwerte (Auflösen der roten Blutkörperchen, erhöhte Leberwerte, niedrige Blutplättchen/Thrombozyten) auffällig. Wichtig zu verstehen ist, dass all diese Erkrankungen, die Präeklampsie, die Eklampsie und das HELLP-Syndrom, nur geheilt werden können, wenn die Ursache behoben wird. Das bedeutet: Die Entbindung ist die einzige kausale Therapie. Je nachdem, wie ausgeprägt die Erkrankung ist und in welcher Schwangerschaftswoche sie auftritt, kann das sehr relevante Konsequenzen für Mutter und Kind haben.

Deshalb wäre es großartig, wenn es eine Möglichkeit gäbe, diese Erkrankung zu vermeiden. Und ta da! Die gibt es, nämlich indem man präventiv ein Präeklampsie-Screening machen lässt. Ich finde, man sollte das Präeklampsie-Screening in die Mutterschaftsrichtlinien aufnehmen. Zu dem Zeitpunkt, zu dem ich dieses Kapitel schreibe, ist das leider noch nicht der Fall. Deshalb ist es so wichtig, von dieser Möglichkeit zu erfahren. Du kannst die Untersuchung nur bei einer Pränataldiagnostikerin oder Frauenärztin mit geburtshilflichem Schwerpunkt durchführen lassen.

Was wird bei diesem Screening genau gemacht? Es wird zum einen wieder eine Anamnese erhoben, um Risikofaktoren (siehe weiter vorne) zu erkennen, es wird Blut abgenommen (um die guten und bösen Faktoren zu identifizieren), der Blutdruck wird gemessen und es wird per Ultraschall die Durchblutung der mütterlichen Gefäße, die zum Mutterkuchen ziehen, untersucht. Zeigt sich bei diesem Screening ein Risiko, wird der Schwangeren noch vor der 16. SSW Acetylsalicylsäure (zum Beispiel Aspirin, 150 mg) zur Bettgehzeit verordnet. Diese eine Tablette jeden Abend kann dazu führen, dass die Präeklampsie entweder sehr viel später (wenn das Baby schon sehr viel weiter entwickelt ist) oder GAR NICHT auftritt![3]

Deshalb mache einfach zusammen mit dem Ersttrimester-Screening das Präeklampsie-Screening mit. Wenn du kein ETS machen lassen willst, ist das natürlich völlig okay, aber denk dann noch mal über das Präeklampsie-Screening nach. Es tut nicht weh und solltest du auffällig getestet werden, kann die Therapie mit ASS 150 mg deine Schwangerschaft deutlich zum Positiven wenden.

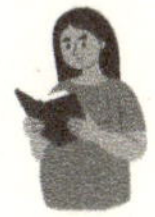

Wichtig! Unbedingt mit **ASS 150 mg** at bedtime vor der 16. SSW beginnen. Danach bringt das leider nichts mehr. Zu einem späteren Zeitpunkt kann auf die Entwicklung der Gefäße kein Effekt mehr nachgewiesen werden.

Mit einem Präeklampsie-Screening werden bis zu 96 % der frühen Präeklampsie erkannt. Ich kann dir nicht sagen, wie viele Frühchen ich in meinem Leben schon auf die Welt holen musste, die man mit der frühzeitigen Einnahme von ASS hätte vermeiden können. Keine dieser Frauen hat von einem Präeklampsie-Screening gewusst. Alle wären froh gewesen, über diese Möglichkeit informiert gewesen zu sein, dann hätten sie jetzt womöglich kein Frühchen zu Hause oder eben ein sehr viel reifer geborenes Kind, das nicht mit den Folgen der Frühgeburtlichkeit zu kämpfen hat. Du weißt nun davon und ich würde mich freuen, wenn du so vielen Frauen wie möglich in deinem Umfeld davon erzählst. Denn mit dieser Untersuchung kann man präventiv so unglaublich viel erreichen.

Fehlgeburt – die unterschwellige Sorge

Dir ist sicherlich aufgefallen, dass das Thema Pränataldiagnostik mir sehr am Herzen liegt. Ich hoffe, mir ist es gelungen, dich besser über die Möglichkeiten dieser Untersuchungen aufzuklären.

Gar nicht so selten muss man bei den Themen Schwangerschaft, Geburt und Wochenbett auch über nicht so schöne Aspekte sprechen. Ich habe allerdings den Eindruck, dass in den wenigsten Büchern und anderen Informationsquellen diese schweren Themen wirklich angesprochen werden. Dabei kann gerade Geburtshilfe ein schmaler Grat zwischen «himmelhoch jauchzend» und «zu Tode betrübt» sein. Deshalb möchte ich an dieser Stelle ein gesellschaftliches Tabuthema ansprechen, das extrem oft unter den Teppich gekehrt wird, obwohl so viele Frauen davon betroffen sind: das Thema Fehlgeburt, Spätabort und intrauteriner Fruchttod (IUFT).

Du denkst dir vielleicht: «Die Heinrich schmeißt mir hier einen schweren Brocken nach dem nächsten vor die Füße!» Da gebe ich dir recht. Mit einer Fehlgeburt will man sich gerade als Frühschwangere nun wirklich nicht auseinandersetzen. Warum spreche ich es dann an? Um dir Angst zu machen? Bestimmt nicht! Ganz im Gegenteil. Ich thematisiere dieses Tabu, weil sehr viele Frauen betroffen sind, sie aber still und heimlich leiden, weil kaum jemand darüber spricht. Und genau da ist schon das Hauptproblem. Weil so selten jemand «zugibt», eine Fehlgeburt erlebt zu haben, denken fast alle Frauen, dass nur sie allein betroffen sind.

Dabei ist eine Fehlgeburt ein sehr häufiges Ereignis. Etwa 20 % aller Frühschwangeren sind von einer Fehlgeburt betroffen. Exakte Daten gibt es nicht, da ein großer Teil ohne Symptome verläuft und die Fehlgeburtsrate statistisch nicht erfasst wird. Aus meiner klinischen Erfahrung schätze ich die Zahl sogar noch höher ein. Es ist eine Rarität, dass eine Frau dreimal schwanger wird und drei gesunde Kinder bekommt. Viel häufiger ist eine Frau eher viermal schwanger, hat eine Fehlgeburt, eine Eileiterschwangerschaft, einen Spätabort oder einen intrauterinen Fruchttod und zwei gesunde Kinder. Warum erzähle ich dir das? Ich möchte dich darüber aufklären, dass eine Fehlgeburt «normal» ist. Wenn man sich näher damit beschäftigt, wie kompliziert es ist, ein Kind zu bauen, wie viele unterschiedliche Abermillionen Zellen sich teilen und entwickeln müssen, ist es eher ein Wunder, dass wir noch nicht ausgestorben sind. Ich kann dir nicht sagen, wie oft ich Frauen leider schon sagen musste, dass sich die Schwangerschaft nicht weiterentwickelt hat, keine Herzaktion mehr zu sehen ist oder die Fruchthöhle abgegangen ist.

Und immer wieder kommen die gleichen Reaktionen:

«Was habe ich falsch gemacht?»

«Was stimmt nicht mit mir?»

«Ich kenne keine andere Frau, der das passiert ist.»

Solltest du auch betroffen sein, tut mir das natürlich sehr, sehr leid für dich und gleichzeitig möchte ich dich entlasten, denn du hast sehr wahrscheinlich gar nichts falsch gemacht! Du hast nichts Falsches gegessen, es war auch nicht der Alkohol, den du auf der Party getrunken hast, auf der du noch nicht wusstest, dass du schwanger warst, du hast nicht zu schwer gehoben oder dich überlastet und es liegt auch nicht an dem wilden Sex, den ihr hattet. So hart es klingen mag, aber eine Fehlgeburt ist ein natürlicher Ausleseprozess. Du hast jetzt schon häufiger gehört, wie kompliziert es ist, einen Menschen zu bauen. Da kann es schon mal passieren, dass manche Bausteine nicht richtig zusammenpassen. Der Körper erkennt in dem Fall, dass etwas nicht passt, und entscheidet sich gegen die weitere Entwicklung der Schwangerschaft. In dem Moment, in dem man beim Frauenarzt auf dem gynäkologischen Stuhl sitzt und gesagt bekommt, dass das Herz leider nicht mehr schlägt, bricht natürlich eine Welt zusammen. Und jede Frau, der dieses Schicksal widerfährt, hat jedes Recht der Welt zu trauern.

Trotzdem möchte ich dir noch einen anderen Blickwinkel mitgeben. Stell dir mal vor, der Körper erkennt nicht, dass das Kind mit diesem «Fehler in der Bauanleitung» lebensunfähig ist. Dann müsstest du im Verlauf der Schwangerschaft selbst entscheiden, ob du die Schwangerschaft austragen willst oder ob du dich doch für einen Schwangerschaftsabbruch entscheidest. Das kann sehr viel schwieriger sein, als wenn die Natur das entscheidet. Ich hoffe, du verstehst mich an dieser Stelle richtig, ich will nicht sagen «Sei doch froh, dass du eine Fehlgeburt hattest.» Natürlich nicht, ganz im Gegenteil.

Ich möchte dich aber als Allererstes dahingehend entlasten, dass dich zum einen keine Schuld trifft und es zum anderen vielen Frauen passiert. Nur spricht fast niemand darüber. Und da sind wir bei der dritten Aussage. «Ich kenne keine andere Frau, der das passiert ist.» Das liegt daran, dass eine Fehlgeburt immer noch ein absolutes Tabuthema in unserer Gesellschaft ist. Viele Frauen haben das Gefühl, «versagt zu haben». «Alle anderen Frauen werden glücklich schwanger und ich habe das nicht geschafft. Was stimmt mit mir nicht?» Trotz aller Emanzipation erwartet die Gesellschaft weiterhin von uns Frauen, Kinder zu bekommen. Dafür sind wir schließlich gemacht. Das ist unsere Aufgabe. Auf einer bewussten Ebene denken wir sicherlich, dass das doch sehr veraltet ist, aber unterbewusst wird uns das ein Leben lang vermittelt. Deshalb sprechen wir nicht darüber, wenn wir eine Fehlgeburt erlebt haben. Das Gefühl dahinter ist Scham. Und wir wollen uns nicht schämen. Was für ein unangenehmes Gefühl. Aber glaube mir, wenn du mutig bist und deine Freundinnen, Schwester oder Mutter fragst, und sie auch mutig sind, werden sie dir gestehen, das Gleiche erlebt zu haben. Wenn wir uns öffnen, machen wir uns verletzlich und das bedeutet, mutig zu sein. Wer in der Lage ist, seine Verletzlichkeit zu zeigen, ist in Wirklichkeit sehr stark.

Das gilt genauso und sicherlich noch stärker, wenn man in einer späteren Schwangerschaftswoche sein Kind verliert. Von einem Spätabort spricht man in der Zeit zwischen der 15. und 23. SSW und ab der Lebensfähigkeit von einem intrauterinen Fruchttod.

Was ich an dieser Stelle unbedingt außerdem ansprechen möchte, ist, wie wichtig es ist, sich den Gefühlen einer Fehlgeburt zu stellen. Ich kann dir nur raten, sofern du auch eine Fehlgeburt hattest: Sei traurig! Du darfst traurig sein! Und zwar nicht nur in dem Moment auf dem gynäkologischen Stuhl, in dem die Frauenärztin die traurige Nachricht überbracht hat, sondern auch darüber hinaus. Gerade wir Frauen sind ja ständig in unserem Funktionsmodus. Wie oft ich erlebt habe, dass betroffene Frauen sich aus Scham niemandem mitteilen. Sie gehen möglichst schnell wieder arbeiten, setzen ein Lächeln auf und machen weiter. Wie heißt dieser so beliebte Spruch in den sozialen Medien: «Hinfallen, aufstehen, Krone richten und weitergehen»?! Das mag vielleicht ein guter Spruch sein, wenn einem ein Fehler unterlaufen ist, man daraus lernt und weitermacht. Nicht aber für eine Fehlgeburt. Denn was passiert in unseren Herzen und Köpfen, wenn wir uns schon lange ein Kind wünschen und der Test endlich den zweiten Strich anzeigt? Wir sehen uns bereits mit dickem Kugelbauch oder unseren Partner, wie er unser Kind liebevoll in seinen Armen hält. Soll heißen: Mit dem positiven Test sind wir gedanklich schon Mutter. Sicherlich gibt es auch noch andere Gedanken (dazu später mehr), aber die meisten Frauen freuen sich auf den Nachwuchs. Erzählen wir jetzt vor Freude allen Menschen in unserem Umfeld davon? Sprechen wir über die extreme Müdigkeit, die Übelkeit und das unangenehme Spannen in den Brüsten? Nein, tun wir nicht. Wir erzählen vielleicht unserem Partner oder der besten Freundin davon, aber doch nicht unserer Arbeitgeberin oder unseren Kollegen. Erstens wollen wir uns und allen anderen beweisen, dass eine Schwangerschaft uns nicht verändert und wir noch die gleichen Powerfrauen wie eh und je sind, und zweitens ist da auch diese leise Angst, die immer mal wieder anklopft, denn schließlich könnten wir es ja auch verlieren. Bevor wir zugeben, nicht bei unseren üblichen 110 % zu sein, quälen wir uns doch lieber mit Übelkeit, Abgeschlagenheit und einem aufgesetzten Lächeln zur Arbeit und hoffen, dass wir während des Meetings nicht direkt zwischen die Erfrischungsgetränke und Häppchen spucken oder kurz einnicken.

Um ehrlich zu sein, ich wäre genauso. Aber warum? Warum bleiben wir mit gebrochenem Bein mit relativ gutem Gewissen zu Hause, aber bei einer psychisch belastenden Fehlgeburt tun wir so, als wäre nichts passiert? Warum gilt eine Fehlgeburt immer noch als gesellschaftliches Tabuthema? Warum trauen wir uns nicht zu sagen, «Ich bin schwanger und deshalb schlafe ich gerade fast im Stehen ein. Am liebsten würde ich den ganzen Tag auf der Couch liegen, wenn ich nicht regelmäßig zur Toilette rennen müsste, um mich zu übergeben.»

Deshalb möchte ich an dieser Stelle auch diesen Themen Raum geben. Schwanger sein ist nicht immer so, wie es in den sozialen Medien propagiert wird: pures Glück, Vorfreude und Strahlen! Neben diesen sehr schönen Gefühlen können Übelkeit, Müdigkeit und Ängste das Glück etwas hemmen. Ängste wie: Ist mein Baby gesund? Wird sich meine Beziehung verändern, wenn wir zu dritt sind? Wie wird mein Leben mit Kind aussehen? Habe ich überhaupt noch ein Leben oder dreht sich alles nur noch um das Kind? Wie bekomme ich Karriere und Familie gewuppt? Inwiefern wird sich mein Körper durch die Schwangerschaft und Geburt verändern? Wie werde ich überhaupt die Geburt erleben, wie gehe ich mit den Schmerzen um? Wird sich meine Sexualität ändern?

Diese Gedanken sind völlig normal. Alle Frauen haben solche Sorgen und Ängste. Es sprechen nur sehr wenige in der Öffentlichkeit darüber. Schließlich könnten sich die anderen dann fragen: «Was stimmt denn mit der nicht?!» So, als müsse, wer schwanger ist, gefälligst glücklich sein. Weil Frauen allerdings mit mir darüber reden, rufe ich es laut in die Welt: Diese Gedanken haben alle und das ist völlig normal! Glaube mir, ich habe unzählige Frauen in ihren Schwangerschaften begleitet.

Was möchte ich dir also mit auf den Weg geben?

Die meisten haben sich bewusst für ein Kind entschieden und zu Recht freuen sie sich auf den Nachwuchs. Mit der eingetretenen Schwangerschaft können aber automatisch auch viele Fragen, Sorgen und Ängste entstehen und das ist völlig normal. Speziell zum Thema Fehlgeburt möchte ich dir vermitteln, dass sie etwas sehr Häufiges ist, und sollte dir dieses Schicksal widerfahren, du daran keine Schuld hast. Eine Fehlgeburt darf und sollte betrauert werden, nur dann hast du auch die Möglichkeit, damit abzuschließen. Das heißt auch, dass es völlig okay ist, mal ein paar Tage bei der Arbeit zu fehlen. Übrigens sind Fehlgeburten so häufig, dass man erst nach drei Fehlgeburten beginnt, nach Ursachen zu forschen. Dazu gehören unter anderem Störungen der Blutgerinnung, der Genetik oder auch organische Ursachen. Die gute Nachricht ist: Du bist schwanger geworden. Das zeigt schon mal, dass dein Körper das grundsätzlich kann. Die Wahrscheinlichkeit, dass du noch mal schwanger wirst und ein gesundes Kind bekommst, ist in der Regel sehr hoch. In meinem Podcast «Glücklich schwanger» gibt es ein Interview mit einer Betroffenen, die einen intrauterinen Fruchttod erlebt hat und auf eine sehr ehrliche und gleichzeitig sehr unterstützende Art ihre Erfahrungen teilt. Solltest du betroffen sein, wird dir dieses Gespräch vielleicht helfen, deine Gefühle und Erlebtes zu verarbeiten.

Blutungen und andere Herausforderungen in der Frühschwangerschaft

Nun hat man es endlich geschafft, der Schwangerschaftstest ist positiv und man glaubt, damit sei nun endlich alles paletti, aber schon warten neue Herausforderungen. Dazu können Blutungen, Unterbauchschmerzen, Übelkeit und Müdigkeit gehören. Dieses Kapitel hilft dir dabei, zu erkennen, was normal ist, wann du lieber zur Frauenärztin gehen solltest und was dir bei Beschwerden helfen kann.

Beginnen wir mit Blutungen in der Frühschwangerschaft. Es wirkt natürlich erst mal sehr angsteinflößend, wenn man zur Toilette geht und plötzlich bemerkt, dass Blut im Höschen ist. Die meisten Frauen sind sehr erschrocken und haben Angst vor einer Fehlgeburt. Tatsächlich können Blutungen in der Frühschwangerschaft häufiger auftreten, bedeuten aber eher selten das Ende der Schwangerschaft. Gerade in dieser frühen Schwangerschaftszeit zwischen der 5. und 8. Schwangerschaftswoche treten Blutungen ziemlich oft auf. Das kann verschiedene Gründe haben:

1. Es liegt gar keine Schwangerschaft vor. Es kam nur zu einer Unregelmäßigkeit im Zyklus und jetzt setzt die normale Periode ein. Wenn es keinen positiven Schwangerschaftstest gab, ist das die wahrscheinlichste Variante.

2. Implantationsblutung. Die befruchtete Eizelle macht es sich gerade in der Gebärmutter bequem. Dabei können kleine Gefäße in der Gebärmutterschleimhaut einreißen. Diese Blutung entsteht also aufgrund der Einnistung der Eizelle in die Gebärmutterschleimhaut. Sie wird auch Implantationsblutung genannt und ist somit ein freudiges Ereignis ohne pathologischen Wert.

3. Corpus-luteum-Insuffizienz. Zu Beginn einer Schwangerschaft kommt es zu einer hormonellen Umstellung. Wenn eine Eizelle befruchtet wurde, entwickelt der Eierstock den sogenannten Gelbkörper. Der wiederum bildet ein Hormon, das dafür sorgt, dass die Gebärmutterschleimhaut schön dick wird und erhalten bleibt, damit es sich die befruchtete Eizelle gemütlich machen kann. Wenn dieses Gelbkörperhormon (auch Progesteron genannt) zu wenig gebildet wird, kann die Gebärmutterschleimhaut sich etwas lösen, sodass Schmierblutungen entstehen können. Das Ganze wird als Corpus-luteum-Insuffizienz bezeichnet. In so einem Fall kann man den Körper mit Progesteronzäpfchen (zum Beispiel Utrogest 200 mg vaginal) dabei unterstützen, die Schwangerschaft zu erhalten. Üblicherweise gibt man diese Zäpfchen bis zum Ende des ersten Schwangerschaftsdrittels. Danach übernimmt der Mutterkuchen die weitere Progesteron-Produktion. Sollten bei dir immer wieder Schmierblutungen auftreten, lass dir diese Zäpfchen von deinem Frauenarzt verschreiben und führe eine Tablette vor dem Schlafengehen in deine Scheide ein.

4. Ektopie. Eine weitere Ursache für eine Blutung kann eine Ektopie sein. Bei einer Ektopie stülpt sich das Gewebe des Gebärmutterhalskanals auf den äußeren Muttermund. Das ist etwas Normales und tritt insbesondere bei Frauen im gebärfähigen Alter auf. Gerade in der Schwangerschaft ist die gesamte Gebärmutter sehr gut durchblutet, sodass kleine Gefäße, insbesondere nach Kontakt (zum Beispiel Geschlechtsverkehr) bluten können.

5. Apropos Kontakt, Geschlechtsverkehr ist ebenfalls ein Klassiker für eine Schmierblutung in der Frühschwangerschaft. Je nach Intensität des Geschlechtsverkehrs kann daraus auch mal eine stärkere Blutung resultieren. Das liegt wieder an der guten Durchblutung der Gebärmutter.

Wie du siehst, gibt es eine Reihe von Gründen, die ursächlich für eine Blutung in der Frühschwangerschaft sein können, aber erst mal keine schlimmen Konsequenzen haben müssen. Trotzdem solltest du bei einer Blutung zur Abklärung zu deinem Frauenarzt gehen. Das hat mehrere Gründe. Erstens sollte gerade, wenn die Blutung zum ersten Mal auftritt, unbedingt nach der Blutgruppe und vor allem dem Rhesusfaktor geschaut werden. Alle Frauen mit negativem Rhesusfaktor sollten eine sogenannte Rhesusprophylaxe erhalten. Das ist eine Art Impfung, die dafür sorgt, dass dein Körper keine Antikörper gegen die Blutgruppe deines Kindes entwickelt, was in einer Folgeschwangerschaft zu Problemen führen kann. Und zweitens können neben diesen häufigen harmlosen Ursachen für eine Blutung auch klinisch relevante Gründe für eine Blutung vorliegen. Dazu gehört zum einen die erwähnte Fehlgeburt, aber auch eine Eileiterschwangerschaft. Vielleicht erinnerst du dich noch daran, dass der erste Ultraschall bei deinem Frauenarzt auch dazu dient, zu schauen, wo die Schwangerschaft sitzt. Es kann vorkommen, dass die Schwangerschaft sich nicht wie vorgesehen in der Gebärmutterhöhle einnistet, sondern außerhalb der Gebärmutter. Die häufigste Variante ist die Eileiterschwangerschaft. Nur ist der Eileiter nicht dafür ausgelegt, ein Baby heranwachsen zu lassen. Der ist nämlich nicht in der Lage, einen Fetus zu ernähren, und er kann sich auch nicht ausdehnen, wenn ein Kind wächst. Das bedeutet, unbehandelte Eileiterschwangerschaften können zu starken inneren Blutungen führen, wenn der Eileiter einreißt. Die klassischen Anzeichen für eine Eileiterschwangerschaft sind Unterbauchschmerzen, eine leichte Schmierblutung, keine sichtbare Fruchthöhle in der Gebärmutter und nicht adäquat ansteigende Werte des Schwangerschaftshormons (bei einer gesunden Schwangerschaft verdoppelt sich das HCG alle zwei Tage). Je nachdem wie die Beschwerden sind und wie weit fortgeschritten die nicht an richtiger Stelle eingenistete Schwangerschaft ist, wird entweder operativ per Bauchspiegelung die Eileiterschwangerschaft entfernt oder mit einem Medikament (Methotrexat, MTX) therapiert. Welche Variante die bessere ist, kann pauschal nicht beantwortet werden. Eine Operation beinhaltet natürlich immer ein Operations- und Narkoserisiko. Wobei dieser Eingriff grundsätzlich eine Routine-OP ist. Wird bei einer Eileiterschwangerschaft Blut im Bauch festgestellt, muss immer operiert werden. Man kann versuchen, den Eileiter zu erhalten, bei zu großer Verletzung durch die Schwangerschaft ist dies allerdings häufig nicht mehr möglich. Dann muss der Eileiter entfernt werden. Allerdings sind die Chancen, mit einem Eileiter schwanger zu werden, genauso groß wie mit zwei Eileitern. Hier kann ich alle Betroffenen beruhigen.

Bei der medikamentösen Therapie mit MTX wird einmalig eine Tablette oral eingenommen, nach ein paar Tagen das

Schwangerschaftshormon HCG kontrolliert und je nach Wert die Einnahme noch einmal wiederholt. Die Vorteile des MTX sind natürlich, dass auf eine Operation verzichtet werden kann. Allerdings darf eine Frau, die Methotrexat eingenommen hat, sechs Monate nicht schwanger werden, da dieses Medikament in der Schwangerschaft absolut nicht empfehlenswert ist. Darüber hinaus kann es vorkommen, dass die medikamentöse Therapie nicht erfolgreich war und man schließlich doch noch operieren muss. Und noch mal: Eine medikamentöse Therapie bei einer Eileiterschwangerschaft ist nur möglich, wenn der Eileiter noch nicht verletzt ist. Sobald eine Eileiterruptur vorliegt und damit eine Blutung im Bauch im Ultraschall zu sehen ist, muss operiert werden.

Neben der Eileiterschwangerschaft kann es auch zu einer Fehlgeburt kommen. Das bedeutet, dass die Einnistung zwar normal in der Gebärmutter stattgefunden hat, die Frucht aber trotzdem abgeht. Das kann sich in einer Blutung äußern oder aber in einer Routineuntersuchung beim Frauenarzt festgestellt werden, ganz ohne Blutung. In diesem Fall spricht man von einer sogenannten Missed Abortion. Das heißt, das Herz hat aufgehört zu schlagen oder die Schwangerschaft entwickelt sich nicht weiter. Sollte es im Rahmen einer Fehlgeburt zu einer überregelstarken Blutung kommen, das bedeutet also eine stärkere Blutung, als du sie von deiner monatlichen Regelblutung kennst, lass dich sofort ins Krankenhaus fahren. Solltest du eine regelstarke Blutung haben oder sogar weniger bluten, kannst du zur Abklärung zu deinem Frauenarzt gehen. Stellt der Frauenarzt eine Fehlgeburt fest, wird häufig eine Ausschabung, eine sogenannte Abortkürettage, durchgeführt. Ich kann dir sagen, das ist in den seltensten Fällen nötig, und ich möchte dich an dieser Stelle dafür sensibilisieren. Die einzigen Gründe für eine Kürettage sind eine überregelstarke Blutung, bei der die Mutter droht, zu viel Blut zu verlieren, eine Entzündung der Gebärmutter oder der Wunsch der betroffenen Frau. In den allermeisten Fällen wird eine Überweisung zur Ausschabung ausgestellt, obwohl auch erst einmal abgewartet werden könnte. Abwarten, ob die Fruchthöhle nicht von allein abgeht. Denn jede Operation an der Gebärmutter ist ungünstig für eine weitere Schwangerschaft. Neben den üblichen OP- und Narkoserisiken kann auch die Gebärmutterschleimhaut verletzt werden, sodass in Folgeschwangerschaften Probleme entstehen können. Zu diesen Problemen gehören unter anderem die Schwierigkeit, wieder schwanger zu werden, ein erhöhtes Risiko für einen weiteren Abort, Vernarbungen oder auch eine zu tiefe Abtragung der Gebärmutterschleimhaut, sodass eine Einnistung einer neuen Schwangerschaft deutlich schwieriger ist. Wenn du nach einer Kürettage schwanger geworden bist, kann es zu erschwerten Lösungen des Mutterkuchens nach der Geburt kommen. Deshalb rate ich grundsätzlich dazu, die Indikation sehr genau zu überdenken, und sofern keine überregelstarke Blutung vorliegt, die Gebärmutter entzündet ist, oder die Frau es psychisch nicht erträgt, die Schwangerschaft noch einen Tag länger in sich zu tragen, die Abortinduktion medikamentös einzuleiten. Durch die Medikamente öffnet sich der Muttermund und die Gebärmutter entwickelt Kontraktionen, sodass die Schwangerschaft abgehen kann. Dazu braucht es natürlich etwas mehr Geduld und es muss häufiger mittels Ultraschall geschaut werden, ob wirklich sämtliches Gewebe abgegangen ist. Der große Vorteil ist ganz klar die Vermeidung der Operation und damit aller einhergehenden Risiken. Die Medikamente, die eine Ausstoßung ideal unterstützen, sind eine Kombination aus Mifegyne® und Misoprostol. Ich nenne beide, da viele Frauenärzte nur das Misoprostol geben. Aber gerade, wenn im Vorfeld eine Tablette Mifegyne® eingenommen wurde, und nach frühestens 24 Stunden dann mit Misoprostol (oral oder vaginal) angeschlossen wird, sind die Erfolgsraten bei bis zu 95 %, eine Operation zu vermeiden. Da lohnt es sich doch wirklich, etwas Geduld aufzubringen, findest du nicht auch? Das Problem, das immer noch zu so vielen Abortkürettagen führt, liegt darin, einen Frauenarzt zu finden, der das gemeinsam mit dir macht, da im Zweifel etwas Geduld und mehrere Ultraschallkontrollen notwendig sind. Diese werden in der Regel von der Kasse nicht bezahlt und es ist einfacher, eine schnelle OP zu indizieren – schon wieder ein Fehler im System.

Was ich an dieser Stelle aber auch sagen möchte, ist, dass du nicht beunruhigt sein musst, wenn du bereits eine Ausschabung hattest. Das bedeutet nicht, dass in der nächsten Schwangerschaft definitiv Probleme auftreten werden. Mal abgesehen davon, dass wir die Zeit nicht zurückdrehen können. Deshalb mache dir keine Gedanken. Informiere bei der Geburtsanmeldung die betreuende Ärztin darüber, dass du eine Ausschabung gehabt hast, und dann denke nicht weiter drüber nach. Mir liegt dieses Thema am Herzen, da es leider viel zu oft zu Ausschabungen kommt, die hätten vermieden werden können. Jetzt bist du für die Zukunft sensibilisiert.

Nachdem du jetzt so viel über Fehlgeburten gehört hast, möchte ich dir unbedingt noch sagen: Bitte habe keine Angst vor einer Fehlgeburt, sondern freue dich über deine Schwangerschaft! Natürlich ist die Sorge nachvollziehbar und gerade Frauen, die bereits eine Fehlgeburt erlebt haben, sind besonders beunruhigt, dass sich das Erlebnis wiederholen könnte. Manche Frauen sagen mir: «Ich will mich lieber nicht zu früh freuen. Dann bin ich so enttäuscht, sollte es wieder passieren.» Ich entgegne ihnen in so einer Situation, dass sich durch ihre Angst weder die Wahrscheinlichkeit auf eine gesunde Schwangerschaft erhöht, noch der Schmerz geringer wäre, sollte doch eine Fehlgeburt eintreffen. Das Einzige, was dadurch passiert, ist, sich die Vorfreude auf das Baby und die aktuelle Freude über die Schwangerschaft zu nehmen. Solltest du solche Gedanken haben, schiebe sie beiseite und erlebe diese besondere Zeit sehr bewusst und genieße sie.

Übelkeit, Brustspannen, Unterbauchschmerzen und Verstopfung

Es gibt noch so manch andere Herausforderung in der Frühschwangerschaft. Dazu zählen Übelkeit, Brustspannen und Unterbauchschmerzen. Solltest du davon nicht betroffen sein, großartig! Freue dich darüber. Für alle anderen hier ein paar hilfreiche Informationen dazu:

Übelkeit

Etwa drei Viertel aller Schwangeren sind von Übelkeit in der Frühschwangerschaft betroffen. Meistens endet sie um die 14. SSW. Mit der Übelkeit tritt häufig auch Erbrechen auf. Wenn dir so extrem übel ist, dass du jeden Schluck Wasser wieder ausspuckst, solltest du dich unbedingt stationär zur Infusionstherapie aufnehmen lassen.

Alle Frauen mit leichter bis mäßiger Übelkeit können folgende Tipps zur Verbesserung ausprobieren:

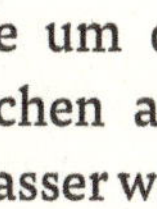

1. Regelmäßige kleine Mahlzeiten
   Vermeide es, große Mengen auf einmal zu essen und zu lange nichts zu essen. Das verschlechtert die Symptomatik. Habe also immer eine Kleinigkeit wie Banane, Nüsse, ein Vollkornbrötchen oder Ähnliches bei dir.

2. Vermeide zu intensive Gerüche
   Gerade in der Frühschwangerschaft sind viele Frauen sehr viel geruchssensibler. Vermeide also sehr intensive Gerüche, die Übelkeit auslösen können.

3. Ingwer
   Versuch dich mal an Ingwertee, alternativ gibt es auch Kapseln mit Ingwer in der Apotheke. Dieses Gewächs hilft vielen Frauen bei Übelkeit.

4. Ausreichend trinken
   Wo wir schon beim Ingwertee sind, vergiss nicht, auf eine ausreichende Flüssigkeitszufuhr zu achten. Stilles Wasser ist da am besten, alternativ ungesüßte Kräuter- oder Früchtetees.

5. Akupunktur
   Einige Hebammen, Frauenärztinnen oder Heilpraktikerinnen bieten Akupunktur bei Schwangerschaftsübelkeit an. Ob eine Wirkung tatsächlich eintritt, konnte in Studien nicht ganz eindeutig belegt werden, aber ausprobieren schadet sicherlich nicht.

6. Vitamin-B-Präparate
   Vor allem Vitamin B6 hilft bei Übelkeit. Frage auch hier in deiner Apotheke nach.

7. Medikamente gegen Übelkeit
   Bei anhaltender Übelkeit kannst du auch auf Medikamente gegen Übelkeit zurückgreifen. In der Schwangerschaft besonders empfohlen und hilfreich ist das Cariban®_(Doxylamin in Kombination mit Pyridoxin, das ist Vitamin B6).

Alternativ kann kurzfristig auch MCP (Metoclopramid) eingesetzt werden. Dieses Medikament ist besonders hilfreich, wenn neben der Übelkeit auch noch Verstopfung und/oder Sodbrennen vorliegen.

Wenn all das nicht wirken sollte, kann Ondansetron eingesetzt werden. Bei diesem Medikament gab es Diskussionen, ob es die Rate an Lippen-Kiefer-Gaumenspalten erhöhen würde. Diese Befürchtungen konnten allerdings widerlegt werden.

Es stellt sich immer wieder die Frage, ob neben den hormonellen Veränderungen (Anstieg von Östrogen und HCG), die ursächlich für die Übelkeit in der Frühschwangerschaft sein können, auch eine psychosomatische Komponente mitschwingt. Ich denke nicht, dass drei von vier Frauen psychisch überlastet sind, trotzdem möchte ich diesen Punkt ansprechen, da das zur Verbesserung der Symptomatik beitragen kann. Psychosomatisch bedeutet, dass psychische Belastungen sich körperlich äußern. In unserem Fall sich also die Belastung der neuen Situation, schwanger zu sein, in Übelkeit und Erbrechen äußert. Für mentalen Stress kann bei Schwangeren zum Beispiel die Tatsache sorgen, sich plötzlich klar zu werden, wie viel Verantwortung auf einen zukommt, dass finanzielle Belastungen anstehen, zu merken, dass man körperlich nicht so belastbar ist wie vor der Schwangerschaft, die Unsicherheit, «Wie wird mein Leben mit Kind sein? Bin ich dem gewachsen?» oder auch die Partnerschaft hinterfragt wird: «Ist der Kindsvater überhaupt der Mann, mit dem ich eine Familie gründen will?» In dem Fall kann es helfen, sich als Erstes ehrlich damit auseinanderzusetzen, wie es einem mit der neuen Situation geht. Es ist völlig normal, wenn sich neben der Freude auch Bedenken einstellen. Akzeptiere erst einmal auch diese Gefühle. Schreibe alle Bedenken auf, betrachte sie in Ruhe und dann überlege dir, welche Ressourcen du hast, um sie zu bewältigen.

Brustspannen

Dass deine Brüste spannen und vielleicht sogar wehtun, hängt mit dem ansteigenden Progesteron und HCG zusammen. Auch diese Beschwerden werden sich mit Ende des ersten Schwangerschaftsdrittels bessern. Das bedeutet nicht, dass du bereits jetzt Muttermilch produzierst, aber die Brustdrüsen entwickeln sich schon dahingehend. Manchmal sind die Beschwerden so ausgeprägt, dass auch die Brustwarzen sehr empfindlich sind und das Tragen eines BHs als unangenehm empfunden wird oder das Schlafen auf dem Bauch nicht mehr möglich ist. Was helfen kann, sind weiche Stilleinlagen, die du dir in den BH einlegst. Darüber hinaus können entweder Kälte oder auch Wärme helfen. Das empfindet jede Frau unterschiedlich. Probiere aus, was dir guttut. Wenn sich das Spannungsgefühl zu Schmerzen entwickelt, kannst du Paracetamol oder Ibuprofen ausprobieren. In der Frühschwangerschaft sind beide Medikamente zugelassen. Achte allerdings darauf, dass du Ibuprofen nach der 28. SSW nicht mehr einnimmst.

Unterbauchschmerzen

Gerade in der Frühschwangerschaft können Unterbauchschmerzen entstehen. Typischerweise zeigen diese sich in anhaltenden, ziehenden Schmerzen. Ursächlich hierfür sind häufig die Haltebänder der Gebärmutter, die jetzt beim Wachstum der Gebärmutter beansprucht werden. Sollte der Schmerz allerdings wellenartig und krampfartig sein, gehe zur weiteren Abklärung zu deinem Frauenarzt.

Verstopfung

Schwangere leiden häufig an Verstopfung. Deshalb ist es besonders wichtig, jetzt viel Gemüse und Obst zu essen. Die enthaltenen Ballaststoffe helfen in der Hinsicht. Darüber hinaus solltest du Weißmehl und Zucker möglichst vermeiden und ausreichend viel trinken, mindestens 1,5 Liter am Tag. Bewegung hilft deiner Verdauung zusätzlich, sich zu regulieren. Auch Milchsäurebakterien können helfen. Die sind in Joghurt oder Buttermilch vorhanden. Achte darauf, die Natur-Variante zu verwenden, da die Fruchtsorten viel Zucker enthalten.

Auch Leinsamen, Flohsamen und Chiasamen helfen bei Verstopfung. Achte darauf, sie mit genügend Wasser quellen zu lassen und zusätzlich ausreichend zu trinken, da du sonst einen gegenteiligen Effekt erzielst.

Viele Schwangere nehmen Eisentabletten ein, die eine Verstopfung ebenfalls begünstigen können. Solltest du beobachtet haben, dass das bei dir der Fall ist, setze immer mal wieder einen oder zwei Tage mit der Einnahme aus und beachte die gerade genannten Tipps.

Wovon ich dir abrate, sind Abführmittel. Die machen auf Dauer abhängig. Sollten die Maßnahmen nicht helfen, hol dir in der Apotheke lieber Lactulose oder Macrogol. Die helfen, indem sie mehr Flüssigkeit in den Darm ziehen, ohne dabei wie ein aggressives Abführmittel zu wirken.

Mehrlinge – wenn aus einem Mitbewohner eine WG wird

Da freut man sich auf ein gemeinsames Kind und beim ersten Ultraschall dann die Überraschung! Es sind sogar zwei! Heißt das auch automatisch doppelte Freude? Im Verlauf bestimmt, aber erst mal kann das doch ein kleiner Schock sein ...

Tatsächlich nahm die Anzahl an Mehrlingsschwangerschaften in den letzten Jahren zu. Dafür sind im Wesentlichen zwei Gründe ursächlich: das höhere Alter, in dem Frauen schwanger werden, und die Reproduktionsmedizin. Bei Mehrlingsschwangerschaften handelt es sich in der Regel um Zwillinge. Drillinge sind deutlich seltener und Vierlinge eine absolute Rarität, zumindest wenn sie spontan entstehen. Der medizinische Ausdruck für Zwillinge ist Gemini. Man unterscheidet eineiige von zweieiigen Zwillingen. Zweieiig bedeutet, dass die Mutter zwei Eizellen produziert hat, die beide im gleichen Zyklus gesprungen sind und beide von je einem Spermium befruchtet wurden. Man hat also zwei «einzelne» Schwangerschaften in einem Bauch. Bei zweieiigen Zwillingen können somit auch ein Mädchen und ein Junge entstehen. Bei den eineiigen Zwillingen wird eine Eizelle von einem Spermium befruchtet. Diese befruchtete Eizelle teilt sich nach der Befruchtung so, dass zwei gleiche entwicklungsfähige Kinder heranwachsen. Diese haben dann, weil sie aus der gleichen Eizelle und der gleichen Samenzelle entstanden sind, exakt das gleiche Erbgut. Das bedeutet, dass bei eineiigen Zwillingen immer nur entweder zwei Mädchen oder zwei Jungs entstehen.

Uns Mediziner interessiert weniger, ob die Kinder eineiig oder zweieiig sind. Sondern für uns ist wichtig, ob die Kinder sich eine Plazenta (Mutterkuchen) teilen. Entweder können sich zwei Kinder eine Plazenta teilen, oder jedes hat seine eigene. Dieses Phänomen kann bei Zwillingen und auch bei Drillingen auftreten. Ob sich zwei Kinder eine Plazenta teilen, hat etwas mit dem Zeitpunkt der Teilung der Eizelle und der Befruchtung zu tun. Warum reite ich so auf diesen Plazenten rum? Das liegt daran, dass es immer besser ist, wenn jedes Kind seine eigene Plazenta hat. Teilen ist also schon im Mutterleib blöd. Denn wenn sich zwei Kinder einen Mutterkuchen teilen und die Blutversorgung nicht ausgeglichen ist, können Probleme auftreten. Aber eins nach dem anderen. Zunächst möchte ich dir ein paar medizinische Begriffe erläutern, da sie dir über die gesamte Schwangerschaft begegnen werden.

di/di Gemini:
Das di/di steht für dichorial-diamniot. Gemini sind Zwillinge. Dichorial-diamniot heißt, dass beide Kinder eine eigene Plazenta haben (= dichorial) und jeweils eine eigene Fruchthöhle (diamniot).

Bildlich gesprochen: Jedes Kind hat eine eigene Wohnung und eine eigene Versorgungsstation. Diese Situation ist die beste und liegt in zwei Drittel aller Zwillingsschwangerschaften vor. Da jedes Kind seine eigene Plazenta hat, gibt es keinen Streit um die Versorgung.

mo/di Gemini:
Das mo/di steht für monochorial-diamniot. Monochorial heißt, es gibt nur eine Plazenta, diamniot bedeutet zwei Fruchthöhlen. Das heißt, diese Kinder müssen mit einer Versorgungsstation, also der einen Plazenta auskommen, aber jeder hat eine eigene Wohnung, also Fruchthöhle.

mo/mo Gemini:
Die Mo/Mos sind monochoriale-monoamniote Zwillinge. Beide teilen sich eine Wohnung und eine Versorgungsstation. Es gibt also eine Plazenta und eine Fruchthöhle. Die Mo/Mos sind eine absolute Rarität.

Weil aus einer geteilten Situation Versorgungsprobleme entstehen können, ist es enorm wichtig, in der Frühschwangerschaft, idealerweise in der 12. SSW, festzulegen, welche Situation vorliegt, also ob di/di, mo/di oder mo/mo. Je weiter die Schwangerschaft voranschreitet, desto schwieriger wird es zu beurteilen, ob eine oder zwei Plazenten vorliegen. Es sei denn, wir haben den einfachen Fall, dass ein Mutterkuchen sich an der Vorderwand der Gebärmutter festgesetzt hat und der andere Mutterkuchen an der Hinterwand liegt. Neben der Überwachung der Versorgung beider Kinder ist es auch für die Planung der Geburt wichtig zu schauen, ob ein oder zwei Plazenten vorliegen. Deshalb ist es existenziell, dass die Frauenärztin das gleich zu Anfang der Schwangerschaft im Mutterpass dokumentiert. Außer der speziellen Versorgungssituation gibt es bei Zwillingsschwangerschaften ein erhöhtes Risiko für vorzeitige Wehen, Zervixinsuffizienz und einen vorzeitigen Blasensprung, und damit generell ein erhöhtes Risiko für Frühgeburtlichkeit. Das liegt vor allem daran, dass zwei Kinder Platz im Bauch benötigen und deshalb die Geburt schon früher losgehen kann. Was im Falle einer vorzeitigen Wehentätigkeit oder eines vorzeitigen Blasensprungs zu tun ist und was Frühgeburtlichkeit bedeutet, werden wir an anderer Stelle noch besprechen.

An dieser Stelle möchte ich dir die Herausforderungen genauer erklären, die auftauchen, wenn sich beide Kinder einen Mutterkuchen teilen. Der Punkt ist nicht der Mutterkuchen selbst, sondern sogenannte Anastomosen, die sich an der

Oberfläche der Plazenta befinden. Anastomosen sind Gefäßverbindungen. Du kannst dir das ähnlich wie bei Ästen eines Baums vorstellen. Es gibt Äste von Kind 1 und es gibt Äste von Kind 2 und die sind miteinander verbunden. Das heißt, über diese Äste oder Gefäßverbindungen können die Kinder untereinander Blut austauschen. Wenn alles gut läuft, besteht ein Gleichgewicht und die Verbindungen sind nicht stark ausgeprägt. Es kann aber auch sein, dass es durch die Verbindung der Gefäßäste zu einem Ungleichgewicht kommt. Das heißt, der eine Zwilling pumpt mehr Blut in den anderen hinein. Wenn der eine mehr Blut bekommt, hat der aber auch mit mehr Blutvolumen zu tun, was anstrengend für das Herz ist. Das viele Blut muss ja auch gepumpt werden. Dieser Zwilling hat auch mehr Fruchtwasser, weil die Nieren stärker durchblutet werden. Der andere Zwilling hat zu wenig Blut, weil er alles, was er hat, in den anderen reinpumpt. Deshalb ist dieser Zwilling viel zu klein und hat auch zu wenig Fruchtwasser. Diese Situation nennt sich fetofetales Transfusionssyndrom (FFTS abgekürzt) und ist die häufigste Komplikation von monochorialen Zwillingen.

Noch mal zum besseren Verständnis: Dieses Phänomen kann nur auftreten, wenn sich zwei Zwillinge eine Plazenta teilen. Liegen zwei Plazenten vor, gibt es keinen Streit. Es muss aber auch nicht immer zum Streit bei der Blutversorgung kommen. Idealerweise können sich zwei Zwillinge einen Mutterkuchen teilen und entwickeln sich ganz normal. Das muss man allerdings immer wieder kontrollieren. Vor allem ab Mitte der Schwangerschaft ist das enorm wichtig, da hier das Risiko für ein fetofetales Transfusionssyndrom am größten ist. Ab der 30. SSW ist die Entwicklung eines FFTS sehr unwahrscheinlich. Um diese Erkrankung auszuschließen, werden verschiedene Bereiche im Ultraschall angeschaut. Bei dem großen Zwilling sieht man ein großes Herz und viel Fruchtwasser sowie eine stark gefüllte Harnblase. Der kleine Zwilling hat zu wenig Fruchtwasser und die Harnblase ist kaum gefüllt. Außerdem zeigen sich in der Doppleruntersuchung, in der die Durchblutung der Gefäße der Kinder untersucht wird, auffällige Werte. Je nachdem wie fortgeschritten die Erkrankung ist, müssen diese Gefäßanastomosen unterbunden werden. Das wird über eine Laserkoagulation gemacht. Dabei werden diese Anastomosen mit einem Laser verödet, sodass die Kreisläufe der Kinder wieder unabhängig voneinander laufen und beide eine Überlebenschance haben.

Es können auch noch andere Erkrankungen auftreten, die mit diesen Anastomosen zusammenhängen. Zum Beispiel, wenn ein Zwilling zu viele Blutzellen und der andere zu wenige hat, also eine Anämie vorliegt. Diese und andere Erkrankungen sind noch seltener als das fetofetale Transfusionssyndrom, deshalb werde ich an dieser Stelle nicht darauf eingehen. Was aber absolut nachvollziehbar sein sollte, ist, dass alle Zwillingsschwangerschaften als Risikoschwangerschaft eingestuft werden und die Frauen sich deshalb häufiger bei der Frauenärztin vorstellen müssen. Bei Zwillingsschwangerschaften mit einem Mutterkuchen sind zweiwöchige Kontrollen sinnvoll.

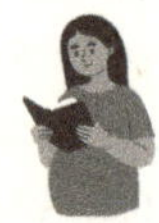

Zusammenfassend kann man sagen, dass **Zwillingsschwangerschaften** als Risikoschwangerschaft gelten, was erst mal bedeutet, dass häufigere Kontrollen bei der Frauenärztin und oft auch bei der Pränatalmedizinerin empfohlen werden. Hat jedes Kind eine Plazenta (di/di), ist das Komplikationsrisiko sehr gering. Teilen sich beide einen Mutterkuchen (mo/di) muss genauer hingeschaut werden, um ein fetofetales Transfusionssyndrom oder andere Versorgungsengpässe rechtzeitig zu erkennen. Weil zwei Kinder mehr Platz benötigen als ein Kind, können sich im Verlauf der

Schwangerschaft eher Komplikationen ergeben. Auch hinsichtlich der Entbindung gibt es einige Punkte zu beachten, die ich dir im Kapitel zur Geburt erklären werde.

Was ich dir zum Ende des ersten Schwangerschaftsdrittels mit auf den Weg geben möchte

So langsam nähern wir uns dem Ende des ersten Schwangerschaftsdrittels. Vielleicht gibt es einige Leserinnen, die wir unterwegs verloren haben, da dieses Buch dann doch etwas weniger rosig und dafür umso realistischer geschrieben ist. Das ist nicht für jede was. Wenn du noch dabei bist, ist mein Buch genau das richtige für dich. Denn insbesondere, wenn es im dritten Teil um die Geburt gehen wird, wirst du für meine realistische und medizinisch klar strukturierte Aufklärung und Vorbereitung dankbar sein. An dieser Stelle möchte ich dir ein paar Impulse für die nächsten Wochen und Monate mitgeben, die weniger medizinisch sind, aber erfahrungsgemäß für so ziemlich alle Frauen relevant. Ich gebe sie dir bewusst an dieser Stelle des Buches, da es zum einen organisatorisch sinnvoll ist, sie bereits jetzt zu erhalten, zum anderen bekommst du in den nächsten Zeilen Impulse, die etwas Zeit benötigen, um sacken und wirken zu können, und für die du/ihr euch jetzt noch bewusst Zeit nehmen könnt, um sie umzusetzen.

Es passiert wirklich, du wirst Mutter

Als Erstes herzlichen Glückwunsch! Nicht, weil du schwanger bist (das hatten wir ja schon), sondern, weil du das erste Schwangerschaftsdrittel geschafft hast. Für viele Frauen sind gerade die ersten Wochen die härtesten. Nur wird das nicht so oft laut ausgesprochen. Mit dem positiven Test erwartet das Umfeld, dass man wie eine Grinsekatze durch die Weltgeschichte läuft. Dabei können insbesondere die ersten Wochen ganz schön anstrengend sein. Vielleicht erinnerst du dich noch, dass 75 % aller Schwangeren von Übelkeit und Erbrechen betroffen sind. Dann ist da noch diese permanente Müdigkeit und vielleicht auch die Sorge, ob alles gut gehen wird. Außerdem wird einem vielleicht auch jetzt erst so richtig klar, dass man ein Lebewesen in diese Welt setzt und in die Rolle der Mutter schlüpfen wird. Das bedeutet auch, dass sich das eigene Leben um 180 Grad drehen wird. Plötzlich muss man sich nicht nur um sich selbst kümmern, sondern auch noch um ein kleines Würmchen. Das zu Beginn außer schlafen, trinken, die Muttermilch verstoffwechseln und schreien noch nicht allzu viel kann. Das heißt, man muss immer für zwei denken und organisieren. Was ich dir damit sagen möchte: Es ist völlig okay, wenn du gerade jetzt zu Anfang auch Bedenken hast, wie denn alles werden wird. Viele Frauen äußern Sorgen wie:

Wie werden die Schwangerschaft und mein Kind mich verändern? Werde ich zur Vollblutmutti mutieren und nur noch für mein Kind leben oder schaffe ich es, auch ein eigenes Leben zu behalten? Was ist, wenn ich der Rolle als Mutter nicht gewachsen bin? Wie wird sich meine Beziehung verändern? Werden wir gute Eltern sein? Wie wird sich mein Körper verändern und bleiben diese Veränderungen?

Meiner Erfahrung nach ist es das Beste, diese Gedanken zuzulassen, sie aufzuschreiben und dann zu überlegen, was dahintersteckt und welche möglichen Lösungen es gibt, um die Ängste wieder loslassen zu können. Vielen Frauen hilft es, darüber zu reden. Mit dem Partner, einer Freundin, einer Hebamme oder der Frauenärztin. Zum Beispiel über die Sorge, dass dein Kind in den Hauptfokus und dein eigenes Leben erst mal in den Hintergrund rückt. Selbstverständlich wird das Kind dein Leben verändern. Das wünschst du dir ja auch, sonst hättest du dich nicht dafür entschieden. In den ersten Lebensmonaten sicherlich auch sehr intensiv. Aber was könntest du tun, um dem vorzubeugen? Du könntest dir bereits jetzt überlegen, wer dich unterstützen könnte. Besprich dich mit deinem Partner oder deiner Partnerin und äußere deinen Wunsch, Zeiträume in der Woche nur für dich zu haben, in denen er oder sie auf euer Kind aufpasst, sodass du dich zum Beispiel mit deinen Freunden treffen kannst. Besprecht auch, wie ihr eure Elternzeit aufteilen wollt, damit du, sofern du das möchtest, frühzeitiger in deinen Beruf zurückgehen kannst.

Unterstützung holen

Sich Unterstützung zu holen und Verantwortung zu teilen, kann sehr entlastend sein. Deshalb der Tipp: Überlege dir bereits jetzt, wer dich unterstützen könnte. Ist es dein Mann, deine Mutter, deine Schwester oder vielleicht doch die Schwiegermutter? Wie stehst du überhaupt zum Thema Kita, Kindergarten und Tagesmutter? Wer soll dein Kind betreuen, wenn du wieder arbeiten gehst? Bei Kitaplätzen kann es gerade in Großstädten ähnlich herausfordernd werden wie bei der Suche nach einer Hebamme. Deshalb rate ich dir auch hier, dich rechtzeitig auf einen Kitaplatz zu bewerben. Ähnliches gilt für eine Tagesmutter. Da du sehr wahrscheinlich nach der Geburt deines Kindes vor allem damit beschäftigt sein wirst, deinen neuen Alltag mit Kind zu bestreiten, ist es nicht verkehrt, sich schon in der Schwangerschaft mit diesen Themen auseinanderzusetzen. Überlege dir auch, ob du allein oder ihr beide Elternzeit beantragen möchtet. Grundsätzlich ist es so, dass ein Elternteil 12 Monate Elterngeld beantragen kann. Wenn beide

Elternteile sich an der Elternzeit beteiligen, könnt ihr sogar 14 Monate Unterstützung bekommen. Es gibt auch Varianten, bei denen man in der Elternzeit als Teilzeitkraft tätig ist und zusätzlich Zuschüsse beantragen kann. Darüber hinaus haben Eltern von frühgeborenen Kindern, deren Geburt mindestens sechs Wochen vor dem errechneten Termin war, Anspruch auf mehr Elternzeit. Auf der Webseite des Bundesministeriums für Familie, Senioren, Frauen und Jugend gibt es darüber genauere Auskünfte. Dort hast du auch Zugriff auf einen Elterngeldrechner, mit dem ihr eure finanzielle Situation genau eingeben und euch berechnen lassen könnt, welche Variante für euch die passende ist. Es werden 65 % des Nettoverdienstes gezahlt, maximal 1800 Euro. Es lohnt sich also, sich schon im Vorfeld genau zu überlegen, wer wie viele Monate zu Hause bleibt. Bedenkt neben dem aktuellen monatlichen Einkommen auch eure Weiterbildung und Altersvorsorge. Sehr oft geht ein Elternteil weiterhin voll arbeiten, verpasst so auf der einen Seite einen Teil der Kindesentwicklung, bildet sich gleichzeitig aber kontinuierlich fort, verdient dadurch im Laufe der Jahre mehr und zahlt voll in die Altersvorsorge ein. Der Elternteil, der vielleicht sogar wegen mehrerer Kinder mehrere Jahre zu Hause bleibt, hat zwar jeden Schritt der Kinder erlebt, bezogen auf finanzielle Sicherheit und Weiterbildung sind allerdings Defizite entstanden.

Es gibt viele verschiedene Strategien, die alle Vor- und Nachteile haben können. Es kann durchaus sinnvoll sein, sich hier bei einer Beratungsstelle zu informieren. Was ich euch mit den letzten Zeilen sagen möchte, ist, macht euch im Vorfeld ausreichend Gedanken und klärt für euch (empfehlenswerterweise auch schriftlich), was euer Modell ist, sodass keiner zu kurz kommt, weder finanziell noch bei der Betreuung des Kindes.

Veränderungen des Körpers

Das Thema «Wie wird sich mein Körper verändern?» beschäftigt viele Frauen. «Werde ich an Gewicht zulegen und die Kilos nach der Schwangerschaft womöglich behalten?», «Werde ich Schwangerschaftsstreifen bekommen, die bleiben?», «Wie werden sich mein Beckenboden und meine Sexualität anfühlen?», «Bekomme ich Hängebrüste, wenn ich stille?» All das sind berechtigte Gedanken. Eine übliche Gewichtszunahme sind 11 bis 15 kg bis zum Ende der Schwangerschaft (sofern du zuvor normalgewichtig warst. Adipöse (BMI > 30) Frauen sollten nicht mehr als 5 Kilo zunehmen). Alles darüber hinaus sind Fettpölsterchen. Das Praktische ist: Wenn du stillst, wirst du sehr viele Kalorien verbrauchen. Wenn du dich an die Punkte hältst, die wir zum Thema Ernährung besprochen haben, werden die Kilos entweder erst gar nicht kommen oder falls doch, wirst du sie gerade in Kombination mit dem Stillen leicht wieder verlieren. Neben kleinen Fettpölsterchen gibt es weitere Veränderungen am Körper. Das betrifft den Beckenboden, die Brust, aber auch das Gefäßsystem.

Zum Thema Beckenboden wirst du im Abschnitt Wochenbett viel von mir hören. Nur so viel vorab: Der Beckenboden ist für alle Frauen ein lebenslanges Thema. Natürlich insbesondere nach einer Schwangerschaft und Geburt, aber unseren Beckenboden dürfen wir alle ein Leben lang trainieren, wenn wir kontinent bleiben wollen und eine erfüllte Sexualität erleben möchten. Gute Sportarten für den Beckenboden sind vor allem Pilates, Yoga und gezieltes Beckenbodentraining. Da der Beckenboden ein Netz aus Muskeln ist, kann er wie alle anderen Muskeln auch trainiert werden. Mit gezieltem, kontinuierlichem Training wird sich auch deine Sexualität (wieder) gut anfühlen.

Was die Brüste betrifft: Sie werden sich nach dem Stillen

verändern. Da will ich ehrlich sein. In Größe und Form werden sie sowohl in der Schwangerschaft als auch in der Stillzeit sowie danach anders aussehen. Zunächst wird sich die Brust natürlich vergrößern, nach dem Stillen wird sie häufig kleiner und sich auch in der Form verändern, sodass sie weniger prall ist. Es verändern sich häufig auch die Brustwarzen. Gerade in der Schwangerschaft werden sie typischerweise dunkler und der Warzenvorhof kann sich vergrößern. Aber seien wir mal ehrlich, Brüste verändern sich auch ohne Schwangerschaft. Eine 50-jährige Brust sieht nun mal anders aus als die einer 20-Jährigen. Die Schwerkraft macht vor niemandem Halt, auch ohne Schwangerschaft. Ist das schlimm? Nein! Das ist Teil des Lebens. Die Medien wollen uns nur immer verkaufen, dass wir ein Leben lang straff, falten- und dellenfrei sein müssen. Sei stolz auf deine Brüste, schließlich werden sie ungefähr 1500-mal dein Baby gesättigt haben! Und das, wenn du ein Kind für ca. 6 Monate stillst. Solltest du mehrere Kinder bekommen und länger als ein halbes Jahr stillen, dann sogar entsprechend häufiger. Das verdient doch mindestens ein Bundesverdienstkreuz.

Ob du Schwangerschaftsstreifen bekommst oder nicht, hängt übrigens selten an einer teuren Creme, sondern mehr an deinem Bindegewebe. Die Haut jüngerer Schwangerer hat aufgrund noch strafferen Gewebes eher die Tendenz zu reißen. Die zunächst roten Streifen werden später weiß abheilen. Bisher gibt es keine Studien, die zeigen konnten, dass teure Cremes Schwangerschaftsstreifen verhindern. Wer die Durchblutung ankurbelt, zum Beispiel durch Zupfmassagen, Bürsten oder Wechselduschen, kann die Elastizität fördern und damit eventuell auch Dehnungsstreifen verringern. Aber auch hier möchte ich dich entlasten. Du kannst rein gar nichts dafür, wenn du Schwangerschaftsstreifen bekommst.

Eine weitere Veränderung, die auf dich zukommen kann, für die du aber wieder nicht verantwortlich bist und gegen die man tatsächlich auch sehr wenig unternehmen kann, sind Krampfadern. Während der Schwangerschaft stellt sich das Herz-Kreislauf-System um. Das bedeutet unter anderem, dass deutlich mehr Blut durch den Körper gepumpt wird. Konkret bedeutet das, dass du am Ende der Schwangerschaft einen halben Liter mehr Blut in deinem Herz-Kreislauf-System trägst. Wieder mal ganz schön schlau vom Körper. Denn bei der Geburt blutet jede Frau ca. 300 bis 500 ml. Dieser halbe Liter mehr Blut muss aber auch irgendwo Platz finden. Deshalb weiten sich die Venen. Diese Erweiterung der Venen kann sich in Krampfadern zeigen oder auch in Hämorrhoiden. Die gute Nachricht: Nach dem Wochenbett bildet sich diese Erweiterung in der Regel zurück. Sowohl, was die Krampfadern betrifft, als auch die Hämorrhoiden. Falls nicht, kann man sich nach abgeschlossener Familienplanung potenziell schmerzhafte Krampfadern entfernen lassen. Sowohl an den Beinen als auch am Po.

Schwangerschaft und Geburt sind kein Wettbewerb

Wie oft erlebe ich, dass Schwangere es verpassen, sich an ihrer Schwangerschaft zu erfreuen, weil sie so sehr damit beschäftigt sind, sich mit anderen Schwangeren zu vergleichen. Ich habe manchmal richtiggehend den Eindruck, dass Schwangerschaft und Geburt ein Wettkampf sind. Eine Olympiade der Mütter. Gleichzeitig kann ich das ein Stück weit sogar nachvollziehen. Vermutlich ist es heute schwieriger denn je, sich auf sich selbst zu fokussieren. Denn in den sozialen Medien, beim Schwangerschaftsyoga oder im Geburtsvorbereitungskurs wird sehr oft gezeigt, wie man als perfekte Schwangere und Mutter aussehen und sich verhalten soll. Da kann man ja nur unglücklich werden. Denn was sieht man viel zu oft in der Werbung, in Schwangerschaftsratgebern und auf Instagram? Eine Frau in der 36. Schwangerschaftswoche mit maximal 50 kg Körpergewicht, keinem einzigen Schwangerschaftsstreifen, straffen, aufrecht stehenden Brüsten mit kleinen Mikronippeln. Typischerweise ist diese Schwangere nicht nur überall straff, rosig und prall und ohne Delle und Pickel, sie hat auch noch volles wallendes Haar, das perfekt gestylt ist, und ein Make-up, das die vermeintliche Naturschönheit sanft unterstreicht. Ich denke, spätestens diejenigen von euch, die schon ein Kind haben, freuen sich doch, wenn die Haare überhaupt frisch gewaschen sind, und man feiert sich selbst, wenn man es geschafft hat, zum Friseur zu gehen, um den grauen Haaransatz nachzufärben. Diese perfekten Instagram-Frauen haben natürlich ellenlange, schlanke Beine ohne Wassereinlagerungen mit manikürten Füßen Größe 37. Okay, dass die Füße gepflegt aussehen, kann natürlich an dem Einsatz einer professionellen Kosmetikerin liegen. Denn realistischerweise kommen einem die eigenen Füße doch eher wie Gliedmaßen einer anderen Galaxie vor. Als jemand, der beruflich den ganzen Tag nackte Frauen sieht, verrate ich dir jetzt: So wie auf den retuschierten Bildern auf Instagram sehen wir Frauen nicht aus. Keine. Nicht mal die, die uns im echten Leben begegnen und von denen wir meinen, sie seien perfekt. Auch die sehen nackt normal aus. Überraschung, wir sind ja alle Menschen. Mal abgesehen von den ganzen medialen Vergleichsmöglichkeiten, die für ein schlechtes Selbstwertgefühl sorgen, gibt es darüber hinaus eine Art Olympiade der perfekten Mütter. Das sind die scheinbar perfekten Schwangeren oder Mütter, die uns schon bevor das eigene Kind auf der Welt ist, ein schlechtes Gewissen machen. Du erkennst sie daran, dass sie Fragen beantworten, die man gar nicht gestellt hat. Gerne lassen sie hier und da mal eine Anmerkung fallen und verpacken sie als gut gemeinten Ratschlag. Das sind die Frauen, die sagen: «Wie, du hast dich noch gar nicht zur Geburt angemeldet? Da musst du dich jetzt aber beeilen, nicht dass die Klinik dich hinterher nicht annimmt.» – «Echt? Ihr macht keinen Geburtsvorbereitungskurs? Mutig! Hätte ich damals meinen nicht gemacht, ich hätte ja von Tuten und Blasen keine Ahnung gehabt. Aber du warst ja immer schon so spontan.»

Es ist allerdings so: Kein Kreißsaal der Welt wird dich mit einem Geburtsbeginn ablehnen, nur weil du dich nicht zur Geburt angemeldet hast. Und seit Millionen von Jahren bekommen Frauen Kinder und das ganz ohne Geburtsvorbereitungskurs. Das ist eher eine neumodische Erscheinung. Jede Frau wird in der Lage sein, ihr Kind ohne Vorbereitungskurs auf die Welt zu bringen. Im Zweifel wirst du ja auch nicht allein im Wald entbinden, sondern mit einer Hebamme im Krankenhaus. Sehr wahrscheinlich sogar mit einem Duo aus Hebamme und Arzt, die das zum Glück schon ein paarmal gemacht haben und dir deshalb auch genau sagen werden, was du wann wie machen sollst. Versteh mich nicht falsch: Wenn du einen Geburtsvorbereitungskurs machen willst (dazu später mehr), mach das gerne. Aber bitte nur, weil du das möchtest und nicht weil andere meinen, dass du sonst bei der Entbindung versagen wirst. Das ist völlig unmöglich. Und glaub mir, auch wenn dein Kind geboren ist und du meinst, jetzt ist aber genug mit dem Eingemische, hört das nicht auf, im Gegenteil.

«Wie, du stillst nicht? Wie soll denn da dein Kind ein starkes Immunsystem aufbauen und überhaupt jemals überleben?» Die gleiche Person kann übrigens kurz darauf Folgendes behaupten:

«Wie, du stillst nach 6 Monaten immer noch? Da kann wohl jemand nicht loslassen, was?!»

«Wie, du gibst dein Kind schon mit 12 Monaten in die Kita?! So wird dein Kind ja nie ein Urvertrauen aufbauen können!»

«Wie, du gibst dein Kind noch nicht mit 12 Monaten in die Kita?! Wie soll es denn da soziale Kompetenzen erlernen?!»

Ich könnte noch ewig so weitermachen. Du merkst selbst, wie absurd das ist. Richte dich darauf ein, dass plötzlich dein ganzes Umfeld mitreden wird, was dich, deinen Körper, deine Erziehung und überhaupt dein ganzes Leben mit Kind betrifft.

Was also tun?

Abgrenzen! Gerade wir Frauen neigen dazu, es allen recht machen zu wollen und uns anzupassen. Wir wollen bloß niemanden vor den Kopf stoßen, damit wir ausnahmslos von allen gemocht werden. Gerade jetzt ist es Zeit, das zu lassen, sonst wirst du verrückt. Sag Danke für den gut gemeinten Ratschlag, aber du und dein Partner oder deine Partnerin habt euch Gedanken gemacht und bewusst die für euch richtigen Entscheidungen getroffen. Wenn das nicht hilft, ist eine Gegenfrage immer eine super Option. Wenn also jemand die Ernährung deines Kindes bemängelt, frag doch konkret nach, wie die Person es denn eigentlich genau schafft, konsequent auf Zucker zu verzichten.

Was auch helfen kann, ist, einfach vom Thema abzulenken und etwas völlig anderes anzusprechen. «Hast du eigentlich schon von XY gehört, dass ...» Frag dich auch, mit welchen Menschen du dich umgeben möchtest. Ich kann dir nur raten, dich an denen zu orientieren, die nur das Beste für dich wollen. Du erkennst diese Menschen daran, dass sie dich ehrlich fragen, wie es dir geht, und dann nicht über eine ehrliche Antwort urteilen, sondern fragen, wie sie dir helfen können. Menschen, bei denen du dich aufgehoben und sicher fühlst und sein kannst, wie du bist. Für alle anderen gilt zum einen Ohr rein, zum anderen wieder raus.

Tu dir einen Gefallen und google nicht

Natürlich darfst du nach Babybett, Kinderwagen und Söckchen googeln und auch nach dem nächsten Urlaubsziel, aber bitte nicht, wenn es um die Themen Schwangerschaft, Geburt und Wochenbett geht. Denn was passiert? Wirst du sagen «Oh super, jetzt wo ich mich im Internet schlaugemacht habe, habe ich endlich alles verstanden, mir sind alle Zusammenhänge klar und ich habe keine weiteren Fragen mehr.» Wohl eher nicht ...

Es führt vielmehr dazu, dass du verunsichert bist, noch mehr Fragen hast und die Unsicherheit sich womöglich in Sorge verwandelt. Und das ist völlig nachvollziehbar. Glaub mir, im Studium hatte ich jede einzelne Erkrankung, über die ich etwas gelernt habe. Wie häufig hat man schon mal das Stichwort Kopfschmerzen eingegeben und dann gelesen, dass man nur noch drei Monate zu leben hat, weil man glaubt, einen sehr fortgeschrittenen Hirntumor zu haben. Deshalb tu dir einen Gefallen und google nicht, wenn du Fragen hast. Frage lieber deinen Frauenarzt oder lies in diesem Buch. Das Ziel ist, dass du nach dieser Lektüre deutlich weniger oder idealerweise keine Fragen mehr hast.

TEIL II

Das zweite Schwangerschaftsdrittel – zweites Trimenon

Das zweite Trimenon bzw. das zweite Schwangerschaftsdrittel beginnt mit der 15. SSW und ist für viele Schwangere die beste Zeit der Schwangerschaft. Allmählich endet die Übelkeit und die Energie kommt zurück. Der Bauch ist noch nicht so groß, dass es beschwerlich wird, und schlafen ist noch gut möglich. Du kannst dich also auf die kommenden Wochen freuen.

In den nächsten Kapiteln wirst du wieder viele wertvolle Informationen bekommen, die jetzt im zweiten Schwangerschaftsdrittel für dich besonders wichtig sind. Dazu gehört unter anderem, was es beim zweiten großen Ultraschall zu berücksichtigen gibt, worauf du bei der Testung auf Gestationsdiabetes achten solltest und wie du für dich den richtigen Entbindungsort (ob Hausgeburt, Geburtshaus oder Klinik) findest.

Neben diesen Themen werde ich auch mögliche Komplikationen wie vorzeitige Wehen und einen vorzeitigen Blasensprung ansprechen, die zu einer Frühgeburt führen können. Das wird zwar zum Glück nur für einen kleinen Teil relevant sein, aber ich möchte dir die Möglichkeit geben, auch hier gut informiert zu sein. Wenn du spürst, dass dich diese Themen eher beunruhigen, überspringe diese Kapitel einfach.

Das Gleiche gilt für mögliche Infektionskrankheiten wie zum Beispiel Ringelröteln und auch dafür, welche Impfungen für dich relevant sein können. Wenn du dich mit diesen Themen nicht beschäftigen willst, kannst du natürlich auch hier nur das mitnehmen, was für dich persönlich wichtig ist.

Also legen wir los.

Die Feindiagnostik – der zweite große Ultraschall

Erinnerst du dich daran, wie ich dir zu Beginn erzählt habe, dass in der Schwangerschaftsvorsorge drei Ultraschalltermine vorgesehen sind? Ähnlich wie beim ersten Ultraschall macht es auch beim zweiten erhebliche Unterschiede, ob du ihn bei deinem Frauenarzt durchführen lässt oder zu einem Pränataldiagnostiker gehst (es sei denn, dein Frauenarzt hat eine Zusatzqualifikation wie DEGUM II). Deswegen gilt auch hier: Überleg dir, ob du eine ausführliche Untersuchung beim Ultraschallexperten machen lassen willst oder ob du darauf verzichtest, weil es für dich keine Relevanz hat. Das Wort Relevanz sollte allerdings in Anführungszeichen geschrieben werden, denn vielleicht erinnerst du dich an das Beispiel von dem Kind mit dem Herzfehler. Das Kind, bei dem die Fehlbildung im Ultraschall frühzeitig erkannt wurde, hatte ganz andere Startchancen als das Kind ohne dieses Wissen. Gleichzeitig möchte ich natürlich wiederholt auf dein Recht auf Nichtwissen hinweisen.

Idealerweise wird der zweite Ultraschall zwischen der 19+0 SSW und der 22+6 SSW durchgeführt. In dieser Schwangerschaftswoche kann das Kind am besten beurteilt werden. Deshalb schaut man sich jetzt die Organe und dein Kind von Kopf bis Fuß noch einmal ganz genau an. Dieser Ultraschall wird auch Feindiagnostik oder Organscreening genannt. Die Ultraschallgeräte sind mittlerweile so gut, dass du häufig sehr genau mitschauen kannst. Deshalb ist gerade der zweite große Ultraschall eine schöne Möglichkeit, deinen Partner oder deine Partnerin mitzunehmen.

Übliche Vorsorge	Pränataldiagnostik
Fetometrie: Anhand von Kopf, Bauch und Oberschenkelknochen wird ein Schätzgewicht berechnet, um zu schauen, ob das Kind zeitgerecht entwickelt ist.	Fetometrie + Inspektion und Messung beider Oberarme, Unterarme (mit Elle und Speiche), Oberschenkel, Unterschenkel (Schienen- und Wadenbein) + Es wird kontrolliert, ob alle Zehen und Finger korrekt angelegt sind. + Die Stellung der Füße zu den Unterschenkeln wird beurteilt, um zum Beispiel einen Klumpfuß auszuschließen.
Beurteilung von Fruchtwassermenge und Mutterkuchen und Kopfbeurteilung mit Kleinhirnanlage	Beurteilung von Fruchtwassermenge und Mutterkuchen und Kopfbeurteilung mit Kleinhirnanlage + Anlage der Augen und Linsen + weitere Hirnstrukturen + Kontrolle auf Lippen-Kiefer-Gaumenspalte, Zahnanlage und Beurteilung der Zunge + Darstellung Profil, Kinn, Stirn, Nasenbein
Beurteilung Rücken: Ist alles geschlossen?	Beurteilung Rücken + Hals + gesamte Wirbelsäule

Übliche Vorsorge	Pränataldiagnostik
Brustkorb: Größe des Herzens Liegt das Herz links? Auffälligkeiten im Herzschlag? Vierkammerblick (Darstellung von Herzvorhöfen und -kammern)	Brustkorb: Größe des Herzens Liegt das Herz links? Auffälligkeiten im Herzschlag? Vierkammerblick (Darstellung von Herzvorhöfen und -kammern) + Lungenbeurteilung + knöcherne Darstellung des Brustkorbs + Lage des Herzens + Beurteilung des Herzens aus verschiedenen Winkeln + Beurteilung der großen Gefäße (Hauptschlagader, Hohlvene und Lungengefäße) Viele Herzfehler können in einem einfachen Vierkammerblick, der in der üblichen Vorsorge vorgesehen ist, nicht dargestellt werden.

Übliche Vorsorge	Pränataldiagnostik
Rumpf: Ist die vordere Bauchwand geschlossen? Liegt die Magenblase im rechten Oberbauch? Ist eine Harnblase darstellbar?	Rumpf: Ist die vordere Bauchwand geschlossen? Liegt die Magenblase im rechten Oberbauch? Ist eine Harnblase darstellbar? + Ausschluss einer Hernie des Magens + Sind zwei Nabelschnurarterien angelegt? + Beurteilung der Nieren sowie deren Durchblutung + Beurteilung des Darms
–	Beurteilung der Durchblutung von Gefäßen + der Nabelschnur (A. umbilicalis). + der zur Gebärmutter hinführenden Gefäße (A. uterina rechts und links) + des Ductus venosus (ein Gefäß vor dem Herzen)

Übliche Vorsorge	Pränataldiagnostik
–	Kontrolle auf Softmarker für Trisomien: zum Beispiel White Spot im Herzen, dilatierte Darmschlingen, auffälliges Profil des Gesichtes, Zysten im Kopf, besondere Stellung der Zehen, nur eine Nabelschnurarterie u. v. m.

Du siehst also, auch hier schaut die Pränataldiagnostikerin sehr viel genauer. Was daran liegt, dass sie mehr Zeit zur Verfügung hat und der Ultraschall ihre Expertise ist. Man kann auf keinen Fall von einer normalen Vorsorge erwarten, dass diese Kompetenzen von allen beherrscht werden. Die Mutterschaftsrichtlinien sehen vor, dass zunächst die Frauenärztin schallt und nur bei Auffälligkeiten zur Pränataldiagnostikerin weiterschickt. In dem Fall wird die Untersuchung bei der Pränataldiagnostikerin von den Krankenkassen bezahlt. Wenn die Frauenärztin keine Auffälligkeiten sieht, du aber dennoch eine genauere Abklärung durch eine Pränataldiagnostikerin wünschst, müsstest du genauso wie beim Ersttrimester-Screening die Untersuchung selbst zahlen.

Rhesusinkompatibilität – wichtig für alle Rhesus-negativen Mütter

Schau mal in deinen Mutterpass. Ganz vorne, wenn du ihn aufschlägst, steht auf der linken Seite deine Blutgruppe. Steht da zufälligerweise A Rhesus-positiv oder 0 Rhesus-positiv? Das sind zumindest die häufigsten Blutgruppen in Deutschland. In diesem Kapitel wollen wir uns mit deiner Blutgruppe beschäftigen. Die kommenden Seiten sind aber vor allem für die von euch interessant, die Rhesus-negativ sind.

Direkt in der ersten Untersuchung, wenn die Schwangerschaft von der Frauenärztin festgestellt wird, wird die Blutgruppe der Mutter bestimmt. Warum interessiert uns das so sehr? Weniger wegen der eigentlichen Blutgruppe, also A, B, AB oder 0, sondern vielmehr wegen des sogenannten Rhesusfaktors. Den Rhesusfaktor kannst du als eine Art Zusatzinformation zu deiner Blutgruppe verstehen. Gerade in der Schwangerschaft ist diese Zusatzinformation von immenser Bedeutung. Unsere roten Blutkörperchen tragen an ihrer Oberfläche viele Informationen in Form von Eiweißen. Daran erkennt man, ob jemand die Blutgruppe A, B, 0 oder AB hat und eben auch den Rhesusfaktor. Je nachdem ob bestimmte Strukturen an der Oberfläche des roten Blutkörperchens vorhanden sind oder nicht, spricht man von Rhesus-positiv (Merkmal vorhanden) oder Rhesus-negativ (Merkmal nicht vorhanden). Immer wenn es zu einem Austausch von zwei Blutgruppen kommt, zum Beispiel bei einer Transfusion oder eben auch bei der Geburt eines Kindes, erkennt der Körper die Oberflächenstrukturen der roten Blutkörperchen des anderen Menschen. Immer wenn sich unser Körper mit etwas Fremdem auseinandersetzt, bildet er eine Art Armee. Diese Armee nennt man medizinisch Antikörper. Antikörper helfen uns, dass, sofern es erneut zu einem Kontakt kommt, unser Körper darauf reagieren kann. Reagieren heißt in dem Fall häufig Bekämpfen. So ist das zum Beispiel auch bei einer Erkältung. Ein Virus kommt in unseren Körper und wir werden krank. Es wird daraufhin eine Armee an Antikörpern gebildet, die das Virus bekämpft. Kommt das Virus ein wiederholtes Mal in unseren Körper, erkennt er das Virus, denn die Armee ist bereits ausgebildet und damit unmittelbar vor Ort. Das heißt, der Eindringling wird direkt bekämpft und wir werden nicht wieder krank. Ähnlich wirkt übrigens auch eine Impfung. Dazu an anderer Stelle mehr. Wenn es nun zum Austausch von Blutgruppen kommt, werden ebenfalls Antikörper ausgebildet. Deshalb wird zur Bestimmung der Blutgruppe auch immer ein Antikörpersuchtest gemacht. Ist ein Mensch Rhesus-negativ, wird dieser, sobald sein Blut in Kontakt mit einer Rhesus-positiven Blutgruppe kommt, auch eine Armee gegen das «Rhesus-positiv» bilden. Bei einem erneuten Austausch erkennen die Antikörper gegen Rhesus-positiv die roten Blutkörperchen mit diesem Oberflächenmerkmal. Das heißt, die roten Blutkörperchen mit dem Merkmal Rhesus-positiv werden alle angegriffen und zerstört. Jetzt fragst du dich vielleicht «Und warum soll mich das interessieren?» Weil in der Schwangerschaft immer zwei Menschen miteinander agieren. Dein Baby und du habt jeder einen eigenen Blutkreislauf. Dein Baby hat eine Blutgruppe mit Rhesusfaktor und du genauso. Diese Blutgruppen können gleich sein, müssen es aber nicht. Grundsätzlich kommt es zu keinem Austausch zwischen dem Blut des Kindes und deinem. Die Plazenta sorgt dafür, dass es zum Austausch von Sauerstoff und Nährstoffen kommt, allerdings ohne dass euer Blut unmittelbaren Kontakt miteinander hat. Das kann sich ändern, wenn es zu einer Blutung, Untersuchung, zur Geburt oder zu einem operativen Eingriff kommt. Dann können beide Blutgruppen miteinander in direktem Kontakt stehen. Wenn du also Rhesus-negativ bist und eine vaginale Blutung hast, eine Ausschabung, eine Operation bei einer Eileiterschwangerschaft oder du hinfallen solltest und es so zu einer Erschütterung an der Plazenta kommt, sollte immer daran gedacht werden, zu kontrollieren, welche Blutgruppe du hast. Bist du Rhesus-positiv, was in Deutschland bei 85 % der Frauen der Fall ist, kannst du dich entspannt zurücklehnen. Dann hat dieses Kapitel keine Relevanz für dich und dein Baby. Bist du allerdings Rhesus-negativ, sollte immer an eine Rhesusprophylaxe gedacht werden. Eine Rhesusprophylaxe ist eine einmalige Spritze, die dafür sorgt, dass sich keine Armee in deinem Blutsystem gegen Rhesus-positives Blut ausbildet. Warum ist das so wichtig? In dieser Schwangerschaft ist das noch nicht so dramatisch, da es eine Weile dauert, bis dein Körper die Armee ausgebildet hat. Solltest du aber wieder schwanger werden, kann, sofern dein Baby Rhesus-positiv ist, deine Armee die roten Blutkörperchen des Kindes angreifen und zerstören. Schließlich werden die Rhesus-positiven roten Blutkörperchen deines Kindes von deinem Immunsystem als Feind erkannt und sofort bekämpft. Wenn das geschieht, bekommt das Baby eine Blutarmut – eine Anämie. Eine Blutarmut beim ungeborenen Kind kann wiederum Schäden am Herzen verursachen, sodass es nicht mehr gut arbeitet (eine Herzinsuffizienz), es kann sich ein sogenannter Hydrops fetalis ausbilden (das ist eine Flüssigkeitsansammlung im Herz, in der Lunge, im Bauch und/oder der Haut des Kindes mit schlechter Prognose), oder das Kind kann versterben.

Ob ein Kind eine Blutarmut hat oder nicht, kann im Ultraschall durch eine Untersuchung der Durchblutung einer Arterie im Kopf des Kindes festgestellt werden. In dem Fall kann je nach Schwangerschaftswoche entweder das Kind frühzeitig auf die Welt geholt werden, oder, wenn es noch sehr früh ist, Bluttransfusionen durch die Nabelschnur durchgeführt werden. Das kann allerdings sehr leicht vermieden werden, indem man immer darauf achtet, dass eine Rhesus-negative Frau mit vaginaler Blutung, nach einer Fruchtwasserpunktion oder Plazentapunktion, nach einer Operation (wie zum Beispiel einer Ausschabung nach Fehlgeburt) oder auch zur Geburt diese Spritze (die Rhesusprophylaxe) bekommt. Wenn das Kind den gleichen Rhesusfaktor hat wie die Mutter, gibt es keine Probleme. Dann wird das mütterliche System keine Armee gegen das Blutsystem des Kindes entwickeln, da es keine fremden Oberflächenmerkmale an den roten Blutkörperchen gibt.

Welche Blutgruppe dein Kind hat, kann entweder in einer Bluttuntersuchung, die ähnlich wie der nichtinvasive Pränataltest funktioniert, bestimmt werden, oder bei der Geburt des Kindes durch die Entnahme von Nabelschnurblut. Da der Test auf die Blutgruppe des Kindes sich noch nicht überall durchgesetzt hat, gilt in den meisten Fällen einer Blutung immer noch: Rhesus-negative Mütter bekommen bei jeder Blutung oder invasiven Untersuchung eine Rhesusprophylaxe. Wichtig ist, dass die Spritze innerhalb von 72 Stunden nach einer Blutung verabreicht wird. Hier gilt der Grundsatz: je früher, desto besser. Um in jeder Schwangerschaft prophylaktisch zu handeln, wird der werdenden Rhesus-negativen Mutter in der 28. SSW einmalig auch ohne Auslöser Rhophylac® (so heißt das Medikament) gespritzt. Diese prophylaktische Gabe fällt natürlich weg, wenn die Blutgruppe des Kindes bestimmt wurde und das Kind ebenfalls Rhesus-negativ ist.

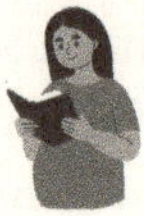

Die Fakten zum **Rhesusfaktor** in Kürze:

✓ Wenn du Rhesus-positiv bist, musst du nichts beachten.

✓ Eigentlich wäre bei allen Rhesus-negativen Frauen eine Bestimmung der kindlichen Blutgruppe ideal. Das hat sich aber noch nicht überall durchgesetzt.

✓ Ist das Kind Rhesus-positiv oder ist die kindliche Blutgruppe unbekannt, muss bei jeder Blutung, invasiven Untersuchung oder Operation eine Rhesusprophylaxe durchgeführt werden.

✓ Das Medikament der Rhesusprophylaxe heißt Rhophylac® und wird wie eine Impfung verabreicht.

✓ Wenn die kindliche Blutgruppe nicht bestimmt wurde, wird in der 28. SSW einmalig eine prophylaktische Gabe verabreicht.

✓ Sollte die Rhesus-negative Mutter Antikörper ausgebildet haben, besteht das Risiko, dass ein Rhesus-positives Kind eine Blutarmut entwickelt und dadurch Komplikationen entstehen können.

✓ Eins solltest du dir unbedingt merken: Eine Prophylaxe sollte so schnell wie möglich innerhalb der ersten 72 Stunden nach stattgehabtem potenziellem Austausch erfolgen! Wenn du also Rhesus-negativ bist und eine Blutung hast, dann schnellstmöglich zur Frauenärztin und Rhophylac® geben lassen.

Und was ist, wenn zum Beispiel in der 12. SSW eine vaginale Blutung passiert ist und es in der 15. SSW wieder blutet, muss dann erneut eine Spritze verabreicht werden? Nein, dann noch nicht. Die Wirkung einer Spritze Rhophylac® hält für ca. acht Wochen an. Aber grundsätzlich wäre ich großzügiger, erneut eine Prophylaxe zu verabreichen, als eine mögliche kindliche Anämie zu riskieren.

Was ist, wenn mein Partner auch Rhesus-negativ ist? Dann ist das Kind ebenfalls Rhesus-negativ und es kann auf eine Prophylaxe verzichtet werden. Dabei muss man sich allerdings auch wirklich sicher sein, wer der Vater ist ;)

Infektionen in der Schwangerschaft und wie du dich schützen kannst

In diesem Kapitel möchte ich auf Infektionen eingehen. Allerdings erhebe ich keinen Anspruch auf Vollständigkeit. Es wird weder um bakterielle Infektionen gehen noch um Erkältungs- oder Magen-Darm-Viren. Dies ist lediglich eine Auswahl der Infektionen, die besonders häufig vorkommen (wie die CMV-Infektion), die besonders relevant sind (alle im Folgenden genannten) oder zu denen immer viele Fragen auftreten (Ringelröteln, Covid und Influenza). Im Anschluss wirst du auch noch mehr zu empfehlenswerten Impfungen erfahren.

Du wirst lernen, welche Infektionen welche Erkrankungen auslösen können, wie sie erkannt werden und worauf zu achten ist, wenn du dich als Schwangere infiziert hast. Das Besondere bei Infektionen in der Schwangerschaft ist, dass sowohl die Gesundheit der Mutter betroffen ist, aber vor allem auch die des Kindes. Dabei kannst du dir grob merken, dass bei einer Infektion in der frühen Schwangerschaft die Wahrscheinlichkeit für eine Übertragung auf das Kind eher gering ist, dafür aber die Konsequenzen für das Kind sehr schwerwiegend sein können. Je später in der Schwangerschaft eine Infektion auftritt, desto wahrscheinlicher ist es, dass auch das Kind erkrankt, was dann allerdings meistens nicht mehr so dramatisch ist, da es in der Reifung schon deutlich weiter ist als in einer frühen Schwangerschaftswoche.

Schwangere sind anfälliger für Infektionen, da ihr Immunsystem natürlicherweise runterreguliert wird. Das hängt damit zusammen, dass das Kind fremde Merkmale vom Vater mitbringt. Ein sehr aktives Immunsystem könnte das Kind abstoßen. Damit das nicht passiert, wird mit Beginn der Schwangerschaft das Immunsystem der Mutter runtergefahren.

Um das Risiko einer Infektion möglichst gering zu halten, möchte ich dir einige hilfreiche Tipps mitgeben. Diese Empfehlungen sind vor allem für Schwangere, die bereits Mutter sind, wichtig:

1. Vermeidung von Speichelkontakt

Das bedeutet zum Beispiel, dass du Küsse auf den Mund vermeiden, nicht mit anderen vom gleichen Löffel essen und beim Abwischen von Mund und Nase aufpassen solltest.

Darüber hinaus wische regelmäßig Gegenstände ab, die dein Kind in den Mund nimmt. Iss Essensreste deines Kindes lieber nicht mehr von seinem Teller auf und teilt euch nicht den gleichen Löffel.

2. Vermeidung von Kontakt mit Urin

Das kann natürlich beim Wickeln deines Kindes sein, aber auch wenn du Kinderkrankenschwester bist oder Erzieherin im Kindergarten / in der Kita. Achte darauf, dass Toiletten regelmäßig gereinigt werden, insbesondere wenn sie von Kleinkindern genutzt werden.

3. Regelmäßiges Händewaschen

Das kennen wir alle aus Covidzeiten noch zur Genüge. Regelmäßiges Händewaschen verhindert die Übertragung von Krankheiten.

4. Impfungen

Impfungen helfen nachweislich, Erkrankungen einzudämmen oder sogar auszurotten. Das heißt nicht, dass du dich in der

Schwangerschaft gegen alles Mögliche impfen lassen sollst. Ganz im Gegenteil, es gibt auch Impfstoffe, die in der Schwangerschaft verboten sind (wie zum Beispiel Röteln. Vielleicht erinnerst du dich noch aus dem Kapitel zum ersten Schwangerschaftsdrittel). Welche Impfungen in der Schwangerschaft sinnvoll sind, erzähle ich dir im Anschluss an dieses Kapitel noch ausführlich.

CMV

Beginnen wir mit der häufigsten Infektion in der Schwangerschaft. Die CMV-Infektion. CMV steht für Cytomegalievirus. Die Durchseuchungsrate ist in Deutschland sehr hoch. Bis zu 60 % aller Schwangeren hatten bereits eine CMV-Infektion, bevor sie schwanger wurden. Das ist gut, denn dann gibt es bereits eine Armee (Antikörper), die bei einem erneuten Eintritt in den Körper gegen das Virus ankämpfen kann.

Das Virus wird vor allem durch Speichel und Urin übertragen. Die höchste Viruslast haben Kinder im Alter von 1 bis 2 Jahren. Deswegen sind insbesondere Berufsgruppen wie Erzieherinnen und Kinderkrankenschwestern einem höheren Risiko ausgesetzt. Wenn du in einem dieser Berufe oder einem anderen medizinischen Beruf arbeitest, ist es sinnvoll, sich den CMV-Status in einer Blutuntersuchung anzuschauen. Sollten die Blutwerte zeigen, dass du bisher noch keinen Kontakt zum Virus hattest, kann ein Berufsverbot sinnvoll sein. Eine Infektion kann sich durch übliche Erkältungssymptome wie Kopfschmerzen, Schnupfen, Gliederschmerzen zeigen. In den allermeisten Fällen (75 %) hat die betroffene Person gar keine Beschwerden. Das Kind kann im Ultraschall dadurch auffallen, dass es kleiner ist als für die Schwangerschaftswoche üblich, Veränderungen an den mit Gehirnflüssigkeit gefüllten Hohlräumen (Ventrikel) aufweist oder dadurch, dass Leber und Milz vergrößert sein können. Zum Nachweis würde der Mutter Blut abgenommen. Wenn sich im Blutbefund eine frische Infektion nachweisen lässt, würde im Anschluss Fruchtwasser entnommen werden, um zu schauen, ob Viren im Fruchtwasser vorhanden sind oder nicht. Bei der CMV-Infektion gilt vor allem die Regel, die ich eingangs erwähnt habe. Eine Erstinfektion und Übertragung in einer frühen Schwangerschaftswoche ist sehr selten, aber falls sie stattfindet, kann sie schwerwiegend sein. Steckt die Schwangere sich in einer späten Schwangerschaftswoche zum ersten Mal mit dem Virus an, ist eine Übertragung auf das Kind über die Plazenta sehr viel häufiger, sie macht dem Kind allerdings nicht mehr so viel aus. Im Falle einer nachgewiesenen Infektion würde der Mutter Aciclovir (eine Art Antibiotikum für Viren) verabreicht werden. Nicht um die Mutter, sondern das Kind zu behandeln.

Es gibt keine Impfung gegen CMV. Die wichtigste Prävention sind die vorhin genannten Tipps zur Verhinderung einer Ansteckung. Wenn also bekannt ist, dass ein Kind im Umfeld erkrankt ist, den Kontakt streng meiden, sofern man selbst noch keine Infektion hatte. Sollte die Mutter sich nach der Geburt anstecken und stillen, darf auch mit frischer Infektion weiter gestillt werden, sofern das Kind reif geboren wurde (also kein Frühchen ist).

Ringelröteln

Ringelröteln (oder auch Parvovirus B19) ist wieder eine typische Kinderkrankheit. Deshalb auch hier besondere Obacht für Frauen, die mit kleinen Kindern zusammen sind, sei es beruflich oder privat. Da es regelmäßig Nachfragen zu Ringelröteln gibt, gebe ich dir hier ein paar Informationen:

Ein grundsätzliches Screening aller Schwangeren auf Parvovirus B19 ist nicht sinnvoll und wird auch nicht empfohlen. Knapp ein Drittel aller Frauen im gebärfähigen Alter hatten bereits Kontakt mit dem Virus. Das ist grundsätzlich gut, da es in dem Fall bereits Antikörper im System gibt. Ringelröteln können über Speichel, Urin und Blut übertragen werden. Eine Ansteckung läuft auch hier häufig asymptomatisch. Wenn Symptome auftreten, kann es zu Fieber, Gelenkschmerzen und einem typischen Ausschlag kommen. Auch hier gilt wieder: Eine frühe Infektion kann schwerwiegend sein, eine späte Infektion ist häufig weniger schlimm. Kinder, die erkranken, haben das Risiko für eine Blutarmut (Anämie). Deshalb ist es wichtig, in regelmäßigen Abständen Dopplerkontrollen per Ultraschall machen zu lassen. Dabei wird eine Arterie im Kopf des Kindes auf die Flussgeschwindigkeit untersucht. Zeigt sich eine Anämie, würde in einer fortgeschrittenen Schwangerschaft eine Entbindung angestrebt werden und in einer frühen Schwangerschaftswoche kämen Bluttransfusionen über die Nabelschnur zum Einsatz. Unbehandelt kann eine Infektion des Kindes zu einer Fehlgeburt bzw. zum intrauterinen Fruchttod führen. Es gibt keine kausale Therapie. Das heißt, es gibt keine Medikamente, die man der Mutter verabreichen könnte, um das Kind im Bauch zu therapieren. Darüber hinaus gibt es auch keine Impfung. Der einzige Schutz für Frauen, die noch nie in ihrem Leben Kontakt zu Ringelröteln hatten, sind Hygienemaßnahmen sowie Abstand zu infizierten Personen.

Und was, wenn du glaubst, Kontakt mit einer infizierten Person gehabt zu haben?

Erstens: keine Panik. Das bedeutet nicht, dass du dich deshalb infiziert haben musst. Selbst wenn du erkranken solltest, ist deshalb nicht automatisch auch das Kind erkrankt. Eine Übertragung erfolgt in dem Fall über die Plazenta, dabei ist sehr entscheidend, in welcher Woche du bist. Denn noch mal:

In einer frühen Schwangerschaftswoche ist die Übertragung über die Plazenta sehr viel seltener als in einer späten Schwangerschaftswoche. Eine späte Übertragung, die wahrscheinlicher ist, ist häufig weniger dramatisch als die in einer frühen Woche.

Zweitens: zum Frauenarzt gehen und dir Blut abnehmen lassen, um zu kontrollieren, ob du Kontakt hattest. Dabei solltest du berücksichtigen, dass, wenn du gestern meintest, Kontakt gehabt zu haben, morgen der Bluttest noch nicht auffällig ist. Deshalb lass dir einmal Blut abnehmen, um zu schauen, ob du vielleicht schon mal früher Kontakt mit Ringelröteln gehabt hattest. In dem Fall wäre die Situation gleich entspannter. Sollten deine Ergebnisse zeigen, dass du noch nie Kontakt zum Parvovirus B19 gehabt hast, lass dir nach 7 bis 10 Tagen erneut Blut abnehmen, um zu schauen, ob das Virus jetzt in dein Blut geraten ist. Dabei wird übrigens nicht das Virus selbst im Blut gesucht, sondern deine Immunantwort darauf angeschaut.

Drittens würden bei einer nachweisbaren Ansteckung regelmäßige Ultraschallkontrollen beim Pränataldiagnostiker erfolgen, um eine Anämie auszuschließen.

Viertens sollte sich eine Blutarmut zeigen und ggf. auch weitere beginnende Beeinträchtigungen, wie zum Beispiel an der Herzfunktion des Kindes, würde abhängig von der Schwangerschaftswoche das weitere Prozedere (wie oben beschrieben) festgelegt werden.

Ich habe dir die Erkrankung und das Prozedere etwas ausführlicher erklärt, weil es immer wieder Nachfragen zu Ringelröteln gibt. Gleichzeitig möchte ich noch einmal betonen, dass dieses Szenario sehr selten ist und kein Grund zur Panik besteht, wenn du Kontakt mit einer erkrankten Person hattest.

Herpes genitalis

Eine Herpesinfektion ist schon was echt Gemeines, sowohl an den Lippen im Gesicht und noch mal mehr im Genitalbereich. Ursächlich ist dafür das Herpes-simplex-Virus. Es gibt zwei verschiedene Varianten. Der HSV-1 ist für den Herpes im Gesicht verantwortlich und der HSV-2 verursacht die gemeinen Bläschen im Intimbereich. Typischerweise brennen und jucken die Bläschen. Bläschen, die nässen, sind hochinfektiös. Das Virus überträgt sich durch Speichel- bzw. Schleimhautkontakt und durch Geschlechtsverkehr. Seltener ist eine indirekte Übertragung über Handkontakt. Die gute Nachricht: Eine Übertragung über die Plazenta ist extrem selten. Dafür ist die Ansteckung für das Kind unter der Geburt erhöht. Das bedeutet: Erkrankt eine Schwangere, wird mit Aciclovir behandelt. Heilen die Bläschen darunter ab, kann die betroffene Frau vaginal entbinden. Sollten zum Zeitpunkt der Geburt allerdings frische Bläschen an Vulva, Scheide oder Analbereich auftreten, ist ein geplanter Kaiserschnitt Entbindungsmethode der Wahl, da ansonsten die Ansteckungswahrscheinlichkeit beim Kind sehr hoch ist. Sollte eine HSV-1-Infektion während der Geburt aktiv sein, darf natürlich vaginal entbunden werden. Die betroffene Mutter sollte nur einen Mundschutz tragen und das Kind nicht küssen, um ebenfalls eine Ansteckung zu vermeiden.

Windpocken

Die allermeisten hatten als Kind bereits Windpocken und die Jüngeren von euch haben vermutlich als Kind eine Impfung gegen das Varizella-Zoster-Virus bekommen. Das bedeutet, dass eine Erstinfektion in der Schwangerschaft sehr, sehr selten und unwahrscheinlich ist. Eine erneute Infektion mit Windpocken zeigt sich oft als Gürtelrose. Windpocken sind durch ihre sehr juckenden kleinen Pocken am ganzen Körper bekannt. Gürtelrose ist ein Hautausschlag, der sich auf ein Dermatom (ein begrenzter Hautausschnitt) begrenzt und klassischerweise einseitig ist. Die Gürtelrose kann auf die Nerven übergehen, was starke und auch lang anhaltende Schmerzen verursachen kann. Obwohl die Erkrankung als Erwachsene sehr selten ist, nenne ich sie, weil sie im Unterschied zu vielen anderen Infektionen in der Schwangerschaft zu einem späten Zeitpunkt, nämlich zum Zeitpunkt der Geburt, relevant wird. Hat die Schwangere während der Geburt eine aktive Varizella-Zoster-Virusinfektion, würde das Kind sehr wahrscheinlich unter der Geburt angesteckt werden und ebenfalls einen entsprechenden Hautausschlag bekommen. Unbehandelt sind diese Verläufe sehr schwerwiegend für die Kinder und weisen eine hohe Sterberate auf. Deshalb ist es wichtig, bei Windpocken zum Ende der Schwangerschaft die Geburt möglichst zu verhindern, bis die Erkrankung abgeheilt ist. Solltest du noch nie Windpocken gehabt haben und nicht geimpft sein, empfehle ich dir, nach der Geburt eine Impfung nachzuholen, um dieses Szenario bei einer weiteren Schwangerschaft zu vermeiden.

Covid-19

Wir alle haben in den letzten Jahren genug über Corona erfahren, der Bedarf ist sicherlich gedeckt. Dennoch kam es in den Medien leider zu vielen unqualifizierten Aussagen, insbesondere was Impfungen und Schwangerschaft betrifft. Deshalb hier die wichtigsten Informationen:

Eine Impfung verursacht weder Fehlbildungen noch Fehlgeburten. Schwangere sind anfälliger für eine Coronainfektion als die Allgemeinbevölkerung, was an der Immunsuppression liegt. Das heißt, sie erkranken häufiger und auch schwerer im Vergleich zu nicht Schwangeren. Deshalb ist eine Impfung vor Eintreten einer Schwangerschaft sinnvoll. Es wurde festgestellt, dass das Virus Veränderungen an der Plazenta bewirkt. Das bedeutet, wir haben häufiger Schwangerschaftserkrankungen wie eine Präeklampsie, wachstumsverzögerte Kinder und damit auch Frühgeburten in Verbindung mit Corona gesehen[4]. Sofern vor der Schwangerschaft keine Impfung erfolgt ist, wird von der STIKO eine Impfung im zweiten Trimenon mit einem mRNA-Impfstoff empfohlen.[5] Darüber hinaus haben an Corona erkrankte Schwangere, deren Infektion schwer verlief und/oder einen stationären Aufenthalt notwendig gemacht hat, ein erhöhtes Thromboserisiko, sodass unbedingt an eine Thromboseprophylaxe mit Heparinspritzen gedacht werden sollte.

HPV

Das **Humane Papillomavirus** ist eigentlich nicht nur *ein* Virus, sondern es gibt sehr, sehr, viele unterschiedliche. Grundsätzlich unterscheidet man die Hochrisiko- von den Niedrigrisiko-Typen. Du hast vielleicht schon mal im Rahmen der Krebsvorsorge für Gebärmutterhalskrebs von diesen Viren gehört. Die High-Risk-Typen können ursächlich für Gebärmutterhalskrebs sein. Die Low-Risk-Typen machen unschöne Feigwarzen (= Condylome). Gerade in der Schwangerschaft, wenn das Immunsystem nicht so gut arbeitet wie sonst, neigen die Feigwarzen dazu, sich zu vermehren. Dabei können die Vulva, die Scheide, der Muttermund und auch der Analbereich betroffen sein. Sobald Feigwarzen im Bereich des Geburtsweges auftreten, können sie bei der Geburt auf das Kind übertragen werden. Die Kinder bekommen diese Feigwarzen dann wiederum im Bereich des Rachens und Kehlkopfes. Deshalb würde man bei einem ausgeprägten Befund im Vorfeld mittels Laser die Condylome entfernen (typischerweise zwischen der 34. und 36. SSW), sodass eine vaginale Geburt möglich ist, oder einen Kaiserschnitt anbieten.

Übrigens solltest du unbedingt wissen, dass man sich gegen HPV impfen lassen kann. Dabei geht es weniger um die unschönen Feigwarzen und dafür viel mehr um die High-Risk-Typen, die Gebärmutterhalskrebs verursachen können. Ich erwähne das hier weniger für dich, sondern vor allem für dein Kind. Wenn deine Tochter im Teenageralter von 13 Jahren ist, wird empfohlen, sie vor dem ersten Geschlechtsverkehr gegen die High-Risk-Typen impfen zu lassen. Solltest du einen Sohn bekommen, kannst du ihn im gleichen Alter impfen lassen, somit ist die Übertragung später unwahrscheinlicher. Durch konsequente Impfungen konnte bereits ein Rückgang der Erkrankungszahlen von Gebärmutterhalskrebs nachgewiesen werden.[6]

Neben den genannten Virusinfektionen gibt es noch weitere sehr wichtige, wie zum Beispiel HIV sowie Hepatitis B und C. Da diese Infektionen allerdings so selten sind, gehe ich hier nicht weiter auf sie ein. Wonach allerdings in Zusammenhang mit Infektionen sehr häufig gefragt wird, sind Impfungen. Deshalb bekommst du auf den nächsten Seiten Antworten auf die am häufigsten gestellten Fragen zum Thema Impfung.

Impfungen – gefährlich oder sinnvoll?

Schon immer hat das Thema Impfungen für Gesprächsbedarf gesorgt. Durch Corona ist das Stichwort Impfung zusätzlich emotional belegt. Ob du dich impfen lässt oder nicht, ist selbstverständlich deine Entscheidung. Wir alle haben, was dieses Thema betrifft, Glaubenssätze unserer Eltern mitbekommen, bringen eigene Erfahrungswerte mit und insbesondere Corona hat uns durch reißerische Headli(n)es der Medien unterbewusst beeinflusst. Alles, was du jetzt liest, ist studienbasiert und damit medizinisch nachgewiesen sinnvoll. Was du daraus machst, ist aber deine Entscheidung.

Was passiert eigentlich bei einer Impfung?

Ziel einer Impfung ist es, das eigene Immunsystem aufzubauen. Dabei wird ein Impfstoff, der in der Regel abgetötete oder abgeschwächte Krankheitserreger beinhaltet, in den Muskel injiziert. Der Impfstoff wird so verändert oder abgeschwächt, dass er unschädlich ist und ein Ausbrechen der Krankheit vermieden wird. Sobald die abgeschwächten Erreger im Körper sind, reagiert das Immunsystem, indem viele Antikörper gebaut werden. Antikörper sind eine Art Armee von Immunabwehrsoldaten, die Krankheitserreger erkennen und bekämpfen. Wenn nach einer Impfung der echte Erreger in den Körper gelangt, ist die Armee schon aufgebaut, steht parat und bekämpft den Eindringling. So werden wir nicht oder nur sehr milde krank. Schwerwiegende Verläufe werden so verhindert.

Sind Impfungen sinnvoll?

Grundsätzlich ist es so: Alles, womit sich dein Immunsystem auseinandersetzt, macht es stärker. Impfungen sind dabei nur die leichte Variante des eigentlichen Erregers und deshalb im Vergleich zur Erkrankung unbedenklich. Bei Schwangeren, ungeborenen Kindern und Neugeborenen herrscht zudem die besondere Situation des heruntergefahrenen Immunsystems. Gerade Neugeborene sind besonders gefährdet, an Infektionen zu erkranken.[7] Wenn man also die Möglichkeit hat, das Immunsystem ohne relevante Gefahren zu stärken, ist das durchaus sinnvoll.

Angst vor Impfreaktionen

Viele Menschen haben Angst vor schlimmen Impfreaktionen. Tatsächlich zeigen Studien immer wieder, dass die Erkrankung deutlich risikoreicher ist als die Impfung zur Vorbeugung. Es werden ausschließlich Impfungen zugelassen, bei denen der Schutz vor Erkrankungen deutlich größer ist als das Risiko der Nebenwirkungen.[8]

In den letzten Jahren herrschte ein großer Hype um die Masernimpfung. Es gab sogar sogenannte Masernpartys, auf denen Eltern ihre Kinder bewusst Masernerkrankten ausgesetzt haben, damit die Kinder auf natürliche Weise ihr Immunsystem aufbauen, um «schlimme Impfreaktionen» zu vermeiden. Die Folge war, dass einige Kinder schwer erkrankten und teilweise eine Hirnhautentzündung entwickelten, die zu einer lebenslangen Behinderung des Kindes geführt hat.[9]

Da heutzutage viele Erkrankungen durch Impfungen eliminiert worden sind, ist es nachvollziehbar, zu glauben, es sei nicht mehr notwendig, sich impfen zu lassen. Schließlich gibt es diese Erkrankung ja kaum bis gar nicht mehr. Wenn das allerdings die allgemeine Reaktion wäre und die Mehrheit sich nicht mehr impfen lassen würde, würde genau das Gegenteil passieren und Krankheiten wieder ausbrechen. Dieses Phänomen wurde bei den Masern beobachtet.

Was sind Impfreaktionen?

Bei Impfreaktionen muss man grundsätzlich zwischen leichten und schweren Reaktionen unterscheiden. Leichte Reaktionen sind eine Rötung, Schwellung oder auch ein Muskelkatergefühl an der Einstichstelle. Gelegentlich kann es zu Kopfschmerzen, Fieber oder Abgeschlagenheit kommen. Das sind alles Zeichen einer adäquaten Immunantwort, dass der Körper damit beschäftigt ist, Antikörper zu bilden. Wenn diese Reaktionen auftreten sollten, sind sie nur von kurzer Dauer. Schwere allergische Reaktionen oder Impfschäden sind sehr, sehr selten.

Welche Impfungen sollten vor der Schwangerschaft durchgeführt werden?

Allen Frauen mit Kinderwunsch werden eine Impfung gegen Masern, Röteln sowie gegen Windpocken und Covid-19 empfohlen.[10] Masern, Röteln und Windpocken sind Lebendimpfstoffe und dürfen deshalb nicht in der Schwangerschaft verabreicht werden. Eine Impfung ist deshalb so sinnvoll, weil diese Infektionen schwere Fehlbildungen (wie bei Röteln) hervorrufen können, die einen Schwangerschaftsabbruch zur Folge haben oder eine Ansteckung des Kindes mit schwerwiegenden Verläufen bedeuten können. Bis einen Monat nach Impfung sollte ein Eintritt einer Schwangerschaft vermieden werden.

Welche Impfungen werden in der Schwangerschaft empfohlen und warum?

Allen Schwangeren wird in der 28. SSW eine Impfung gegen Pertussis (= Keuchhusten) empfohlen. Dabei geht es zum einen um den Schutz der Mutter, da Keuchhusten neben einer Lungenentzündung vorzeitige Wehen auslösen kann, zum anderen soll vor allem das Kind geschützt werden. Durch die Impfung bildet der Körper der Mutter Antikörper, die über den Mutterkuchen an das Kind übergeben werden. Das ist übrigens grundsätzlich so. Die Mutter «vererbt» ihr Immunsystem an das Kind. Dieses geliehene Immunsystem hält für einige Monate nach der Geburt an und wird als Nestschutz bezeichnet. Diesen Nestschutz kann man durch Stillen verlängern, da auch über die Muttermilch Antikörper an das Kind übertragen werden. Nach dem Abstillen entwickelt das Kind dann ein eigenes Immunsystem.[11]

Kann ich, wenn ich stille, auf eine Impfung im Säuglingsalter verzichten?

Gerade habe ich dir erklärt, dass es möglich ist, den Nestschutz und damit das «vererbte mütterliche Immunsystem» durch das Stillen zu verlängern. Stillen kann allerdings keine Impfungen eines Neugeborenen ersetzen. Die durch eine Impfung der Mutter gebildeten Antikörper werden über den Mutterkuchen an das Kind weitergegeben. Das Stillen allein bewirkt, dass nur eine bestimmte Antikörperart (vor allem IgA-Antikörper, sogenannte Schleimhautantikörper) über die Muttermilch an das Kind weitergegeben werden. Diese sind weniger kompetent als die geimpften. Falls du zum Beispiel glaubst, dass du dich während der Stillperiode gegen Keuchhusten impfen lässt und so einen Schutz für dein Kind gewährleisten kannst, wäre dieser nicht ausreichend gegeben. Darüber hinaus ist der Nestschutz nach der Geburt nur einige Monate vorhanden, deshalb sollte auch ein Neugeborenes nach STIKO-Empfehlung zeitgerecht geimpft werden. Nur so können Neugeborene vor Infektionen und ihren schwerwiegenden Verläufen geschützt werden.

Gestationsdiabetes – eine häufig verkannte Erkrankung

Obacht! In der Zeit zwischen der 24+0 SSW und 27+6 SSW wird zum Ausschluss eines Gestationsdiabetes ein oraler Glukosetoleranztest durchgeführt. Also Finger weg von der Keksdose, zumindest bis zum Test und danach wieder doppelt reingreifen. Fühlst du dich ertappt? Zumindest kenne ich das genauso von mir. Eine Woche vorm Urlaub oder vor der Hochzeit der Freundin wird versucht, noch mal alles zu geben, um idealerweise 5 Kilo in einer Woche abzunehmen. Da wird auf Zucker verzichtet, kaum noch gegessen und täglich zwei Stunden Sport gemacht. Nur um dann schlecht gelaunt und völlig verhungert im Urlaub oder auf der Hochzeit das Buffet zu stürmen und alle, die sich in den Weg stellen, insbesondere vor den Nachtisch, mit einer Kuchengabel zu vertreiben. Dass das zum einen natürlich nichts bringt und zum anderen auch noch alles andere als gesund ist, ist uns völlig klar. Und damit begrüße ich dich herzlich zum Kapitel «Gestationsdiabetes». Dieses Thema ist für viele Schwangere, aber auch Frauenärztinnen ein schwieriges. Es wird so viel bagatellisiert und gleichzeitig emotionalisiert, dass viel Verunsicherung herrscht. Warum es so außerordentlich wichtig ist, zu verstehen, worum es bei dieser Stoffwechselstörung geht und vor allem wieso es für dich und dein Kind so wichtig ist, die genauen Feinheiten zu kennen, erfährst du hier in aller Kürze.

Gestationsdiabetes, was ist das überhaupt?

Laut Definition ist ein Gestationsdiabetes eine Glukosetoleranzstörung, die erstmalig in der Schwangerschaft auftritt. Dabei beschreibt Glukosetoleranz, wie gut der Zucker nach einer Mahlzeit in die Zellen aufgenommen werden kann. Immer, wenn wir etwas essen, gelangt Zucker (ein anderes Wort für Glukose) in unsere Blutbahn. Wir brauchen Zucker vor allem für unser Gehirn, für Stoffwechselvorgänge und unsere Muskeln. Der Zucker, den wir akut nicht brauchen, wird in der Leber und im Fettgewebe aufgenommen und gespeichert. Damit er aus dem Blut verschwindet, wird Insulin benötigt. Man kann sich das bildlich so vorstellen, dass das Insulin eine Art Reinigungsfee ist, die den Zucker aus unseren Adern in die Muskeln und Fettzellen fegt. Ein Glück macht das liebe Insulin das für uns. Denn würde der Zucker in unseren Gefäßen bleiben, würden sie kaputtgehen. Konkret bedeutet das eine schlechtere Durchblutung von wichtigen Organen, wie zum Beispiel der Nieren, Augen oder Füße.

Nach den unschönen Dingen jetzt die guten Neuigkeiten: Diabetes ist eine Erkrankung, die man selbst beeinflussen kann, zumindest was den Typ-II- und den Gestationsdiabetes betrifft. Der Typ-I-Diabetes mellitus ist eine Autoimmunerkrankung und hat nichts mit dem Lifestyle zu tun (das nur am Rande). Bezüglich des Gestationsdiabetes mach dir also bitte keine Sorgen, du hast das Zepter selbst in der Hand! Wie soll das nun also gehen? Indem du die Punkte beachtest, die wir unter dem Kapitel «Ernährung und Sport» besprochen haben, kannst du ganz entscheidend zur Besserung oder gar Heilung des Gestationsdiabetes beitragen. Kurz zur Erinnerung: viel Obst und Gemüse, Vollkornprodukte, Hülsenfrüchte sowie Samen und Nüsse essen. Wenig Fleisch und Milchprodukte sowie möglichst keine Industrieprodukte und Zucker, dazu täglich etwas Bewegung. Viel mehr braucht es nicht.

Wie anfangs erzählt, wird zwischen der 24+0 SSW und 27+6 SSW ein Test durchgeführt, ob ein Schwangerschaftsdiabetes vorliegen könnte. Dieser nennt sich oGTT (= oraler Glukosetoleranztest). Dabei werden zwei verschiedene Arten unterschieden, der 50 g- und der 75 g-Test. In den Mutterschaftsrichtlinien ist der 50 g-Test vorgesehen. Dabei werden der Patientin 50 g Zuckerlösung unabhängig von der vorherigen Nahrungsaufnahme zu trinken gegeben und anschließend, eine Stunde nach dem Trinken dieser Lösung, der Blutzucker gemessen. Bei Werten über 200 mg/dl steht die Diagnose Gestationsdiabetes. Ist der Zuckerwert über 135 mg/dl, wird der 75 g-Test zur genaueren Abklärung durchgeführt. Meines Erachtens sollte ausschließlich ein 75 g-oGTT gemacht werden, da dieser sehr viel genauer ist. Bei dem 75 g-oGTT wird der Blutzucker zunächst nüchtern gemessen. Dieser Nüchternzuckerwert sollte unter 92 mg/dl liegen. Nach dem Nüchternwert wird eine und zwei Stunden nach Trinken der Zuckerlösung der Blutzucker gemessen. Er sollte nach einer Stunde unter 180 mg/dl liegen. Der Wert nach zwei Stunden unter 153 mg/dl. Ist einer der drei Werte (nüchtern, 1 Stunde und 2 Stunden nach Zuckerlösung) erhöht, liegt ein Gestationsdiabetes vor.

Wichtig zu verstehen: In der Schwangerschaft gelten andere Werte als bei einem Screening auf Diabetes außerhalb der Schwangerschaft. Das liegt daran, dass der Diabetes in der Schwangerschaft in erster Linie Konsequenzen für das Kind hat und man sehr streng ist, was die Einstellung des Blutzuckers betrifft. Ein häufiges Problem für das Kind ist, dass es schlicht und ergreifend zu dick wird (medizinisch heißt das dann fetale Makrosomie). Das ist ähnlich wie bei uns. Ständiger Snickers-Konsum führt bei uns auch zu Hüftgold. Das Kind wird genauso zu dick. Vor allem am Bauch. Deshalb kontrolliert der Frauenarzt bei einem Gestationsdiabetes immer wieder besonders den Abdomenumfang (= Bauchumfang) des Kindes. Ist dieser zu groß, muss eine strengere Einstellung der Zuckerwerte erfolgen.

Um es noch verwirrender zu machen, erzähle ich dir jetzt, dass es genauso möglich ist, dass das Kind durch einen Gestationsdiabetes zu klein werden kann. Hä?! Wie kann das denn sein, erst zu dick und dann jetzt doch zu dünn?? Ich sag ja, verwirrend. Aber ich erkläre es dir:

Es stimmt, ein Überangebot an Zucker macht dick. Das gilt für die Mutter und genauso fürs Kind. Man könnte auch behaupten, dies gilt generell für alle Menschen. Allerdings kann in der Schwangerschaft durch das Überangebot an Zucker auch die Plazenta geschädigt werden. Wir haben ja gerade gelernt, dass Zucker schlecht für Gefäße ist. Also kann der Zucker am Gefäßbäumchen des Mutterkuchens ebenfalls die Gefäße kaputt machen. Sprich, der Zucker macht die Plazenta kaputt. Und die Plazenta ernährt das Baby.

Neben dem Organschaden «Plazenta» kann es darüber hinaus auch beim Kind zu Organschäden kommen. Dazu zählen Herz, Niere und das zentrale Nervensystem. Ich sage dir das an dieser Stelle, um dich zu motivieren, auf deine Ernährung zu achten und dich regelmäßig zu bewegen. Und sollte doch ein Gestationsdiabetes festgestellt werden, ist es sehr wichtig, zu verstehen, dass die regelmäßigen Messungen und die Einstellung des Blutzuckers enorm wichtig sind.

Gut eingestellte Blutzuckerwerte sind nicht nur während der Schwangerschaft für das Kind wichtig, sondern auch nach der Geburt. Denn wenn das Kind geboren wird und plötzlich selbst für die Regulierung des Blutzuckers verantwortlich ist, kann es sein, dass die Blutzuckerwerte nach der Geburt abrauschen und das Neugeborene in eine Hypoglykämie (= Unterzuckerung) rutscht, weil es nicht mehr das gewohnte Überzuckerangebot bekommt. Wie erwähnt, braucht vor allem unser Gehirn den meisten Zucker. Bekommt es den nicht, gehen, salopp gesagt, die Lichter aus. Das Kind kann Bewusstseineintrübungen bis zur Bewusstlosigkeit entwickeln sowie Krampfanfälle. Außerdem haben die Kinder nach der Geburt aufgrund der Unreife der Lunge mehr Probleme mit der Atmung und neigen aufgrund der Unreife der Leber eher zu einer Hyperbilirubinämie, also einer «Gelbsucht». Langfristig gesehen haben betroffene Kinder ein erhöhtes Risiko für Übergewicht und dafür, selbst einen Diabetes mellitus zu entwickeln.

Das Gute ist: So weit muss es nicht kommen. Um einen Gestationsdiabetes zu vermeiden, sollte man schon beim Wunsch nach einer Schwangerschaft das eigene Gewicht optimieren. Das bedeutet, sich ausgewogen zu ernähren und zu bewegen. Dazu hast du bereits im ersten Trimenon alles Wichtige erfahren. Schon eine Gewichtsreduktion von 10 % kann bei Übergewicht den Diabetes heilen. Ich finde, das sind doch wirklich machbare Ziele.

Damit der Diabetes optimal eingestellt werden kann, müssen die Blutzuckerwerte regelmäßig gemessen und notiert werden. Sollten Ernährung und körperliche Aktivität ausreichen, und der Blutzucker sich stets im Normbereich einstellen, spricht man von einem diätetischen Gestationsdiabetes (dGDM). Davon unterscheidet sich der insulinpflichtige Gestationsdiabetes (IGDM). Beim IGDM sind die Hälfte aller gemessenen Werte erhöht und/oder der Bauchumfang vom Kind ist zu groß, sodass Insulin gespritzt werden muss, damit sich der Blutzucker normalisiert. Der Gynäkologe betreut in diesem Fall die Schwangere nicht allein, sondern es wird zusätzlich ein erfahrener Diabetologe mit ins Boot geholt. Die Zielwerte sollten nüchtern unter 90 mg/dl und eine Stunde nach der Nahrungsaufnahme unter 140 mg/dl sein. Nach zwei Stunden sollte der Zucker unter 120 mg/dl liegen. Wurde der Blutzucker in der gesamten Schwangerschaft gut eingestellt und die werdende Mutter und ihr Kind hatten einen sonst unauffälligen Schwangerschaftsverlauf, kann bis zum Termin ein spontanes Einsetzen der Wehen abgewartet werden. Sollte das Kind allerdings nicht gut versorgt sein oder sich eine fetale Makrosomie entwickelt haben, muss die Situation natürlich neu und individuell beurteilt werden. Liegt ein insulinpflichtiger Gestationsdiabetes vor, wird empfohlen, am errechneten Termin einzuleiten. Auch wenn die Schwangerschaft sonst unauffällig verlaufen ist. Bei einem diätetisch eingestellten Gestationsdiabetes kann eine Terminüberschreitung von ein paar Tagen toleriert werden. Der Grund für die Einleitung ist die Plazentafunktion. Das Kind ist am Termin fertig. Es hat keine Vorteile mehr von einer weiteren Reifung, allerdings erhöht sich das Risiko für Komplikationen.

Der Gestationsdiabetes an sich ist keine Indikation für einen Kaiserschnitt. Lediglich ein zu großes Kind oder eine schlechte Versorgung können einen Kaiserschnitt notwendig machen. Eine Entbindung in einer Geburtsklinik mit Kinderarzt ist zu empfehlen, damit eine Verlegung eines Kindes, welches mit Unterzuckerungen nach der Geburt zu kämpfen hat, vermieden wird. Schließlich möchte man Mutter und Kind nur ungern nach der Geburt trennen.

Mit der Geburt des Kindes ist der Gestationsdiabetes beendet. Es sollte am Tag nach der Entbindung ein Blutzuckertagesprofil geschrieben werden, um zu bestätigen, dass die Blutzuckerwerte sich wieder normalisiert haben. Insbesondere jetzt nicht aus Gewohnheit weiter Insulin spritzen.

Grundsätzlich entscheidest natürlich du, ob du stillen möchtest oder nicht, und gleichzeitig möchte ich dich an dieser Stelle darüber informieren, wie insbesondere Frauen mit einem Gestationsdiabetes zusätzlich vom Stillen profitieren können:

- ✓ Durch das Stillen verbessert sich für die Mutter die Insulinsensitivität. Das bedeutet, dass das Insulin, das nach einer Mahlzeit ausgeschüttet wird, besser an den Zielzellen wirken und so mehr Zucker aufgenommen werden kann.
- ✓ Das Risiko, im Laufe des späteren Lebens an einem Typ-II-Diabetes zu erkranken, ist deutlich niedriger.
- ✓ Kinder, die direkt nach der Geburt gestillt werden, zeigen deutlich weniger Hypoglykämien (Unterzuckerung).
- ✓ Gestillte Kinder werden im Laufe ihres eigenen Lebens seltener übergewichtig und entwickeln seltener einen Typ-II-Diabetes mellitus.

Die Empfehlung der Leitlinie ist, dass insbesondere Frauen mit Gestationsdiabetes minimal vier bis sechs Monate stillen sollten.[12] Circa sechs bis zwölf Wochen nach der Geburt sollten betroffene Frauen sich erneut beim Diabetologen vorstellen. Der wird den oGTT wiederholen. Abhängig von den Werten entscheidet sich die weitere Betreuung. Ist der Test unauffällig, werden alle zwei Jahre Kontrollen beim Diabetologen empfohlen, da das Risiko, im Laufe des Lebens einen Typ-II-Diabetes nach Gestationsdiabetes zu entwickeln, deutlich erhöht ist. Aber auch hier gilt wieder, du kannst ganz entscheidend an deiner Gesundheit mitwirken. Eine ausgewogene Ernährung und regelmäßige Bewegung können die Entwicklung eines Typ-II-Diabetes verhindern.

Abschließend möchte ich betonen, dass ein Gestationsdiabetes zwar erhebliche Risiken für Mutter und Kind beinhalten kann (deshalb war es mir auch so wichtig, dir diese Erkrankung gut zu erklären), wird er aber frühzeitig erkannt, konsequent begleitet und adäquat therapiert, ist mit einer normalen Entwicklung des Kindes zu rechnen.

Hypnobirthing – die sanfte Geburt?!

Hypnobirthing – ein ganz schön polarisierendes Thema. Mittlerweile gibt es ganze Bücher dazu. Ob Hypnobirthing wirklich sinnvoll ist oder esoterischer Kokolores und was du unbedingt beachten solltest, um wirklich davon zu profitieren, erzähle ich dir in diesem Kapitel.

Die Idee des Hypnobirthings ist, dass man sich selbst über Meditationen, Visualisierungen und Entspannungsübungen in einen Trancezustand bringt, um eine entspannte und schmerzarme Geburt zu erreichen. Hypnobirthing geht davon aus, dass Ängste Schmerzen verursachen. Es gibt viele Studien, die belegen, dass Hypnose Schmerzen lindern und die Gesundheit insgesamt fördern kann.[13] Meine klinische Erfahrung bestätigt das ebenfalls. Ängste verstärken Schmerzen und können dafür sorgen, dass eine Geburt ungünstiger verläuft. Das heißt aber nicht, dass die Beschäftigung mit Hypnobirthing automatisch zu einer unkomplizierten Geburt führen wird.[14] Und genau hier verbirgt sich aus meiner Sicht bereits die erste Gefahr des Hypnobirthings. Es verspricht eine angst- und schmerzfreie Entbindung ohne Komplikationen. Jetzt fragst du dich vielleicht, wie ich einerseits der Theorie des Hypnobirthings zustimmen und gleichzeitig eine Gefahr darin sehen kann. Ich teile die Annahme, dass Schmerzen durch Ängste verstärkt, wenn nicht sogar ausgelöst werden können. Deshalb schreibe ich auch dieses Buch, um Ängste durch Aufklärung abzubauen. Der riesige Unterschied zwischen meiner Auffassung und der des Hypnobirthings ist allerdings, dass ich die

Ängste der Frauen ernst nehme. Ich höre ihnen zu und kläre sie auf, damit sie befähigt werden, Entscheidungen treffen zu können, und realistisch wissen, was auf sie zukommen wird. Hypnobirthing neigt eher dazu, Ängste zu negieren. Im Sinne von: Lass Ängste gar nicht erst aufkommen, dann sind sie auch nicht da. Die ganze Hypnobirthing-Mentalität beruht auf «positive thinking». Das funktioniert in meinen Augen nicht. Nur weil ich mir immer wieder sage: «Alles ist gut. Alles ist super. Ich habe keine Angst», bedeutet das nicht, dass wirklich alles super ist. Im Gegenteil: Ich finde, es ist deutlich sinnvoller, sich bewusst mit Dingen auseinanderzusetzen, die einem «Angst» machen. Bezogen auf Schwangerschaft und Geburt bedeutet das, dass ich mich auch damit auseinandersetze, was unter der Geburt vielleicht auch passieren könnte. Wenn ich eine realistische Einschätzung und ein realistisches Bild von meiner Schwangerschaft und Geburt habe, kann ich doch viel besser mit möglichen Abweichungen umgehen, als wenn ich sie immer beiseiteschiebe und behaupte, es gäbe sie nicht. Was passiert nämlich, wenn man immer wieder die perfekte, unkomplizierte, schmerzfreie Geburt visualisiert? Man verliert die Fähigkeit, sich auf unerwartete Veränderungen einlassen zu können. Darüber hinaus habe ich den Eindruck, dass sich Frauen, die sich mit Hypnobirthing beschäftigt haben, selbst sehr unter Druck setzen und von sich die perfekte Geburt erwarten. Wenn die Geburt dann anders verläuft als 40 Wochen lang vorgestellt, ist natürlich die Enttäuschung größer, als wenn ich mich auch mit möglichen abweichenden Varianten auseinandergesetzt habe.

Mal abgesehen davon, dass ich auch Frauen erlebt habe, die vom Wehenschmerz dann doch überwältigt waren und von sich enttäuscht, wenn sie eine PDA brauchten. Doch das hat mit dir selbst gar nichts zu tun. Auch hier vermittelt Hypnobirthing zum Teil, dass man selbst daran «schuld ist», wenn die Geburt nicht schmerzfrei und komplikationsfrei verlaufen ist. Offensichtlich hat man sich dann nämlich nicht richtig drauf eingelassen. «Richtig praktiziert» versetzt Hypnobirthing einen in eine Trance. Um in Ruhe in diesem Zustand bleiben zu können, lehnen manche Frauen den Kontakt mit dem medizinischen Personal ab. Das ist für mich zwar nachvollziehbar, um in diesen Zustand zu kommen, für die Kommunikation im Kreißsaal ist das allerdings kontraproduktiv. Wenn weder Hebamme noch Gynäkologin mit der Patientin sprechen darf, kann man die Frau nicht mit in den Verlauf der Geburt einbeziehen.

Ich beziehe bei einer Geburt die Paare in all meine Gedanken und Handlungen ein. Das heißt, alle Schritte werden besprochen – nur so kann eine Frau sie nachvollziehen und rückblickend den gesamten Verlauf der Geburt einsortieren. Selbst wenn es vielleicht, aus welchen Gründen auch immer, ein Kaiserschnitt werden sollte, wurde die Patientin über die gesamte Zeit von mir mitgenommen, versteht den Verlauf besser und kann sich mit dem ursprünglich nicht angestrebten Kaiserschnitt viel besser arrangieren, als wenn sie sich ausklinkt und ich sie dann mit der Notwendigkeit eines Kaiserschnitts überrumple. Genau das kann nämlich bei vielen Frauen, die Hypnobirthing machen, passieren. Üblicherweise wird in solchen Fällen darauf hingewiesen, dass alle geburtshilflichen Schritte mit dem Mann besprochen werden sollen. Wir beziehen den Mann zwar gerne mit ein, dennoch geht es bei der Entbindung um die Frau und ihren Körper. Der Mann kann bei der Geburt gerne mit dabei sein, allerdings ist er nicht unmittelbar betroffen.

Ich kann mich an eine Patientin erinnern, die mit Hypnobirthing entbinden wollte. So weit kein Problem. Wenn alles gut ist, gehen wir gerne auf alle Wünsche der Frauen ein. Im Verlauf entwickelte die Patientin ein pathologisches CTG. Daraufhin wollte ich mit ihr über die Situation reden, leider lehnte sie das ab. Ich durfte nicht mal in den abgedunkelten Kreißsaal eintreten, und nur mit ihrem Mann reden. Zunächst habe ich mich daran gehalten, den Mann gebeten, seiner Frau zu sagen, dass die Herztöne auffällig sind und ein venöser Zugang sowie Flüssigkeit zur Verbesserung der Situation notwendig sind. Damit die Frau nicht in ihrer Trance gestört wird, wurden die Maßnahmen abgelehnt. Die Herztöne wurden schlechter, sodass ich dem Mann mitteilte, dass eine Blutuntersuchung des Babys zur Abklärung notwendig ist. Auch diese Untersuchung wurde abgelehnt. Ich erklärte dem Mann die für das Kind sehr relevante Situation und dass ich seiner Frau und erst recht nicht dem Kind etwas Böses wollte, im Gegenteil, ich wollte eine unkomplizierte Spontangeburt, allerdings müsste ich mich jetzt vergewissern, dass es dem Kind auch noch so gut gehen würde, dass wir weiterhin eine vaginale Geburt anstreben können. Die Patientin lehnte weiterhin jede Intervention ab. Die Herztöne wurden nicht besser, im Gegenteil. Die gesamte Situation entwickelte sich zum Notfall, sodass ich einen Notkaiserschnitt in Vollnarkose durchführen musste. Ich wusste zwar, dass dies der einzig richtige Weg gewesen ist, um das Kind gesund zur Welt zu bringen, allerdings hatte ich das Gefühl, die Frau zu vergewaltigen. Dadurch, dass sie den Kontakt abgelehnt hatte, hatten wir uns zuvor nicht einmal in die Augen gesehen. Ich habe ihr weder die Situation noch die notwendigen Schritte erklären können, die sie darauf vorbereitet hätten, was alles passieren könnte. Durch die vorherigen Untersuchungen hätten wir wahrscheinlich den Notkaiserschnitt vermeiden können. Durch ihre entschiedene Art, sie nicht in ihrer Trance stören zu dürfen, waren mir allerdings die Hände gebunden.

Hypnobirthing hat viele gute Ansätze. Entspannungs- und Atemübungen können zur Geburtsvorbereitung sehr hilfreich sein. Aber tu dir den Gefallen und bleibe offen für Abweichungen vom Ideal. Ich finde es nicht nur illusorisch, sondern auch verantwortungslos zu behaupten, dass eine Geburt nur aufgrund einer Visualisierung positiver Gedanken schmerzfrei und komplikationslos verläuft. Viel sinnvoller ist es doch, sich darauf einzustellen, was wirklich auf dich zukommen kann, und auch zu wissen, was dir hilft, wenn Herausforderungen entstehen sollten.

Frühgeburtlichkeit – wenn dein Baby es eilig hat

Dass das eigene Kind zu früh auf die Welt kommen könnte, haben viele Frauen nicht auf dem Schirm, und das ist auch gut so, denn die meisten Schwangerschaften verlaufen unauffällig. Lange habe ich überlegt, ob ich das Thema in diesem Buch überhaupt ansprechen soll. Allerdings habe ich dir ein Buch versprochen, das dich gut aufklärt, und da gehören herausfordernde Themen auch immer wieder dazu. Da immerhin 8 % aller Schwangerschaften betroffen sind (also fast jedes 10. Kind), werde ich dir einen realistischen Eindruck davon geben, was es bedeutet, ein frühgeborenes Kind zu bekommen. Erstaunlicherweise beobachte ich in meinem klinischen Alltag, dass die Paare umso ruhiger und entspannter werden, je detaillierter sie aufgeklärt sind. Dann verdrängen Tatsachen nämlich das gruselige Kopfkino. Bevor du die nächsten Seiten liest, spüre einmal in dich hinein, ob du sie lesen möchtest oder sie ggf. nur in dem Fall für dich relevant werden, wenn du betroffen sein solltest. Wenn du spürst, dass dich «Frühgeburtlichkeit» verängstigt, blättere einfach zum Kapitel «Ist ein Geburtsvorbereitungskurs sinnvoll?» vor.

Ab wann gilt ein Kind als Frühgeborenes?

Alle Kinder, die vor der 37+0 SSW geboren werden, gelten als Frühchen. Dabei kannst du sicher nachvollziehen, dass es ein riesiger Unterschied ist, ob ein Kind 36+6 SSW zur Welt kommt oder 24+0 SSW. Deshalb gibt es noch den Begriff «extreme Frühgeburtlichkeit». Darunter zählt man die Frühgeburten, die vor der 28+0 SSW zur Welt kommen, doch das sind die allerwenigsten. Ich habe ja eingangs schon erwähnt, dass in Deutschland insgesamt 8 % aller Kinder zu früh geboren werden. Das heißt, in diesem Topf sind alle Kinder, die zwischen der 24+0 SSW und der 36+6 SSW geboren wurden. Nur etwa 1,28 % aller Kinder kommen in Deutschland vor der 32+0 SSW zur Welt und nur 0,4 % vor der vollendeten 28. SSW. Jetzt kannst du einordnen, wie selten eine sehr frühe Frühgeburt ist. Generell gilt in Deutschland, dass ab der 24+0 SSW alles für ein Frühchen getan wird. Das heißt, dass die Kinderärztin vom Gesetzgeber dazu verpflichtet ist, ein Kind medizinisch, im Zweifel auch bis zur Reanimation, zu versorgen.

Es gibt verschiedene Prognosefaktoren, die für das Behandlungsergebnis eines Frühchens relevant sind:

1. Die Schwangerschaftswoche: je weiter in der Schwangerschaft, desto besser.
2. Das Geburtsgewicht: je schwerer, desto besser.
3. Das Geschlecht des Kindes: Mädchen sind reifer als Jungs.
4. Einling oder Mehrlinge: Einlinge haben eine bessere Prognose als Mehrlinge.
5. Eine abgeschlossene Lungenreifung (was eine Lungenreife ist, werde ich dir gleich noch erzählen).

Alle genannten Punkte sind hinsichtlich der zu erwartenden Morbidität und Mortalität relevant. Aber was heißt das nun genau?

Unter dem Wort Morbidität sind die zu erwartenden Folgeerkrankungen aufgrund der Unreife des Frühgeborenen zu verstehen und unter Mortalität die Sterblichkeitsrate. Grundsätzlich gilt: Je später die Schwangerschaftswoche und je höher das Geburtsgewicht ist, desto besser für das Kind. Das bedeutet auch, dass die Gynäkologin immer bestrebt ist, das Kind so lange wie irgendwie möglich im Bauch der werdenden Mutter zu lassen. Man wird also alles Erdenkliche unternehmen, damit das Kind im Bauch weiter reifen kann.

Immer wieder liest man in verschiedensten Medien, dass Ärzte frühzeitig entbinden oder bevorzugt einen Kaiserschnitt durchführen, um mehr Geld zu verdienen. Kein Arzt wird jedoch persönlich finanziell davon profitieren, dass ein Frühchen geboren oder ein Kaiserschnitt durchgeführt wird. Das Gegenteil ist der Fall. Ich kann die schlaflosen Nächte gar nicht zählen, in denen ich betroffene Frauen immer wieder untersucht habe, um den richtigen Moment zu erkennen, entbinden zu müssen, weil das Kind im Bauch der Mutter nicht mehr gut versorgt ist, und gleichzeitig die Indikation nicht zu früh zu stellen. Keiner macht sich diese Entscheidung leicht und entbindet mal eben 24+0 SSW. Denn einem guten Gynäkologen sind die Konsequenzen für das Kind und die Eltern bewusst. Also bitte vergiss, was du zu dem Thema in den Medien liest, siehst oder hörst. Ich habe mich schon oft geärgert, wenn ich von solchen Behauptungen gelesen habe. Das verursacht vor allem Unsicherheit bei den betroffenen Schwangeren und Wut bei engagierten Gynäkologinnen, die wirklich alles Erdenkliche tun, um Mutter und Kind bestmöglich zu versorgen.

Vereinfacht gesagt ist das Hauptproblem der Frühgeborenen, dass die Organe und Strukturen wie Gefäße und Nerven noch nicht fertig sind. Je nach Schwangerschaftswoche fehlen bis zu sechzehn Wochen Entwicklung. Die Organe und Gefäße sind zwar alle bereits angelegt, aber noch nicht ausreichend funktionsfähig und belastbar. Ich denke, es ist leicht nachvollziehbar, dass sechzehn Wochen Entwicklung im Bauch einen Unterschied machen und deshalb 24+0 SSW zu früh ist. Alles, was ich jetzt erläutere, gilt vor allem für die extrem frühen Frühgeburten.

Gefäße wie Arterien und Venen, die das Blut transportieren, sind noch ganz fein und dünn. Man kann sich vorstellen, dass diese dünnen Venen und/oder Arterien eher dazu tendieren zu reißen. Wenn das passiert, kommt es zu Blutungen. Diese Blutungen können überall im Körper auftreten, wie zum Beispiel im Gehirn. Sie können zu entsprechenden Einschränkungen geistiger und motorischer Fähigkeiten führen.

Eine weitere Komplikation ist eine sogenannte NEC. NEC steht für nekrotisierende Enterokolitis. Durch eine verminderte Durchblutung kann es zu Verletzungen der Darmwände kommen, die eine Bauchfellentzündung (Peritonitis) auslösen kann. Diese schwerwiegende Entzündung kann sich über den Blutkreislauf auf alle Organe ausbreiten und ein Multiorganversagen und damit den Tod verursachen.

Eine andere schwerwiegende Erkrankung von Frühgeborenen ist ein Atemnotsyndrom (Respiratory Distress Syndrome). Die noch unreifen Lungen sind aufgrund eines fehlenden Stoffes (Surfactant) noch nicht so gut in der Lage, sich zu entfalten und Sauerstoff aufzunehmen. Erst ab 34+0 SSW wird dieser Stoff gebildet. Darunter brauchen die Frühgeborenen eine Atemunterstützung (häufig einen Beatmungsschlauch).

Des Weiteren können Frühgeborene Einschränkungen bezüglich des Seh- und Hörvermögens aufweisen. Diese können in den unterschiedlichsten Ausprägungen bis zur Erblindung auftreten.

Und natürlich kann ein Frühgeborenes auch versterben. Entweder direkt nach der Geburt oder im Verlauf aufgrund der Komplikationen, die die Frühgeburtlichkeit mit sich bringen kann.

Puh ... wenn man das liest, hört sich das sehr schlimm an. Ich möchte betonen, dass diese schwerwiegenden Komplikationen auftreten können und nicht müssen.

Ganz wichtig noch einmal: Je weiter die Schwangerschaft ist, desto besser ist voraussichtlich der weitere Verlauf. Mütter von Kindern, bei denen eine 3 vorne steht, also ab 30+0 SSW, werden schon gar nicht mehr so detailliert aufgeklärt und haben eine deutlich bessere Prognose. Meine Aufgabe als Ärztin ist es, die werdenden Eltern gut aufzuklären und vor allem individuell zu beraten (das ist im Rahmen eines Buches natürlich schwieriger). Wichtig ist, dass das Kopfkino aufhört und dass alle Fragen beantwortet werden. Tatsachen schaffen hilft immer. Und das geht auch mit diesem Buch ganz wunderbar. Die Aufgabe der werdenden Mutter ist es, an das Beste zu glauben. Ich habe Frauen betreut, die schon ganz früh in der 24. SSW mit Wehen und 3 cm geöffnetem Muttermund in die Klinik kamen, und bei denen man gehofft hat, dass wenigstens die Lungenreifung noch abgeschlossen werden kann. Diese Frauen haben dann tatsächlich erst in der 36. SSW entbunden. Es gibt auch immer mal wieder Verläufe, bei denen ein Kind in der 25. SSW zur Welt kommt und man hofft und bangt, dass möglichst wenige der gerade genannten Komplikationen auftreten. Einige dieser Kinder marschieren von Woche zu Woche, ohne auch nur irgendeine Komplikation mitzunehmen, und gehen dann nach drei Monaten Intensivstation mit den Eltern nach Hause und entwickeln sich wunderbar.

Ich kann mich an eine Patientin erinnern, die auf meiner Pränatalstation lag, und als ich sie das erste Mal visitierte, sagte sie gleich: «Frau Dr. Heinrich, erinnern Sie sich an mich? Sie haben vor sechs Jahren meine Tochter in der 26. SSW auf die Welt gebracht.» Dabei zeigte sie auf ein Mädchen, das am Tisch saß, malte und mich anlachte. Dieses kleine Mädchen war normal groß, neugierig, fragte mich verschiedenste Dinge, erzählte, dass sie gerade in die Schule gekommen sei, und verhielt sich völlig unauffällig. Hätte die Mutter mir nicht erzählt, dass dieses kleine aufgeweckte Mädchen eine Frühgeburt war und dazu auch noch so eine frühe Woche, hätte ich dies niemals erkannt.

RDS-Prophylaxe – wichtige Vorbereitung für die kindlichen Lungen

Ich habe auf den letzten Seiten bereits die Lungenreifung erwähnt. Diese Lungenreifung wird auch RDS-Prophylaxe genannt, da sie das Atemnotsyndrom, das RDS (Respiratory Distress Syndrome), verhindern soll. Alle Schwangerschaften ab der 24. SSW und bis zur 33+6 SSW sollten bei drohender Frühgeburtlichkeit eine RDS-Prophylaxe erhalten. Die Gründe, warum eine Frühgeburt droht, sind dabei nicht entscheidend. Es kann sich um einen vorzeitigen Blasensprung, vorzeitige Wehen oder auch eine Präeklampsie handeln. Das Problem der Kinder, die vor der 34+0 SSW geboren werden, ist, dass sie noch kein eigenes Cortisol produzieren können. Das wird aber benötigt, damit bestimmte Zellen in der Lunge einen Stoff namens Surfactant bilden. Dieser Stoff ist eine Art Schmierflüssigkeit, die dafür sorgt, dass die Lunge nicht starr bleibt, sondern sich öffnet und überhaupt mit Sauerstoff belüftet werden kann. Das heißt, ohne Surfactant kann das Kind nicht gut atmen. Die RDS-Prophylaxe ist eine Therapie, die der Mutter vorsorglich, bevor das Kind geboren wird, verabreicht wird, um zu verhindern, dass das Kind ein Atemnotsyndrom entwickelt. Die RDS-Prophylaxe beinhaltet zwei Spritzen Betamethason, die der Mutter im Abstand von 24 Stunden in die Muskulatur gespritzt werden. Du kannst dir das ähnlich wie eine Impfung vorstellen. Das Betamethason ist ein Kortison, das über den Mutterkuchen zum Kind gelangt. Beim Kind angekommen, hilft es den Lungenzellen, vorzeitig Surfactant zu bilden. 48 Stunden nach der ersten Gabe des Betamethasons ist die Lungenreifungsinduktion abgeschlossen. Sollte es nun zu einer Frühgeburt kommen, sind die Lungen vorbereitet und die Kinder haben ein deutlich geringeres Risiko, ein Atemnotsyndrom auszubilden. Sobald also eine Frühgeburt droht, wird der werdenden Mutter eine RDS-Prophylaxe empfohlen. Ich erwähnte bereits im Vorfeld, dass ein Frühgeborenes ab 24+0 SSW als überlebensfähig gilt und in Deutschland, vorgeschrieben durch den Gesetzgeber, immer alles für dieses Kind getan wird. Vielleicht fragst du dich jetzt zu Recht: «Aber was ist denn in der Zeit davor? 23+6 SSW macht man nichts und ab 24+0 SSW alles?» Das ist eine berechtigte Frage und zudem eine schwierige. Ich hatte dir ja bereits die Komplikationen der frühen Frühgeburt erklärt und auch erläutert, dass je unreifer das Kind ist, die Prognose schlechter wird. Damit will ich sagen, dass 24+0 SSW schon wahnsinnig früh ist. Die Kinder wiegen in dieser Schwangerschaftswoche etwa 500 bis 600 g. Sie sind sehr klein und dementsprechend ist auch die medizinische Versorgung mit Beatmung, Zugängen und Medikamenten herausfordernd. Vor der 24. SSW sind die Prognosen so schlecht, dass von einer Maximalversorgung abgeraten wird, um den Kindern durch die medizinische Versorgung nicht mehr Leid zuzufügen, als ihnen zu nutzen. Man kann ab 23+0 SSW über den Beginn einer Lungenreifung nachdenken und nach entsprechender Aufklärung von Gynäkologinnen und Pädiaterinnen auf dringenden Wunsch der Eltern beginnen.

Muss ein Frühchen immer per Kaiserschnitt geboren werden?

Wenn nichts dagegenspricht, kann ein Kind auch vor der 37+0 SSW vaginal geboren werden. Allerdings wird bei den extremen Frühchen unter der 30+0 SSW eher ein Kaiserschnitt empfohlen. Dabei muss berücksichtigt werden, dass eine vaginale Entbindung durch den Geburtskanal eine höhere Belastung für ein Frühgeborenes bedeuten kann. Gerade der Kopf sollte bei Frühgeborenen möglichst schonend geboren werden. Bei einem Kaiserschnitt achtet deshalb der erfahrene Geburtshelfer vor allem darauf, dass das Kind in der gesamten Fruchtblase geboren wird. Dadurch erfährt das Frühchen keinerlei Druck von außen. Denn in der intakten Fruchtblase ist es schön gepolstert, wie in einer Art Wasserballon. So wird die Entbindung maximal schonend durchgeführt.

Bei einer vaginalen Geburt springt die Fruchtblase sehr häufig bereits im Vorfeld, sodass der Erhalt der Fruchtblase zur Schonung des kindlichen Köpfchens bei einer Spontangeburt nur extrem selten gelingt und dann auch nur durch Zufall, da man das nicht aktiv beeinflussen kann. Deshalb ist bei einer vaginalen Entbindung wichtig, dass das Frühchen schnell geboren wird und nicht zu lange im Geburtskanal steckt. Bei einem reifen Kind würde man bei einem Geburtsstillstand in der Austreibungsperiode, bei tief stehendem Kopf, eine Saugglocke durchführen. Vor der 34+0 SSW ist eine Saugglocke allerdings kontraindiziert, also nicht erlaubt, da die Gefahr von Hirnblutungen aufgrund der noch sehr feinen und zerbrechlichen Blutgefäße hoch ist. Zwischen der 34+0 und 36+0 SSW ist eine Saugglocke möglich, wird aber auch hier nicht präferiert. Um dem Kind bei der vaginalen Geburt mehr Platz zu geben, würde bei erschwerter Kopfgeburt großzügiger ein Dammschnitt erfolgen.

Absolutes Muss für eine vaginale Entbindung bei einem Frühchen ist eine Schädellage, da in den frühen Wochen der Kopf des Kindes sehr viel größer ist als der Körper. Wenn wir später über Beckenendlagenentbindungen sprechen, gehen wir noch genauer darauf ein. Du kannst dir aber jetzt schon merken, dass bei einer Beckenendlage das «dicke Ende», also der Kopf, erst zum Schluss kommt, nachdem der zartere Körper geboren wurde.

Häufig geben die Rahmenbedingungen wie schlechte Herztöne, eine starke Blutung oder ein Amnioninfektionssyndrom bei noch geschlossenem Muttermund den Geburtsmodus und damit in der Regel den Kaiserschnitt bei einer Frühgeburt vor. Insbesondere bei pathologischen fetalen Herztönen kann keine weitere Abklärung zum Beispiel durch eine MBU, eine Mikroblutuntersuchung, erfolgen. Dabei wird eine kleine Blutentnahme beim Kind gemacht, um so den genauen Sauerstoffgehalt zu erfahren. Dazu erzähle ich dir im Kapitel «Geburt» noch mehr.

Auch Zwillinge werden bei Frühgeburtlichkeit großzügig per Kaiserschnitt entbunden.

Zusammenfassend können wir zur **Geburt von Frühgeborenen** festhalten:

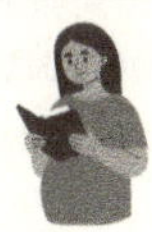

Grundsätzlich können Frühchen vaginal geboren werden. Ausnahmen sind:

- ✓ Alle Frühchen vor der 30+0 SSW.
- ✓ Komplikationen unter der Geburt.
- ✓ Kinder vor der 36+0 SSW in Beckenendlage.

Ich möchte allen Betroffenen Mut machen und folgende Worte mitgeben: Solltest du gerade beispielsweise mit vorzeitigen Wehen in einem Perinatalzentrum liegen, lass dir deine individuelle Situation ausführlich erläutern. Frage nach deinem individuellen Risiko abhängig von deinen Prognosefaktoren. Schau dir ggf. auch mal eine Neointensivstation an. So eine Station sieht in Wirklichkeit nicht so schlimm aus wie in deinem Kopf. Begib dich in gute medizinische Hände und dann sei mutig und optimistisch, dass bei dir alles gut gehen wird. Denn die Aufgabe des Teams aus Gynäkologen, Hebammen, Kinderintensivpflegern und Neonatologinnen ist es, die beste medizinische Versorgung für euch zu gewährleisten – deine Aufgabe ist es, an den besten Ausgang für dich und dein Baby zu glauben.

Ursachen der Frühgeburtlichkeit

Die häufigste Ursache für eine Frühgeburt ist in der westlichen Welt vor allem die Präeklampsie, über die wir schon ausgiebig im ersten Trimenon gesprochen haben. Daneben gibt es weitere Ursachen wie Blutungen, einen vorzeitigen Blasensprung oder vorzeitige Wehen, zu denen ich dir im Folgenden mehr erzählen werde.

Blutungen

Wir haben uns bereits im ersten Schwangerschaftsdrittel mit den vaginalen Blutungen beschäftigt. Spätere Blutungen (ab dem zweiten Trimenon) sind sehr viel seltener, dafür sollte man umso genauer hinschauen. Auch hier solltest du nicht in Panik verfallen, aber unbedingt zur Abklärung zum Frauenarzt gehen. Im Zweifel, insbesondere bei regelstarken oder überregelstarken Blutungen, sofort ins Krankenhaus, idealerweise mit einem Rettungswagen, da ein Feststecken im Stau in dieser Situation gefährlich werden kann.

Natürlich kann auch zu einem späteren Zeitpunkt eine Schmierblutung nach Geschlechtsverkehr auftreten, insbesondere bei einer bekannten Ektopie, allerdings gibt es im späteren Verlauf der Schwangerschaft Gründe für eine Blutung, die unbedingt ausgeschlossen werden sollten. Diese relevanten Ursachen möchte ich dir hier erläutern. Zum einen können Blutungen zu einem späteren Zeitpunkt zu einer Frühgeburt führen und zum anderen auch für den Entbindungsmodus relevant werden.

Placenta praevia

Den Begriff «Plazenta» hast du nun schon häufiger gelesen und weißt mittlerweile, dass damit der Mutterkuchen gemeint ist. Seine Aufgabe ist die Versorgung des Kindes mit Sauerstoff und Nährstoffen. Eine Sonderform der Plazenta ist die sogenannte Placenta praevia. Sie beschreibt eine besondere Lage des Mutterkuchens. In dem Fall hat er sich vor dem inneren Muttermund angesiedelt. Das bedeutet, dass der Ausgang der Gebärmutter teilweise oder komplett durch die Plazenta versperrt ist. Man unterscheidet drei verschiedene Varianten der Placenta praevia: Die totalis, die partialis und die marginalis.

Bei der Placenta praevia totalis liegt die Plazenta komplett vor dem inneren Muttermund. Bei der Placenta praevia partialis liegt der Mutterkuchen zum Teil über dem inneren Muttermund und bei der Placenta praevia marginalis reicht nur der Rand der Plazenta noch an den inneren Muttermund heran. Du fragst dich vielleicht: «Wie soll das Kind denn geboren werden, wenn der Mutterkuchen vor dem Ausgang liegt?» Gute Frage! Die Antwort: Das geht nicht. Eine Placenta praevia totalis und auch eine Placenta praevia partialis sind immer Gründe für einen Kaiserschnitt. Bei einer Placenta praevia marginalis, bei der der Mutterkuchen nur an den inneren Muttermund heranreicht, kann vaginal entbunden werden. Es muss dir nur klar sein, dass es unter der Geburt verstärkt bluten kann und ggf. doch ein eiliger Kaiserschnitt notwendig werden könnte. Generell kann aber eine vaginale Entbindung bei einer Placenta praevia marginalis versucht werden, es sollte aber unbedingt in einem Krankenhaus mit entsprechender Erfahrung und auch Ausstattung hinsichtlich Blutkonserven und Anästhesiebereitschaft erfolgen und auf gar keinen Fall im Geburtshaus oder zu Hause.

Auch ganz wichtig zu wissen: Der Sitz des Mutterkuchens kann sich im Laufe der Schwangerschaft noch verändern. Sollte es so sein, dass man dir beispielsweise in der 20. SSW sagt, dass die Plazenta komplett vor dem inneren Muttermund liegt, kann sie sich bis zur Geburt noch komplett verzogen haben. Dein Kind und deine Gebärmutter wachsen zu diesem Zeitpunkt noch kräftig. Das heißt, mit dem Wachstum der Gebärmutter wird sich die Position der Plazenta verändern, sodass doch noch vaginal entbunden werden könnte. Wichtig ist, den Sitz der Plazenta im Blick zu haben und bei unklarem oder tiefem Sitz die Geburtsklinik rechtzeitig mit einzubeziehen.

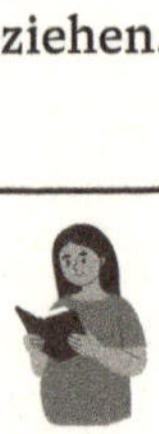

Generell gilt: Bei bekannter **Placenta praevia**, egal welcher Typ, bitte sofort, auch bei nur leichter Schmierblutung, in die Klinik fahren. Das heißt nicht, dass bei einer Blutung immer eine sofortige Entbindung angestrebt wird, erst recht nicht bei noch früher Schwangerschaftswoche und nur leichter Blutung. Dennoch droht bei

Blutung und Placenta praevia eine Frühgeburt, sodass eine RDS-Prophylaxe und eine Tokolyse begonnen werden sollten. Das Wort Tokolyse meint die medikamentöse Behandlung zur Hemmung der Wehen. Diese Medikamente sorgen dafür, dass die Gebärmutter sich entspannt und die Blutung idealerweise zum Stillstand kommt.

Ziel ist es, die Blutung zu stoppen und die Schwangerschaft zu verlängern, damit das Kind möglichst weit reift. Je weiter die Schwangerschaft voranschreitet, desto großzügiger wird man allerdings auch hinsichtlich einer Entbindung bei erneuter Blutung, da man einen Notfallkaiserschnitt natürlich vermeiden will. Wann der ideale Zeitpunkt für einen geplanten Kaiserschnitt ist, kann je nach Geburtszentrum und vor allem bisherigem Schwangerschaftsverlauf variieren. Sollte nie eine Blutung stattgefunden haben und sonst keine weiteren Besonderheiten beim Mutterkuchen vorliegen, ist das Ziel, die 37. SSW zu erreichen.

Neben der Plazenta können auch große Gefäße vor dem Muttermund liegen. Das nennt man dann Vasa praevia. Wenn die betroffene Schwangere Wehen oder einen vorzeitigen Blasensprung entwickelt, kann es zu sehr starken Blutungen kommen. Dies ist ein absoluter Notfall und häufig Indikation für einen Notfallkaiserschnitt in Vollnarkose. Diese Gefäßbesonderheit ist allerdings so selten, dass ich hier nicht näher darauf eingehen werde.

Eine wichtige, aber dennoch seltene geburtshilfliche Situation einer Blutung ist die vorzeitige Plazentalösung. Die Plazenta ist das Organ, das das Kind am Leben erhält. Damit das Kind ausreichend Sauerstoff und Nährstoffe bekommt, wird die Plazenta kräftig durchblutet. Löst sich dieses Organ vorzeitig von der Innenfläche der Gebärmutter, kann man sich also vorstellen, dass es stark anfängt zu bluten. Neben der vaginalen Blutung haben die betroffenen Patientinnen auch noch starke Bauchschmerzen und der Bauch ist anhaltend hart. Hier gilt es, sofort den Notarzt zu rufen und schnellstmöglich ins Krankenhaus zu kommen. Neben einer vollständigen Lösung gibt es auch Teillösungen der Plazenta, bei der sich die gleichen Symptome zeigen können:

1. starke vaginale Blutung,
2. anhaltende Schmerzen und
3. harter Bauch.

Ich erzähle dir das, damit du im Zweifel schnell reagieren kannst und sofort einen Notarzt rufst, wenn du diese Symptome feststellen solltest. Denn wenn man schnell genug ist, kann das Kind über einen Notfallkaiserschnitt gerettet werden.

Es muss nicht immer eine vorzeitige Lösung stattgefunden haben, wenn man eine Blutung in der Schwangerschaft feststellt. Es können auch harmlose Ursachen wie ein kleines retroplazentares Hämatom, eine Ektopie, ein vorzeitiger Blasensprung oder ein Geburtsbeginn dahinterstecken. Je nach Schwangerschaftswoche können zumindest Blasensprung und Geburtsbeginn sogar erwünscht sein. Wie bei jeder Blutung sollte natürlich auch wieder auf die Blutgruppe geachtet werden. Sollte der Rhesusfaktor negativ sein, muss zusätzlich an eine Rhesusprophylaxe gedacht werden.

Was ich dir in diesem Kapitel gerne mitgeben wollte, ist, dass du unbedingt jede Blutung ärztlich abklären lassen solltest. Frag nicht erst deine Hebamme, sondern geh direkt zum Frauenarzt oder ins Krankenhaus. Insbesondere bei regel- bis überregelstarken Blutungen keine Zeit verlieren, den Rettungswagen rufen und zur Abklärung ins Krankenhaus.

Vorzeitiger Blasensprung

Wie oft haben wir schon diese Szene im Fernsehen gesehen:

Eine Hochschwangere schaut zwischen ihre Beine, es platscht kräftig, sie steht mit ihren langen schlanken Beinen ohne Wassereinlagerungen auf High Heels und schreit aufgeregt «Meine Fruchtblase ist geplatzt!» Es wird eilig ein Taxi gerufen, in der nächsten Minute sieht man sie schon schreien und pressen und ta da ist das rosige, trockene und bereits drei Monate alte Baby selig in ihren Armen.

Ich sage dir, so läuft es nur in Hollywood. Es sei denn, man bekommt vielleicht das 10. Kind, dann kann es sein, dass das alles so schnell geht. Allerdings trägt diese Schwangere wohl eher bequeme Birkenstocks und wird sich niemals ein Taxi rufen. Die anderen 9 Kinder fressen ihr nämlich das Taxigeld vom Kopf...

Ich schweife ab. Was ich eigentlich sagen möchte, ist, dass ein Blasensprung nicht immer mit einer baldigen Entbindung gleichzusetzen ist. Selbst beim reifen Kind, also in Nähe des errechneten Entbindungstermins, heißt Blasensprung nicht automatisch Wehenbeginn. Ohne Wehen aber keine Eröffnung des Muttermundes und damit auch keine Geburt. Wenn es sich um eine frühe Schwangerschaftswoche handelt, also zwischen 24+0 und 34+0 SSW, wird man alles daransetzen, diese Schwangerschaft noch zu verlängern. Ziel ist es, die 34+0 SSW oder ggf. sogar 37+0 SSW zu erreichen.

Woran erkennt man eigentlich einen Blasensprung?

Wenn es auf einmal unkontrolliert nass in der Hose wird und anhaltend Flüssigkeit weiterläuft, handelt es sich um einen klassischen Blasensprung. In so einer Situation sind sich die meisten Frauen sicher. Was einen verunsichern kann, ist der sogenannte hohe Blasensprung. Dabei reißt die Fruchtblase eher am oberen Pol der Gebärmutter. In so einem Fall macht es nicht plötzlich «platsch», sondern typischerweise tröpfelt es zart vor sich hin. Wenn du dir nicht sicher sein solltest, lass dich im Zweifel von deiner Frauenärztin untersuchen.

Bei einem reifen Kind in Terminnähe würde nach einem Blasensprung zunächst abgewartet werden, ob die Schwangere Wehen entwickelt. Des Weiteren würde kontrolliert werden, ob ein Beta-Streptokokken-Test durchgeführt wurde. Dieser Abstrich wird ab der 35. SSW angeboten. Wenn das Ergebnis positiv ist, würde zum Schutz des Kindes ein Antibiotikum gegeben werden. Ist das Ergebnis negativ oder wurde der Abstrich nicht entnommen, wird kein Antibiotikum gegeben. Dieser Test auf Streptokokken wird nicht von den Krankenkassen übernommen. Dennoch ist er sehr sinnvoll und ich rate dir dazu, ihn durchführen zu lassen. Denn ist in der Eihaut ein Riss entstanden – der Blasensprung –, können Keime aus der Scheide aufsteigen und das Kind infizieren. Ein Antibiotikum schützt das Kind vor diesen Erregern. Insbesondere die Beta-Streptokokken können beim Neugeborenen schwere Infektionen auslösen. Da keine Antibiose gegeben wird, wenn nicht untersucht wurde, hat dieser Test eine sehr große Relevanz.

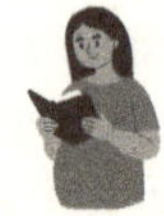

Um dein Kind vor einer **Infektion** zu schützen, empfehle ich dir, in der 36. SSW einen Test auf Streptokokken durchführen zu lassen. Bei einem vorzeitigen Blasensprung oder Geburtsbeginn bekommst du dann prophylaktisch ein Antibiotikum verabreicht.

Wenn innerhalb der nächsten 12 bis 24 Stunden keine Wehen einsetzen (der Zeitrahmen variiert von Klinik zu Klinik), würde mit einer Einleitung begonnen werden. Das bedeutet, dass die Frau Medikamente erhält, die Wehen induzieren. Das ganze Thema Einleitung und welche Methoden es gibt, werden wir zu einem späteren Zeitpunkt noch ganz ausführlich besprechen. Viele Frauen fragen an der Stelle, ob man nicht noch länger warten und auf eine Einleitung verzichten könnte. Da sind wir wieder beim Thema Entzündungsrisiko. Je länger die Blase offen ist, desto höher das Risiko einer aufsteigenden Infektion. Da das Kind am Termin fertig ist, wird das Risiko des Abwartens größer und sollte vermieden werden. Darüber hinaus kann die Einleitung auch ein paar Tage dauern. Da es auch noch andere Keime außer den Beta-Streptokokken gibt, würde man immer spätestens nach 18 Stunden mit einer prophylaktischen Antibiose beginnen. Um ein sogenanntes Amnioinfektionssyndrom zu vermeiden, werden außerdem neben Antibiose und Einleitung regelmäßige CTG, Labor- und Temperaturkontrollen durchgeführt, bis das Kind geboren ist.

Was ist, wenn das Kind noch nicht reif ist und vor der 34. SSW ein Blasensprung passiert?
In dieser Situation handelt man völlig anders. Ziel ist in jedem Fall, die Reife des Kindes zu gewinnen. Das heißt, man versucht so lange wie möglich die Schwangerschaft hinauszuzögern, um idealerweise sogar die 37. SSW zu erreichen.

Wie das Prozedere bei einem vorzeitigen Blasensprung zwischen der 24+0 und 34+0 SSW abläuft, erzähle ich dir jetzt:

Auch hier wird zunächst der Blasensprung mit einem Test auf Fruchtwasserabgang bestätigt. Zusätzlich werden vaginale Abstriche entnommen, um eine Besiedelung mit Bakterien, die eine Infektion auslösen könnten, auszuschließen. Können Bakterien nachgewiesen werden, würden diese gezielt mit einem individuellen Antibiogramm behandelt werden. Antibiogramm bedeutet, dass nicht nur die Keime nachgewiesen werden, sondern auch speziell geschaut wird, welches Antibiotikum in der Lage ist, den Keim zu töten. Bis die Abstrichergebnisse da sind, dauert es meistens drei Tage. Bis zum Erhalt des Befundes wird schon einmal für sieben Tage eine prophylaktische Antibiotikagabe mit einem Penicillin verabreicht. Denn wie gerade erläutert, besteht die Gefahr, dass über den Riss in den Eihäuten Bakterien aufsteigen und das Kind eine Infektion bekommt. Wir nennen dieses Krankheitsbild Amnioninfektionssyndrom, welches eine schnelle Entbindung häufig per Kaiserschnitt zur Folge hat.

Jetzt stellt sich natürlich die Frage, woran erkenne ich ein Amnioninfektionssyndrom?

1. Die werdende Mutter bekommt Fieber.
2. Die werdende Mutter entwickelt Entzündungswerte im Blut, ohne dass eine andere Ursache wie Erkältung, eine Blasenentzündung, eine Magen-Darm-Infektion, Zahnschmerzen, oder was auch immer, nachgewiesen werden kann.
3. Im CTG ist die Herzfrequenz vom Kind tachykard, das heißt viel zu schnell.
4. Die Mutter entwickelt Wehen, und der Muttermund beginnt sich bereits zu öffnen.

Häufig treten diese Faktoren auch kombiniert auf. Eine zügige Entbindung muss dann angestrebt werden, damit eine Infektion beim Kind vermieden wird. Wenn die werdende Mutter schon Eröffnungswehen hat und schnell eröffnet, kann sie auch spontan vaginal entbinden, wenn die Voraussetzungen, wie zum Beispiel Schädellage und Schwangerschaftswoche, dafür gegeben sind. Wenn der Muttermund aber noch fest verschlossen ist und sich das klinische Bild eines Amnioninfektionssyndroms zeigt, muss ein zügiger Kaiserschnitt erfolgen.

Anhand dieses Therapieplans ist es nachvollziehbar, dass bei Verdacht auf Abgang von Fruchtwasser immer eine Vorstellung in einem Krankenhaus erfolgen sollte und dass die Frauen mit einem frühen vorzeitigen Blasensprung stationär überwacht werden müssen.

Viele Frauen mit frühem vorzeitigem Blasensprung fragen, ob sich das entstandene Loch in den Eihäuten nicht auch wieder verschließt. Da kann ich nur sagen: leider nein. Lediglich nach einer Fruchtwasserpunktion (Amniozentese) ist dies möglich. Allerdings würde man bei Abgang von Fruchtwasser nach Amniozentese auch nicht von einem Blasensprung, sondern von einer Leckage sprechen, da das «Loch» durch die Nadel nur 1 bis 2 mm groß ist. Die Patientinnen mit einer Amnionleckage würden überwacht und bei unauffälligen Untersuchungsbefunden wieder entlassen.

Eine weitere häufige Frage ist auch: «Kann ich das Fruchtwasser wieder auffüllen?» Zum Beispiel mit Infusionen oder indem viel getrunken wird. Beides hat leider keinen Einfluss auf die Fruchtwassermenge. Bei unauffälliger Plazenta und unauffälliger Kindsentwicklung wird jedoch immer wieder Fruchtwasser vom Mutterkuchen nachgebildet und es wird weiterhin Fruchtwasser ablaufen.

Darüber hinaus entscheidet die Fruchtwassermenge nicht, ob die Betroffene entbunden wird oder nicht. Auch bei wenig Fruchtwasser würde, solange kein Amnioninfektionssyndrom vorliegt, abgewartet werden, damit das Kind weiter im Bauch der Mutter reift.

Der **vorzeitige Blasensprung** in Kürze:

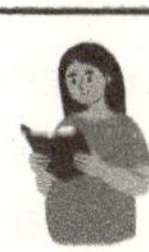

✓ Ein Amnioninfektionssyndrom muss unbedingt vermieden werden.

- ✓ Ist das Kind reif, wird eine baldige Entbindung angestrebt, im Zweifel durch eine Einleitung.
- ✓ Ist die Schwangere noch vor 34+0 SSW wird versucht, die Schwangerschaft möglichst lange fortzuführen, unter engmaschiger stationärer Überwachung ein Amnioninfektionssyndrom zu vermeiden und Reife des Kindes zu gewinnen.

Vorzeitige Wehen

Neben einer Präeklampsie, Blutungen und einem vorzeitigen Blasensprung können auch vorzeitige Wehen oder eine Zervixinsuffizienz ursächlich für eine Frühgeburt sein. Grundsätzlich bedeuten Wehen nicht immer automatisch, dass die Geburt beginnen muss. Es gibt auch anhaltende Kontraktionen, die nicht muttermundswirksam sind. Trotzdem solltest du dich immer bei regelmäßigem Ziehen oder Hartwerden des Bauches bei deiner Frauenärztin zur Abklärung vorstellen.

Was versteht man eigentlich unter vorzeitigen Wehen, und was ist der Unterschied zu einer Zervixinsuffizienz?
Beiden Erkrankungen liegt ein verkürzter Gebärmutterhals zugrunde, der sich, wenn es richtig blöd läuft, zu einer Muttermundseröffnung und damit zur Frühgeburt entwickeln kann.

Bei den vorzeitigen Wehen sind, wie der Name schon verrät, die vorzeitigen, regelmäßigen häufig spürbaren Kontraktionen der Gebärmutter die Ursache, dass der Gebärmutterhals sich verkürzt. Bei einer Zervixinsuffizienz liegt häufig eher ein Bindegewebeproblem vor. Das bedeutet, der Gebärmutterhals ist verkürzt, ohne dass vorzeitige Wehen vorliegen. Mögliche Ursachen für vorzeitige Wehen können zum einen Zwillinge sein, zu viel Fruchtwasser oder eine Infektion mit Bakterien. Häufig sind die Gründe aber auch nicht auszumachen. Jetzt stellt sich natürlich die Frage, ab wann ein Gebärmutterhals verkürzt ist, was normal ist und ab wann man eine Therapie einleiten sollte.

Wichtig zu wissen ist: Zwischen der 24+0 und 34+0 SSW sollte die Gebärmutterhalslänge nur über eine vaginale Ultraschalluntersuchung bestimmt werden. Eine vaginale Tastuntersuchung sollte dringend vermieden werden, da der Gebärmutterhals dadurch aufgehen oder weiter verkürzt werden kann. Deshalb unterhalb 34+0 SSW unbedingt mit dem Ultraschall die Gebärmutterhalslänge ausmessen lassen.

Ein Gebärmutterhals mit einer Länge von über 2,5 cm ist normal lang. Wenn regelmäßige Wehen vorliegen, die sowohl verspürt werden als auch im CTG gemessen werden können, sollte man allerdings auch bei einer Länge von über 2,5 cm über eine stationäre Überwachung nachdenken und die Länge des Gebärmutterhalses im Verlauf kontrollieren. Bei einer Gebärmutterhalslänge unter 1,5 cm sollte immer sofort eine Therapie eingeleitet werden. Das bedeutet zum einen eine RDS-Prophylaxe, zum anderen eine Tokolyse. Der Begriff Tokolyse bedeutet medikamentöse Wehenhemmung.

Wenn der Gebärmutterhals zwischen 1,5 und 2,5 cm gemessen wird, wird ein zusätzlicher Test auf drohende Frühgeburt durchgeführt. Dabei wird mit einer Art Wattestäbchen über einen Abstrich in der Scheide ein bestimmter Stoff im Scheidensekret gemessen. Ist der Test positiv, würden eine RDS-Prophylaxe und eine Wehenhemmung durchgeführt werden. Ist er negativ, würde die Schwangere stationär überwacht, es würde aber keine Lungenreifung indiziert. Dieser Test ist zwar ein Test auf Frühgeburtlichkeit, dennoch bedeutet ein positives Ergebnis auf keinen Fall, dass die Geburt innerhalb der nächsten sieben Tage ansteht. Es geht vielmehr darum, dass die Frauen mit negativem Ergebnis kein erhöhtes Risiko und deshalb auch keine Indikation für eine Lungenreifung haben.

Vielleicht ist dir aufgefallen, dass ich die 34+0 SSW als obere Grenze genannt habe. Ab der 34+0 SSW werden weder die Lungen gereift (da das Kind ab diesem Zeitpunkt den Wirkstoff zur Entfaltung der Lungen selbst produziert) noch Wehen gehemmt. Eröffnet sich der Muttermund ab dieser Woche, bekommt die Schwangere ihr Kind. Deshalb ist die 34+0 SSW auch eine magische Grenze, wenn es um Frühgeburtlichkeit geht. Zwar gilt alles unter 37+0 SSW noch als Frühgeburt, aber die Kinder sind in der Regel schon so reif, dass keine vorgeburtliche Therapie mehr indiziert ist. Gleichzeitig heißt das aber keinesfalls, dass man ab 34+0 SSW eine Entbindung künstlich forcieren würde.

Was bedeutet es, wenn der Gebärmutterhals ohne vorzeitige Wehen verkürzt ist?

Dann sprechen wir von einer Zervixinsuffizienz. Auch hier gibt es zwei Therapieoptionen, die ich dir gerne erläutern möchte.

Bei diesen zwei Optionen handelt es sich zum einen um die Cerclage und zum anderen um das Pessar.

Bei beiden Varianten ist es wichtig, dass der Abstrich auf Bakterien unauffällig war. Es sollten keine potenziellen Keime, die eine Infektion auslösen könnten, vorliegen. Sollte also ein Abstrich auffällig sein, müssen erst die Bakterien therapiert werden, bevor die Optionen zum Einsatz kommen.

Cerclage

Bei einer Cerclage wird der Muttermund in einer kleinen Operation mit einer Naht innerhalb des Gebärmutterhalses verschlossen. Der Faden wird am Ende der OP verknotet und verbleibt bis zur 36+0 SSW. Sollte es doch zu Geburtsbestrebungen kommen, sich also im Verlauf doch regelmäßige Wehen entwickeln, muss der Faden, um ein Verletzen des Gebärmutterhalses zu vermeiden, vorher gezogen werden.

Die Operation erfolgt idealerweise um die 16. SSW. Sie kann entweder in Spinalanästhesie (eine rückenmarksnahe Betäubung im Lendenwirbelbereich, bei der man wach ist, aber keine Schmerzen verspürt) oder Vollnarkose durchgeführt werden.

Da eine Cerclage eine OP ist und damit Risiken birgt, wird sie nur unter bestimmten Voraussetzungen durchgeführt:

- ✓ Bei allen Frauen, die bereits eine Frühgeburt oder einen Spätabort (aufgrund von vorzeitigen Wehen oder Zervixinsuffizienz) erlebt haben.
- ✓ Bei allen Schwangeren, die im Ultraschall vor der 24+0 SSW eine Gebärmutterhalslänge von unter 2,5 cm haben.
- ✓ Bei Frauen mit einer Muttermundseröffnung ohne Wehentätigkeit als sogenannte Notfallcerclage.

Die OP-Dauer und der Erfolg sind abhängig von der gegebenen Situation. Hat die Patientin bereits vaginal entbunden und ist der Gebärmutterhals Anfang des zweiten Trimenons noch ausreichend lang, kann die Operation schon nach 10 Minuten ohne Probleme beendet sein. Ist die Scheide aber sehr eng und der Gebärmutterhals kurz, kann es schwerer sein, die Cerclage zu legen, sodass es auch mal etwas länger dauern kann. Neben den üblichen Operationsrisiken, die für alle Operationen gelten, ist bei der Cerclageanlage vor allem das Risiko der Verletzung der Fruchtblase und damit einhergehenden Aborts oder, je nach Schwangerschaftswoche, einer Frühgeburt zu nennen.

Pessar

Ein Pessar ist eine Art Gummiring, der über den Gebärmutterhals gelegt wird. So wird der Muttermund zwar nicht zugenäht, dafür werden aber die Kräfte, die auf dem Gebärmutterhals liegen, auf den Beckenboden der Schwangeren umverteilt. Das Pessar kann ohne Narkose ambulant beim niedergelassenen Gynäkologen eingelegt werden. Die Risiken sind deutlich geringer, da nicht operiert wird. Die Indikationen sind die gleichen wie die der Cerclage.

Eine Cerclage und/oder ein Pessar können nur bei Patientinnen mit einer Zervixinsuffizienz erfolgen. Bei regelmäßigen Wehen, die auf den Muttermund wirken, würde der Cerclagefaden ausreißen und der Gebärmutterhals verletzt werden. Sowohl Pessar als auch Cerclagefaden werden in der 36+0 SSW entfernt. Dies ist in einer einfachen gynäkologischen Untersuchung bei der Frauenärztin möglich und dauert nur wenige Sekunden bis Minuten. Diese Untersuchung kann ein wenig drücken, allerdings ist weder das Ziehen des Cerclagefadens noch das Entfernen des Pessars mit dem Finger schmerzhaft.

Wenn du dich jetzt fragst, wann welche Methode bei einer Zervixinsuffizienz zum Einsatz kommt, kann man grundsätzlich sagen, dass eine Cerclage lieber in einer frühen Schwangerschaftswoche, zwischen 15. und 18. SSW gelegt wird, da hier die Bedingungen deutlich besser sind. Ab der Lebensreife (24+0 SSW) wird eher das Pessar bevorzugt. Dennoch ist die Entscheidung, welche Variante gewählt wird, immer individuell zu treffen.

Ist ein Geburtsvorbereitungskurs sinnvoll?

Ob du einen Geburtsvorbereitungskurs machen möchtest oder nicht, ist völlig dir überlassen. Genauso, ob du gemeinsam mit dem Partner oder allein teilnehmen möchtest. Grundsätzlich kann ein guter Geburtsvorbereitungskurs durchaus Sinn machen. Ähnlich wie dieses Buch soll ein Geburtsvorbereitungskurs informieren, Fragen beantworten und Ängste abbauen. Ich möchte dir allerdings unbedingt zwei Dinge mit auf den Weg geben, wenn es um einen Geburtsvorbereitungskurs geht:

1. Du wirst dein Kind auch ohne Geburtsvorbereitungskurs gut auf die Welt bringen. Also keine Panik, solltest du keinen gemacht haben oder danach nicht viel mehr wissen als vorher.
2. Es gibt sehr unterschiedliche Geburtsvorbereitungskurse. Pass auf, dass du zu einem Kurs gehst, der dich wirklich weiterbringt und dir keine Ängste bereitet.

Gehen wir einmal auf die beiden Punkte ein:

Zu **Punkt 1:** Du wirst deine Schwangerschaft und Geburt meistern, auch wenn du keinen Vorbereitungskurs gemacht haben solltest. Woher ich das weiß? Weil ich so viele Frauen entbunden habe, die keinen gemacht haben. Viele Frauen sind nervös und haben Angst, etwas zu verpassen, wenn sie keinen Kurs machen. Tatsächlich habe ich noch nicht eine Frau erlebt, die keinen Vorbereitungskurs absolviert hat und nach der Geburt gesagt hätte, dass sie so gar nicht gewusst habe, was sie machen sollte. Wenn man mal darüber nachdenkt, begreift man auch, dass ein Geburtsvorbereitungskurs eher eine neumodische Entwicklung ist. Viele 1000 Jahre lang haben Frauen ihre Kinder ohne einen Kurs bekommen. Denk allein mal an deine Mutter oder Oma. Weder meine Mutter noch meine Oma haben sich überhaupt viel mit ihrer Schwangerschaft und der Geburt beschäftigt. Das war halt so. Da ist ein Baby im Bauch und es muss da irgendwie rausgepresst werden. Es ist also vielmehr unsere heutige Generation, die Schwangerschaft und Geburt deutlich mehr Aufmerksamkeit schenkt. Und gleichzeitig ist es natürlich von Vorteil, gut aufgeklärt und informiert zu sein. Schließlich ist das ja auch mein Credo: Mehr Entspannung und Sicherheit durch gute Aufklärung. Warum sage ich dann nicht: Du musst unbedingt einen Geburtsvorbereitungskurs machen?! Weil es so gravierende Unterschiede in der Qualität der Geburtsvorbereitungskurse gibt, und damit sind wir bei **Punkt 2:** Pass unbedingt auf, zu welchem Kurs du gehst! Ich habe schon Frauen erlebt, die zu mir in die Sprechstunde gekommen sind und nach einem Wunschkaiserschnitt gefragt haben, weil der Geburtsvorbereitungskurs so traumatisch war. Man könnte ja meinen, dass es einheitliche Inhalte in so einem Geburtsvorbereitungskurs geben sollte. Dem ist nicht so. Das macht jede Hebamme so, wie sie meint und was sie als richtig erachtet. Es gibt einige Hebammen, die eher esoterisch drauf sind und rein gar nichts zu Besonderheiten unter der Geburt erzählen, und dann gibt es Kurse, in denen alle möglichen Katastrophen berichtet werden, inklusive Videos von missglückten Saugglocken.

Was mich allerdings wirklich wütend macht, ist, wenn ein Geburtsvorbereitungskurs als Plattform für nicht verarbeitete traumatische Geburten missbraucht wird. Wenn also Frauen, die schon einmal entbunden haben, von ihren schlimmen Ereignissen berichten und damit die anderen Frauen verunsichern. Natürlich gibt es schlimme Verläufe, das will ich gar nicht bestreiten. Sie sind aber eher die Ausnahmen und haben rein gar nichts in einem Geburtsvorbereitungskurs zu suchen. Im Grunde ist dieses Buch ja auch ein Geburtsvorbereitungskurs. Im dritten Teil wird dir das bewusst werden. Wichtig ist: leicht verständlich und sachlich aufzuklären und zu informieren. Damit du weißt, was auf dich zukommen wird und wie du damit am besten umgehen kannst. Du sollst selbstbestimmt für dich die richtigen Entscheidungen treffen und das geht nur mit einer guten Aufklärung. Panikmache im Vorbereitungskurs hilft da meines Erachtens genauso wenig weiter wie Beschönigungen.

Mein Rat zum Thema **Geburtsvorbereitungskurs:**

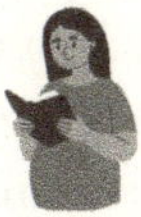

1. Du musst keinen Geburtsvorbereitungskurs absolviert haben, um ein Kind zu gebären.
2. Wenn es sich für dich richtig anfühlt, einen Kurs zu machen, tue das unbedingt. Informiere dich am besten im Vorfeld bei Freundinnen, welcher zu empfehlen ist.
3. Solltest du statt in einem Geburtsvorbereitungskurs in einer Lesung von traumatischen Geburten gelandet sein, steh unmittelbar auf und verlasse diese Veranstaltung.

Wo soll ich entbinden?
Klinik, Hausgeburt, Geburtshaus

Du befindest dich jetzt am Ende des zweiten Trimenons und das ist ein guter und üblicher Zeitpunkt, sich mit dem Entbindungsort zu beschäftigen. Wo möchte ich entbinden? Klassisch in einem Krankenhaus und falls ja, in welchem? Es gibt nämlich unterschiedliche Level, worauf wir im Folgenden noch eingehen werden. Manche Frauen beschäftigen sich auch mit der Möglichkeit, zu Hause oder in einem Geburtshaus zu entbinden. Ziel dieses Kapitels ist es, dass du nach der Lektüre alle Vor- und Nachteile aller Orte kennst und danach für dich entscheiden kannst, welcher Geburtsort für dich der richtige ist. Wichtig ist nur, sich im Vorfeld Gedanken darüber zu machen, was einem besonders wichtig ist.

Wenn es um den Geburtsort geht, entscheiden sich die meisten Paare noch immer für die klassische Entbindung im Krankenhaus. In Deutschland werden im Unterschied zu vielen anderen Ländern vier verschiedene Level unterschieden.

Level I ist dabei das höchste Level. In einem Perinatalzentrum Level I wird ab Lebensfähigkeit entbunden, also ab der 24. SSW, da dort alle notwendigen Ressourcen vorhanden sind. Sowohl was extreme Frühgeborene betrifft als auch sämtliche Risikoschwangerschaften und Geburten hinsichtlich mütterlicher und kindlicher Risiken. Perinatalzentren des Level I haben die kompetenteste Besetzung, sowohl was das medizinische Personal betrifft als auch die medizinische Ausstattung.

Du kannst selbstverständlich auch dein reifes Kind mit unauffälliger Schwangerschaft hier entbinden.

Ein Perinatalzentrum **Level II** entbindet Kinder ab der 29+0 SSW. Auch diese Kliniken haben eine Kinderklinik im Haus. Meistens sind diese Kliniken von der Geburtenzahl ähnlich stark wie das Level I.

Ein Krankenhaus mit **Level III** nennt sich perinataler Schwerpunkt und ist demnach schon kein Perinatalzentrum mehr. Hier wird ab der 32+0 SSW entbunden. Meistens kooperieren diese Häuser mit einer Kinderklinik oder es ist eine Kinderklinik angebunden, allerdings sind die Versorgungsmöglichkeiten weniger intensiv ausgeprägt.

Level IV bedeutet, dass dieses Krankenhaus alle Schwangeren ab der 36+0 SSW entbindet, bei denen keine Komplikationen zu erwarten sind. Es gibt keinen Kinderarzt vor Ort. Das heißt, sämtliche Risikoschwangerschaften sollten außen vor sein. Streng genommen gehört dazu auch schon ein Gestationsdiabetes. Meistens haben diese Häuser eher eine niedrige Geburtenzahl.

Nicht selten gibt es in Deutschland Häuser mit nur 500 Geburten im Jahr. Ganz zu schweigen von Geburtshäusern, die noch sehr viel weniger Geburten haben. Diese Häuser haben keinen Kinderarzt und keine Kinderklinik vor Ort. Grundsätzlich kannst du dir sicherlich vorstellen, dass je häufiger man etwas macht, umso besser darin ist. Das kann man genauso auf die Geburtshilfe übertragen. Kleine Häuser haben statistisch gesehen schon deutlich weniger Notfälle. Tritt in so einem Haus ein Notfall ein, ist das Team mutmaßlich weniger gut darin geschult, diesen Notfall zu händeln, als das Haus, in dem der Notfall Alltag ist. Auch eine bisher völlig unauffällig verlaufende Schwangerschaft kann sich unter der Geburt zu einem Notfall entwickeln. Sowohl was die mütterliche als auch die kindliche Versorgung betrifft. Natürlich ist nicht jede Entbindung pathologisch und selbstverständlich braucht – Gott sei Dank – nicht jedes Kind eine Kinderärztin. Und genau hier sind wir bei dem Punkt, an dem die persönliche Geschichte wieder relevant wird.

Bin ich jemand, der sehr sicherheitsbedürftig ist? Dann ist die Entbindung in einer großen Geburtshilfe mit hoher Geburtenzahl und Kinderklinik vor Ort das Richtige. Wenn ich grundsätzlich darauf vertraue, dass schon alles gut geht, im Notfall dann ggf. auch die Konsequenzen trage und mein wichtigster Fokus die vertrauten eigenen vier Wände sind, ist eine Hausgeburt wohl eher der richtige Ort für mich.

Denn das ist natürlich auch eine Variante: **zu Hause zu entbinden**. Der große Vorteil hier ist sicherlich die vertraute, geborgene Umgebung. Eine Hebamme, die du dir bereits im Vorfeld ausgesucht hast und die du dadurch bereits kennst, kommt zu dir nach Hause. Das ist natürlich sehr komfortabel und bringt Ruhe in deine Geburt. Keine fremde Umgebung, keine fremden Menschen. Ich kann gut nachvollziehen, warum sich Menschen für eine Hausgeburt entscheiden.

Das **Geburtshaus** unterscheidet sich aus medizinischer Sicht wenig von einer Hausgeburt. Paare entscheiden sich für ein Geburtshaus, weil sie glauben, hier mehr Ruhe und eine intensivere Betreuung zu bekommen. Es gibt einen Pool von Hebammen, die genauso wie im Krankenhaus einen Dienstplan haben und rotieren. Hier gibt es im Unterschied zur Hausgeburt nicht unbedingt eine fest zugewiesene Hebamme. Der Vorteil gegenüber der Hausgeburt kann sein, dass man nach der Geburt das Geburtshaus einfach verlassen kann und nicht noch aufräumen und putzen muss. Denn glaub mir, nach einer Geburt gibt es so einige Körperflüssigkeiten, die danach wieder beseitigt werden wollen.

Der große Nachteil von Hausgeburt und Geburtshaus ist, dass vor Ort keinerlei medizinische Versorgung vorhanden ist.

Es gibt weder Schmerzmittel noch PDA und kein ärztliches Personal. An dem Punkt sagen viele Paare: «Aber wenn was ist, fahren wir in die Klinik.» Stimmt, genau das würde man im Notfall auch machen. Nur möchte ich dich darauf hinweisen, dass allein der Transport mit Eintreffen des Rettungswagens und der Fahrt ins nächste Krankenhaus mit Kreißsaal innerhalb einer Großstadt 10 bis 15 Minuten dauern und ein Transport auf dem Land noch deutlich mehr Zeit benötigen wird. In der Geburtshilfe geht es im Notfall allerdings immer um Minuten. Diese Minuten können schon wesentliche Auswirkungen auf dein Leben und das deines Kindes haben.

Der Punkt der Sicherheit geht also klar an die **Klinik**. Ein Nachteil der Klinik kann sein, dass du keine durchgehende Eins-zu-eins-Betreuung hast und das Personal im Voraus nicht unbedingt kennst. Wobei das auch anders sein kann. Ich habe schon sehr oft die gleiche Frau mehrmals, also in unterschiedlichen Schwangerschaften, entbunden, oder man kannte sich bereits aus Voruntersuchungen. Das Gleiche gilt natürlich auch für die Hebammen im Krankenhaus. Das Gerücht, dass im Krankenhaus forcierter in die Geburt eingegriffen wird und deshalb Verläufe pathologisch werden, ist aus meiner Sicht falsch. Wenn alles unauffällig läuft, greift niemand in eine Geburt ein. Warum auch? Es werden lediglich Medikamente wie zum Beispiel ein Wehentropf gegeben, um eine Geburt, die ins Stocken geraten ist, zu unterstützen. Das einzige Ziel dabei ist, den Kaiserschnitt und pathologische Verläufe wie Blutungen zu vermeiden. Aber wie gesagt, hier gibt es die wildesten Gerüchte ...

Egal wie du dich entscheiden wirst. Mache dir bewusst, was für dich wichtig ist. Schreibe dazu eine Prioritätenliste. Brauchst du deine gewohnte Umgebung zu Hause, damit du dich sicher fühlst? Möchtest du eine Eins-zu-eins-Betreuung? Willst du maximale Sicherheit für dich und dein Kind? Willst du für den Fall, dass es deinem Kind nach der Geburt akut nicht gut geht, vorbereitet sein und lieber einen Kinderarzt vor Ort haben?

Auch wenn ich mir Mühe gebe, neutral zu bleiben, ist dir vermutlich aufgefallen, dass ich persönlich kein so großer Fan von Hausgeburt und Geburtshaus bin. Das liegt vor allem an persönlichen Erfahrungen, die ich gemacht habe. Ich sehe natürlich immer nur die abgebrochenen Hausgeburten und Geburtshausgeburten, bei denen es einen deutlich schlechteren Ausgang für Mutter und Kind gab. All die schönen, unkomplizierten Geburten habe ich nicht wahrgenommen, weil die ja nicht zu mir zur Notfallversorgung gekommen sind. Deshalb ist mir bewusst, dass ich eine Brille aufhabe und es mir nur schwer gelingt, diese abzusetzen. Natürlich bietet das Krankenhaus auch keine hundertprozentige Sicherheit. Allerdings ist hier die Reaktionszeit üblicherweise eine immens schnellere und deshalb auch der Ausgang grundsätzlich eher ein besserer.

Abschließend möchte ich eine frühere Kollegin von mir «zitieren», die nicht nachvollziehen konnte, warum Paare sich für das Geburtshaus oder eine Hausgeburt entscheiden: «Würden die Eltern ihr Kind unangeschnallt in einem Weidenkörbchen auf den Rücksitz ihres Autos legen und Auto fahren? Warum dann im Geburtshaus entbinden?»

Nabelschnurblut – gewinnen oder lassen?

Du hast die Möglichkeit, das Nabelschnurblut deines Kindes nach der Geburt zu gewinnen und aufbewahren zu lassen. Dazu kommen immer wieder Fragen auf: Sollen wir das wirklich machen oder ist das zu teuer? Wo sind die Vorteile? Birgt die Entnahme Risiken für mein Kind? Muss für eine Gewinnung des Nabelschnurblutes unmittelbar nach der Geburt abgenabelt werden und hat dieses frühe Abnabeln Nachteile für mein Kind? Damit eine Entnahme überhaupt sicher erfolgen kann, sollte man sich rechtzeitig mit dem Thema beschäftigen. Damit du gut informiert bist und für dich entscheiden kannst, ob eine Gewinnung infrage kommt oder nicht, beantworte ich dir in diesem Kapitel die häufigsten Fragen.

Was ist Nabelschnurblut, und was macht es so besonders, dass man auf die Idee kommt, es zu gewinnen und für Jahre einzufrieren?

Nabelschnurblut ist, wie der Name schon sagt, Blut, welches sich in der Nabelschnur befindet. Das Besondere daran ist, dass es viele Blutstammzellen beinhaltet. Diese Blutstammzellen haben das Potenzial, sich in alle Zellen der Blutbildung auszudifferenzieren. Was heißt das konkret? Beim heutigen Stand der Medizin können mit diesen Blutstammzellen Erkrankungen wie zum Beispiel Blutkrebs (Leukämie), Lymphkrebs (Lymphom) oder auch besondere Formen einer Blutarmut (Aplastische Anämie) therapiert werden. Bis zu 80 Erkrankungen sind mittlerweile mit Stammzellen aus Nabelschnurblut behandelbar.

Du kannst dich aber nicht nur für die Gewinnung von Nabelschnurblut entscheiden, sondern auch für die Asservierung von einem Stück der Nabelschnur selbst sowie von Plazentagewebe. Die Nabelschnur enthält mesenchymale Stammzellen, aus denen sich Knorpel, Knochen oder Bindegewebe ausdifferenzieren können. Das Gewebe der Plazenta hat ein hohes Reparaturpotenzial, das verletztes Gewebe wieder heilt, beispielsweise bei Nervenschäden. Die Arbeit mit diesen Geweben ist derzeit zwar noch in der Forschung, allerdings wird bereits jetzt daran gearbeitet, wie mit der Gewinnung von Nabelschnurblut und -gewebe Krankheiten wie Schlaganfall, Diabetes und Nervenerkrankungen behandelt werden können. Aktuell ist das zwar noch Zukunftsmusik. Keiner kann einem versprechen, was in 50 Jahren ist, aber wenn du von heute mal 50 Jahre zurückblickst und dir anschaust, wie sich die Welt und die Medizin bis jetzt weiterentwickelt haben, lohnt es sich doch, darüber nachzudenken, diese Möglichkeit für sich in Betracht zu ziehen. Stell dir mal vor, dein Kind entwickelt mit 50 einen Diabetes oder erleidet einen Schlaganfall und hätte die Möglichkeit, auf diese Art der Therapie zurückzugreifen. Wobei ich noch einmal betonen möchte, dass zum aktuellen Stand «nur» Erkrankungen des Blutsystems behandelt werden können.

Jetzt magst du dich vielleicht fragen: «Wenn das so viele Chancen bietet, warum macht man das denn nicht standardmäßig bei jeder Geburt? Gibt es Nachteile?»

Diese Leistung zahlt nicht die Kasse. Die Eltern müssen die Kosten also selbst übernehmen. Je nachdem welche Gewinnung welcher Gewebe für wie lange eingelagert werden soll, kann es sich da schon mal um einen höheren vierstelligen Betrag handeln. Was häufig als Nachteil dargestellt wird, ist die Tatsache, dass die Nabelschnur nach der Geburt nicht auspulsieren kann. Das stimmt, die Nabelschnur kann nicht vollständig auspulsieren. Das ist nachvollziehbar, denn wo kein Blut mehr pumpt, kann ich keins mehr gewinnen. Allerdings kann ich dich beruhigen. In den allermeisten Fällen kann man die Nabelschnur 1 bis 2 Minuten pulsieren lassen, sodass reichlich Blut von der Plazenta zum Kind gepumpt wird und gleichzeitig noch genug Nabelschnurblut gewonnen werden kann. Das Kind hat keine Nachteile durch ein verzögertes Abnabeln.

Die Geburt selbst ist völlig unabhängig von der Entnahme. Du kannst alle Positionen einnehmen und sogar im Wasser entbinden. Die Entnahme vom Nabelschnurblut erfolgt dann zeitnah im Kreißbett. Auch ein Kaiserschnitt oder eine Saugglockenentbindung stellen keine Kontraindikation für eine Abnahme dar. Nach dem Abnabeln wird die Nabelschnur an der Entnahmestelle desinfiziert, ähnlich wie bei einer Blutentnahme am Arm, und anschließend mit einer Nadel in die Nabelschnurvene gestochen. Das Blut läuft dann passiv in einen kleinen Auffangbeutel. Diese Blutentnahme spürst weder du noch dein Baby und sie ist risikofrei.

Sofern du dich für eine Nabelschnurblutentnahme interessierst, solltest du dich unbedingt rechtzeitig bei entsprechenden Anbietern melden. Einer dieser Anbieter wäre beispielsweise Vita 34, auf deren Homepage du einen Link dazu findest, ob deine Geburtsklinik die Entnahme anbietet.

Idealerweise solltest du dich um die 35. SSW entschieden haben, damit du das Abnahmeset rechtzeitig zugeschickt bekommen kannst, das du dann genauso wie deinen Mutterpass und die Kliniktasche zur Geburt in den Kreißsaal mitnimmst. Das Set gibst du dann einfach bei der Hebamme oder Frauenärztin im Krankenhaus ab und alles Weitere macht das geschulte Personal für dich.

Ob das für dich das Richtige ist oder nicht, kann ich dir nicht sagen, das darfst wie immer du für dich entscheiden. Ich wollte dich an dieser Stelle überhaupt über die Möglichkeit informieren, da viele Eltern gar nicht um diese Option wissen. Ich denke, dass eine Geburt und diese Gewinnung von Stammzellen eine einmalige Chance darstellen und in der Zukunft noch ganz andere Möglichkeiten der Anwendung auf uns warten. Wem das Geld nicht wehtut, sollte sich also durchaus damit auseinandersetzen.

Teil III

Willkommen im dritten Trimenon

So langsam wird dein Bäuchlein immer größer und runder und es bleibt nun wirklich keinem mehr verborgen, dass du Nachwuchs erwartest. Und damit herzlich willkommen im letzten Schwangerschaftsdrittel! In den nächsten Kapiteln wirst du vor allem viel über die Geburt erfahren. Was wird dich erwarten? Wie kannst du dich vorbereiten? Wie läuft eine «normale» Geburt ab? (Kleiner Spoiler: Den Begriff «normale» Geburt lehne ich komplett ab, da er Erwartungen mitbringt, die nicht hilfreich sind.) Wir schauen aber auch auf Themen, die klassischerweise viele Fragen aufwerfen, wie zum Beispiel, welche Optionen es bei einer Beckenendlage gibt und was zu beachten ist, wenn man in einer vorherigen Schwangerschaft per Kaiserschnitt entbunden hat. Außerdem räumen wir mit Mythen um Saugglocke, Einleitung und Co auf. Am Ende dieses Abschnitts sollst du selbstbewusst und gestärkt sein und wissen, wie du mit Risiken umgehen kannst. Ziel ist, in den nächsten Kapiteln ganz viel Wissen zu bekommen, damit du deine Geburt mit Freude und Entspannung erwarten kannst. Doch bevor du mehr zu allem rund um die Geburt erfahren wirst, steht zunächst erst mal wieder ein Ultraschall an.

Der dritte große Ultraschall

In den ersten beiden großen Ultraschalluntersuchungen ging es vor allem darum, auf die richtige Anlage und Entwicklung der kindlichen Organe zu schauen. Jetzt ist besonders wichtig, dass dein Baby gut wächst und an Gewicht zulegt. Und genau das wird im dritten großen Ultraschall überprüft.

Er findet zwischen der 29+0 und 31+6 Schwangerschaftswoche statt. Deine Gynäkologin ermittelt anhand der Ausmessungen von Kopf, Bauch und Oberschenkelknochen ein Schätzgewicht deines Kindes. Dabei liegt die Betonung auf **Schätzgewicht**. Schließlich werden diese Körperteile nur abgemessen und daraus ein Gewicht vom Ultraschallgerät errechnet. Dein Kind kann ja nicht auf eine Waage gelegt werden. Warum ich das so betone? Wenn du zum Beispiel im Krankenhaus von einem zweiten Gynäkologen oder durch eine Pränatalmedizinerin untersucht wirst, kann es sein, dass ein etwas geringeres oder höheres Gewicht bestimmt wird. Insbesondere wenn es geringer ausfallen sollte, heißt das nicht, dass dein Kind Gewicht abgenommen hat, sondern dass eine Messvarianz vorliegt. Bei den Fetometrien, so nennt man diese Bestimmung des Schätzgewichtes, ist vor allem entscheidend, dass dein Kind auf seiner Perzentile wächst. Wenn in der Medizin der Begriff Perzentile benutzt wird, geht es in den meisten Fällen um Gewichts- und Größenwachstumskurven. Dabei wird die statistische Streuung berechnet. Keine Angst, es wird jetzt keinesfalls zu mathematisch, da bin ich selbst nicht gut drin. Zum besseren Verständnis gebe ich dir dazu ein Beispiel. Eine

Frau in Deutschland ist im Durchschnitt 1,65 m groß. Damit läge diese Frau genau auf der 50. Perzentile. Es gibt aber auch Frauen, die kleiner sind, also vielleicht 1,50 m. Diese Frauen liegen dann eher auf der 10. Perzentile. Diese Angaben sind von mir nicht exakt recherchiert. Damit möchte ich dir nur beispielhaft verdeutlichen, worum es bei den Perzentilen geht. Es gibt eine Streuung, die völlig normal ist und keinerlei Krankheitswert darstellt. Schließlich würde man keine 1,80 m große Frau als krankhaft groß bezeichnen oder eine Frau von 1,50 m als krankhaft klein.

Es gibt eine Range bezogen auf die Körpergröße von Frauen, die als normal angegeben wird. Ähnlich verhält es sich auch für das kindliche Gewicht. Alles zwischen der 10. und 90. Perzentile entspricht einer normalen Streuung, die vor allem von den Genen abhängt. Also zwei große Eltern werden vermutlich eher ein größeres Kind bekommen. Aber was ist, wenn das Kind unter der 10. oder über der 90. Perzentile liegt? Das erkläre ich dir im nächsten Abschnitt.

Ist mein Kind zu klein?

In diesem Abschnitt befassen wir uns mit den kleinen Kindern. Das bedeutet, dein Frauenarzt hat festgestellt, dass dein Kind unterhalb der 10. Perzentile wächst. In dem Zusammenhang möchte ich dir zwei Begriffe erklären. Das SGA und das IUGR.

SGA bedeutet «Small for Gestinal Age». Übersetzt: zu klein für das Schwangerschaftsalter. Diese Kinder haben ein Schätzgewicht oder späteres Geburtsgewicht unterhalb der 10. Perzentile. Ganz wichtig zu verstehen: Ein SGA-Kind ist nicht krank! Meistens sind diese Kinder einfach aufgrund ihrer Konstitution etwas kleiner. Damit meine ich, dass sie so klein sind, weil Mama und Papa auch klein sind. Dennoch gehören diese Kinder in der Schwangerschaft regelmäßig per Ultraschall kontrolliert und sie werden nicht über den errechneten Geburtstermin hinaus im Bauch verbleiben. Das bedeutet, Frauen mit einem Kind unter der 10. Perzentile werden am Termin eingeleitet (dazu im Kapitel «Einleitung» mehr). Diese Kinder können vaginal geboren werden. Ein SGA ist also nicht per se eine Indikation für einen Kaiserschnitt.

IUGR steht für «intrauterine growth restriction». Übersetzt bedeutet das, dass das Kind im Bauch aufgrund einer Pathologie, also einer Erkrankung, nicht sein genetisch mögliches Gewicht erreicht. Ein IUGR beinhaltet also immer eine Auffälligkeit. Definiert ist eine IUGR ebenfalls mit einem Schätzgewicht unterhalb der 10. Perzentile, allerdings verbunden mit weiteren zu messenden Auffälligkeiten.

Zu diesen weiteren Auffälligkeiten gehören:

1. Alle Kinder unter der 3. Perzentile.
2. Zu wenig Fruchtwasser.
3. Auffällige Doppler (d. h., die Durchblutung ist nicht gut).
4. Kinder, die im Verlauf nicht mehr an Gewicht zunehmen. Dazu sagen wir Abflachung des Intervallwachstums.

Etwa 70 % der Kinder unterhalb der 10. Perzentile sind SGA-Kinder. Also gesunde Kinder, die einfach nur klein, aber sonst völlig normal entwickelt sind und bei denen man keine Probleme erwartet. Wichtig ist, die IUGR-Kinder unter den SGAs rauszufischen, da sie ein erhöhtes Risiko für einen schlechteren Verlauf haben können. Doch keine Panik an dieser Stelle. Du weißt ja, ich will dich nicht beunruhigen und verunsichern, sondern dir Sorgen und Ängste nehmen. Deshalb ist ganz wichtig zu verstehen: Wenn ein IUGR vorliegt, heißt das nicht automatisch etwas Schlimmes. Sondern es bedeutet besondere Obacht. Irgendetwas ist auffällig, weshalb das Kind nicht korrekt wächst. Deshalb sollten regelmäßig Ultraschall- und Dopplerkontrollen durchgeführt werden, in denen das Schätzgewicht sowie die Durchblutung sowohl des Kindes als auch der Plazenta kontrolliert werden. Bei der Dopplersonographie (die die Durchblutung untersucht) schaut man sich im Wesentlichen drei Gefäße an: eine Arterie der Nabelschnur, die Durchblutung im Kopf und die Gefäße, die zum Mutterkuchen ziehen. Ein Begriff ist in diesem Zusammenhang besonders wichtig: die sogenannte Zentralisation.

Zentralisation bedeutet, dass das Kind bereits so schlecht versorgt wird, dass es schlauerweise entschieden hat, die wichtigen Organe wie Herz und Gehirn mit mehr Blut und damit auch mit mehr Sauerstoff zu versorgen. Das heißt, die Arteria cerebri media wird weit gestellt, damit viel Sauerstoff über das Blut ins Gehirn kommt. Dafür werden andere Organe mit weniger Blut versorgt. Dazu gehören zum Beispiel die Nieren, weshalb das Kind weniger ausscheidet, was sich in einer geringeren Fruchtwassermenge zeigt. Ist nur die Nabelschnurarterie auffällig, kann in der Regel erst mal weiter engmaschig ambulant kontrolliert werden. Besteht allerdings eine Zentralisation mit Auffälligkeiten in der Nabelschnur und der Gehirndurchblutung, sollte eine Krankenhauseinweisung erfolgen. Ganz entscheidend ist natürlich in diesem Zusammenhang die Schwangerschaftswoche. Je früher eine IUGR in Verbindung mit einer Zentralisation auftritt, desto zurückhaltender ist man hinsichtlich der Entbindung. Je später sie auftritt, desto großzügiger wird man entbinden. Die meisten IUGR-Kinder werden mit Kaiserschnitt zur Welt gebracht, da sie den Stress von Wehen und einer vaginalen Geburt in der Regel nicht aushalten und über den Kaiserschnitt weniger angestrengt zur Welt kommen. Kinder, die zu klein sind, sollten grundsätzlich in einem Perinatalzentrum mit Kinderärztinnen entbunden werden.

Die Gefäße, die zum Mutterkuchen ziehen, nennen sich Arteria uterina und werden in deiner Leiste gemessen. Vielleicht erinnerst du dich aus dem ersten Trimenon daran, wie wichtig es ist, dass diese Gefäße sich weit stellen, damit viel Blut, Sauerstoff und Nährstoffe über die Plazenta zum Kind kommen. Wenn die Entwicklung dieser Arterien nicht richtig erfolgt, kann sich eine Plazentainsuffizienz und damit das Krankheitsbild der Präeklampsie mit hohem Blutdruck und ebenfalls kleinem Kind entwickeln. Die Plazentainsuffizienz ist die häufigste Ursache für eine IUGR. Weitere Ursachen sind neben der nicht gut arbeitenden Plazenta chromosomale Störungen, also genetische Erkrankungen. Deshalb sollte dieses Thema immer angesprochen werden, insbesondere wenn bereits frühzeitig im zweiten Ultraschall ein zu kleines Kind auffällt.

Als weitere Gründe für eine IUGR sind Infektionen, wie zum Beispiel eine CMV-, Toxoplasmose- oder Rötelninfektion, aber auch Zigarettenkonsum zu nennen.

Zusammenfassend können wir uns zu den **kleinen Kindern** merken:

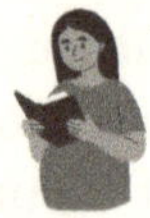

1. Ein SGA (Small for Gestinal Age) ist ein gesundes kleines Kind unter der 10. Perzentile.
2. Ein SGA-Kind ist keine Indikation für einen Kaiserschnitt und kann vaginal geboren werden.
3. Ein IUGR ist ein Kind ebenfalls unter der 10. Perzentile, das aber noch weitere Auffälligkeiten aufweist (auffälliger Doppler, zu wenig Fruchtwasser, ein Gewicht unter der 3. Perzentile oder es fällt auf, dass es gar nicht mehr wächst).
4. IUGR-Kinder haben ein höheres Risiko für Komplikationen, sodass diese Kinder engmaschiger kontrolliert werden müssen.
5. IUGR-Kinder werden häufiger per Kaiserschnitt entbunden und sollten in einem Perinatalzentrum mit erfahrenen Gynäkologinnen und Kinderärzten zur Welt kommen.
6. SGA-Kinder werden am Termin eingeleitet.
7. Ist für die IUGR eine Plazentationsstörung ursächlich, sollten in der nächsten Schwangerschaft 150 mg ASS at bedtime vor der 16. SSW eingenommen werden.

Ich wünsche dir natürlich von Herzen, dass dieses Kapitel für dich irrelevant ist. Doch da ich immer wieder verunsicherte Frauen erlebe, denen gesagt wurde, dass ihr Kind zu klein sei, wollte ich dir mehr Klarheit vermitteln, damit du weißt, worauf zu achten ist, und dir keine unnötigen Sorgen machen musst.

Ist mein Kind zu groß?

Wenn ein Kind zu groß ist, spricht man von fetaler Makrosomie oder auch Large for Gestational Age (LGA). Ähnlich wie bei den «zu kleinen» Kindern sollte man auch hier erst mal nicht beunruhigt sein, sondern sich das Gesamtbild anschauen. Eine Frau von 1,78 m Körpergröße und 75 kg Gewicht mit einem Kind von 4000 g ist anders zu bewerten als eine Frau von 1,50 m, 48 kg und dem gleichen kindlichen Gewicht. Insgesamt kann man ein Kind über der 90. Perzentile als groß einstufen und über der 97. Perzentile als zu groß.

Mögliche Ursachen für ein groß gewachsenes Kind können folgende sein:

Die genetische Komponente
Wenn Muddi 1,85 m groß ist und Vaddi 2 m, dann ist tendenziell auch mit einem großen Kind zu rechnen und ein Schätzgewicht auf der 92. Perzentile ist als «Haben wir nicht anders erwartet» und damit normal einzustufen.

Ein Gestationsdiabetes oder Diabetes mellitus
Das Thema haben wir bereits besprochen. Wenn der Blutzucker der Mutter permanent zu hoch ist, bekommt das Baby auch zu viel Zucker über die Plazenta und wird moppelig.

Übergewicht der Mutter
In der Regel hat das Übergewicht der Mutter mit einem Überangebot an Kalorien, meistens in Form von Zucker, zu tun. Die-

ser wird auch ohne manifesten Diabetes an das Kind weitergereicht.

Übertragene Schwangerschaft
Je länger das Kind im Bauch der Mutter bleibt, desto mehr Zeit hat es auch zu wachsen. Je weiter über den errechneten Geburtstermin gegangen wird, desto größer das Risiko, dass das kindliche Gewicht auch größer sein kann.

Genetische Erkrankungen
Die sind so selten, dass ich darauf hier nicht eingehen werde.

Die relevantesten Gründe für große Kinder sind vor allem ein Diabetes (Gestationsdiabetes und Diabetes Typ I oder II, der nicht gut eingestellt ist) und ein Übergewicht der Mutter. In diesen Fällen ist besonders wichtig, dass der Gynäkologe während der gesamten Schwangerschaft regelmäßig Ultraschalluntersuchungen macht. Hier ist vor allem der Durchmesser des kindlichen Bauches relevant. Sollte das Kind immer größer werden und der Bauchumfang deutlich im oberen Perzentilenbereich liegen, sollte die werdende Mama streng auf ihre Ernährung achten, also jegliche Industrienahrung vermeiden. Im Falle eines Diabetes muss dieser unbedingt besser eingestellt und die Insulindosis erhöht werden.

Warum ist das so wichtig? Insbesondere für die Geburt. Es kann zu einigen Komplikationen kommen, wenn ein Kind zu groß ist. Aber keine Sorge, niemand muss ein zu großes Kind entbinden. Durch die richtige Betreuung können alle Komplikationen vermieden werden. Deshalb erzähle ich dir das jetzt, damit du rechtzeitig aufgeklärt und entsprechend reagieren kannst, damit diese Komplikationen gar nicht erst auftreten. Aber welche Komplikationen können denn bei einem zu großen Kind auftreten? Dazu jetzt mehr:

Geburtshilfliche Verletzungen

Du kannst dir sicherlich gut vorstellen, dass je größer ein Kind ist, das Risiko für eine Geburtsverletzung bei einer vaginalen Geburt steigt, was wiederum ein erhöhtes Risiko für eine Blutung beinhalten kann. Denn wenn Gewebe reißt, können natürlich auch Gefäße verletzt werden. Insgesamt können die Schamlippen, die Scheide und auch der Damm verletzt werden. Der Damm, das ist der Bereich zwischen dem Ausgang der Scheide und dem Anus. Übliche Verletzungen können ein sogenannter Dammriss I° oder II° sein. Diese Verletzungen sind auch bei normalgewichtigen Kindern häufig und stellen in der Regel keine Probleme nach standardmäßiger Versorgung dar. Reißt der Damm Richtung Schließmuskel weiter und wird der Schließmuskel mit verletzt, spricht man von einem Dammriss III°. Wenn die Verletzung sich auch noch zum Darm hin fortsetzt, liegt ein Dammriss IV° vor. Diese Verletzungen sind schwerwiegender und bedürfen einer Versorgung von einem Facharzt für Gynäkologie sowie einer physiotherapeutischen Betreuung nach der Geburt. Es müssen nicht immer diese Verletzungen bei größeren Kindern auftreten, da auch noch andere Faktoren, wie zum Beispiel das eigene Bindegewebe und auch der Dammschutz seitens der Hebamme oder Frauenärztin relevant ist. Was ich nur sagen möchte, ist, dass Frauen mit großen Kindern eher ein Risiko für diese geburtshilflichen Verletzungen haben als Frauen mit normalgewichtigen Kindern.

Insgesamt möchte ich dich aber hinsichtlich geburtshilflicher Verletzungen beruhigen. Das Gewebe ist sehr gut durchblutet, wie alle Schleimhäute, und heilt sehr schnell und sehr gut. Bei guter Nahtversorgung wirst du rasch schon gar nichts mehr davon spüren. Auch die Naht selbst tut, sofern ausreichend betäubt wird (mein Credo lautet «Viel hilft viel»), überhaupt nicht weh. Du spürst, dass jemand dich berührt und auch den Faden, aber es wird nicht wehtun.

Noch ein Hinweis zum Dammriss III° und IV°: Sollte dieser sehr seltene Fall auftreten, reicht ein normaler Rückbildungskurs nicht aus. Du solltest nach dem Wochenbett unbedingt zu einer Physiotherapeutin mit Beckenbodenschwerpunkt gehen, damit du im Verlauf keine Inkontinenz entwickelst.

Verstärkte Blutungen – medizinisch Atonie

Es kann zum einen aus einer Verletzung verstärkt bluten, aber vor allem auch, wenn die Gebärmutter müde ist und sich nach der Geburt nicht gut zusammenzieht. Medizinisch nennt man diese Situation Atonie (fehlender Tonus). Wenn das Kind groß ist, muss ja auch die Gebärmutter entsprechend größer sein. Das heißt, dass nach der Geburt eines großen Kindes, meist mit größerer Plazenta mit womöglich noch viel Fruchtwasser, die Gebärmutter eher dazu neigt, schlaff wie ein zu groß aufgeblasener Luftballon zu sein. Wenn die Luft nach einem sehr groß aufgeblasenen Luftballon entlassen wird, ist dieser häufig auch etwas schlaffer. Was heißt das konkret? Bei einer fetalen Makrosomie ist das Risiko für eine Atonie deutlich erhöht. Wenn die Gebärmutter dazu neigt, schlaff zu sein, und sich nicht kontrahiert, bleiben auch die sehr gut durchbluteten daumendicken Gefäße offen und es kann kräftig bluten.

Schulterdystokie

Ein weiterer wichtiger geburtshilflich zu berücksichtigender Punkt, sowohl für die Mutter als auch für das Kind, ist eine sogenannte Schulterdystokie. Bei einer Schulterdystokie ist der Kopf des Kindes bereits geboren, und damit vor der Vulva, die Schultern des Kindes hängen allerdings am mütterlichen Schambein fest. Sollte dieser Notfall eintreffen, werden verschiedene Handgriffe schnell und sicher durchgeführt, damit die Schultern des Kindes sich lösen und das Kind geboren wird. In den allermeisten Fällen passiert gar nichts und Mutter und Kind geht es gut. Es kann aber auch passieren, dass es zu einem Sauerstoffmangel beim Kind kommt, welcher eine geistige Einschränkung nach sich ziehen kann. Des Weiteren kann es sein, dass beim Lösen der Schultern das Schlüsselbein des Kindes bricht oder das Nervengeflecht in der Achsel verletzt wird. Das kann zu einer Armlähmung führen. Deshalb muss spätestens ab einem Schätzgewicht von 4500 g über eine Schulterdystokie aufgeklärt werden. Das heißt zwar nicht, dass sobald ein Kind 4500 g wiegt, dieser Notfall eintreten muss, nur nimmt das Risiko mit zunehmendem Schätzgewicht deutlich zu. Je nach Statur der Mutter sollte man ab 4500 g eher zu einem geplanten Kaiserschnitt raten.

Komplikationen bei der Geburt wie geburtshilfliche Verletzungen, Atonie (= starke Blutungen) und Schulterdystokie können bei guter Behandlung gut gemanagt werden, allerdings ist es natürlich noch besser, sie treten gar nicht erst auf. Und ich erzähle dir das nicht, um dir Angst zu machen, sondern um dich zu motivieren, erstens auf deine Ernährung und ggf. die Einstellung eines zu hohen Blutzuckers zu achten und zweitens dich dafür zu sensibilisieren, ggf. schon frühzeitig Maßnahmen einzuleiten, damit dein Kind nicht zu groß wird. Was heißt das konkret? Fällt bereits im dritten Ultraschall ein großes Kind auf, sollte überlegt werden, welche Ursache dahintersteckt. Insbesondere Übergewicht der Mutter und Diabetes sind hier wichtige Faktoren. Ein Diabetes sollte zusammen mit einem erfahrenen Diabetologen eingestellt werden. Geht es

Richtung Entbindungstermin, sollte unbedingt vorher erneut ein Ultraschall gemacht werden. Ideal ist etwa zwei Wochen vor dem errechneten Termin, da dies auch eine Schwangerschaftswoche ist, in der man das weitere Handeln gut festlegen kann und noch alle Optionen offen sind.

Diese Optionen sind:

1. Wir machen eine erneute Schätzgewichtkontrolle in einer Woche, weil das Gewicht noch nicht zu hoch ist und sich das Kind in einer Woche von allein auf den Weg machen könnte.
2. Eine Einleitung ab 38+0 oder 39+0 SSW planen. Das heißt, der Schwangeren werden Medikamente gegeben, die dafür sorgen, dass sie Wehen bekommt und entbindet, bevor das Kind zu groß wird (mehr dazu im Kapitel «Einleitung»).
3. Die Planung eines Kaiserschnitts. Je nachdem, wie die Schwangere entbinden möchte, ist auch das eine Möglichkeit.

Generell gilt, dass du mit einem zu großen Kind nicht weit über den Termin übertragen solltest. Das Kind ist ja am ET fertig und hat keine weiteren Vorteile davon, weiter im Bauch zu reifen. Im Gegenteil, je länger das Kind im Bauch verbleibt, desto mehr wird es wachsen und das Risiko für Komplikationen bei der Geburt steigt.

Eine klare Empfehlung noch zum Abschluss: Sollte dein Kind ein Schätzgewicht über der 90. Perzentile haben und/oder du eher zart gebaut sein, rate ich dir von einer Entbindung zu Hause oder im Geburtshaus ab, damit im Falle von Komplikationen direkt ein Team aus erfahrenen Geburtshelfern und Kinderärzten sowie eine gute medizinische Versorgung vorliegen.

Was solltest du aus diesem Kapitel mitnehmen?

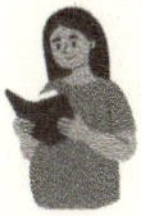

1. Ausgewogen gesund ernähren und möglichst wenig Industrieschrott futtern, damit man selbst und das Baby nicht zu dick wird.
2. Wenn ein Diabetes vorliegt, unbedingt ganz regelmäßig von der Diabetologin und vom Frauenarzt untersuchen und gut einstellen lassen.
3. Rechtzeitiges Bestimmen des Schätzgewichtes vor dem errechneten Termin, um die Geburt zu planen.
4. Idealerweise nicht mit einem großen Kind eine Hausgeburt oder Entbindung im Geburtshaus anstreben.

Gut überwacht, können Risiken und mögliche Komplikationen deutlich minimiert werden und deiner schönen Entbindung steht nichts im Weg.

Wie läuft eine «normale» Geburt ab?
Von den ersten Wehen bis zur Nachgeburt

Wie du entbinden möchtest, ist ganz allein deine Entscheidung. Es ist schließlich dein Körper, dein Kind, deine Schwangerschaft und damit auch deine Geburt. Weder dein Mann noch deine Mutter oder gar Schwiegermutter oder sonst wer entscheidet das! Wenn du meinst, dass einzig und allein ein Wunschkaiserschnitt der für dich richtige Geburtsmodus ist, lass dir bitte nicht von anderen ein schlechtes Gewissen einreden. Halte dich von Foren fern, in denen genau das verteufelt wird und in denen behauptet wird, dass Kaiserschnittkinder schwerste Allergiker werden und sich niemals im Leben werden durchsetzen können.

Wenn es sich für dich richtig anfühlt, spontan im Delphinbecken zu entbinden, dann tu das. Wenn du gut über mögliche Risiken aufgeklärt bist und dich nach dem Abwägen der Vor- und Nachteile dennoch dafür entscheidest, ist das dein gutes Recht. Deshalb lass dich hier gut aufklären und entscheide dann, welcher Geburtsmodus der für dich richtige ist. Manchmal ist es auch so, dass sich aufgrund des Schwangerschaftsverlaufs für den Kaiserschnitt entschieden werden muss und du gar keine andere Möglichkeit hast. Deshalb ist deine Geburt nicht automatisch weniger wert. Von diesem Gefühl höre ich in meinem Alltag als Gynäkologin von Müttern immer wieder. Dazu später noch mehr.

Auf den nächsten Seiten erläutere ich dir zunächst den Ablauf einer «normalen» vaginalen Geburt. Anschließend möchte ich dir aber auch die Varianten Saugglocke, Zange und Kaiserschnitt erklären. Ich möchte noch einmal betonen, dass kein Geburtsmodus besser als der andere ist. Alle Entbindungsarten können ein schönes Geburtserlebnis sein. Entscheidend ist immer, wie man den Verlauf und die Geburt selbst betrachtet und bewertet. Auch dazu später mehr.

Die Spontangeburt

Mit Spontanpartus oder Spontangeburt meinen wir Geburtshelferinnen, dass ein Kind über die Scheide geboren wird. Bei einer Spontangeburt unterscheidet man vier verschiedene Phasen:

1. die Latenzphase,
2. die Eröffnungsphase,
3. die Austreibungsphase und die
4. Plazentaperiode.

Mit der **Latenzphase** beginnt alles. Genau genommen zählt sie eigentlich gar nicht richtig zur Geburt, sondern beschreibt die Zeit unmittelbar vor dem Beginn der Geburt. Die Latenzphase ist die Zeit, in der bereits erste Wehen beginnen, die aber häufig noch nicht so regelmäßig und kräftig sind, dass sie den Muttermund eröffnen. Dennoch können diese ersten Wehen, abhängig von der eigenen Schmerztoleranz, schon ordentlich schmerzhaft sein. Aufgrund dieser Latenzphase kursieren auch die schrecklichen Mythen wie «Ich war 40 Stunden unter der Geburt» oder «Meine Geburt hat 3 Tage gedauert.» In einem Land ohne jegliche medizinische Versorgung mag das sein, aber keine Frau in Deutschland wird so lange unter der Geburt sein. Da wäre längst rechtzeitig eingegriffen worden, um die Wehen medikamentös zu unterstützen oder bei einem manifesten Geburtsstillstand einen sekundären Kaiserschnitt zu machen.

Also, erste wichtige Info:
Keine Geburt dauert mehrere Tage!

Aber, und da gebe ich den Frauen recht, so eine Latenzphase kann schon ganz schön anstrengend und frustrierend sein, wenn es immer wieder schmerzhaft zieht, sich aber noch keine richtigen Wehen entwickeln. Das Gute ist, man kann helfen.

Möglichkeit 1: Man schubst die Geburt an, indem man eine Einleitung beginnt. Die Diagnose zur Einleitung wäre dann maternale Erschöpfung.

Möglichkeit 2: die Gabe von Schmerzmittel. Da darf man auch in die Kiste der starken Mittel greifen und damit meine ich Morphine. Die sind in der Schwangerschaft und unter der Geburt erlaubt. Nur zum Zeitpunkt kurz vor der Geburt sollte man darauf verzichten, damit das Baby nicht beduselt zur Welt kommt und deshalb Probleme mit der Atmung bekommt.

Der Übergang von der Latenzphase zur **Eröffnungsphase** ist meistens fließend. Das heißt, die Wehen werden regelmäßiger, sie kommen in einem Abstand von ca. 5 Minuten und sind so kräftig, dass die Schwangere in der Wehe kein Gespräch mehr führen kann und die Wehe veratmet werden muss. Charakteristisch für die Eröffnungsperiode ist, wie der Name schon vermuten lässt, dass der Muttermund sich öffnet. Mit etwa 3 bis 4 cm Muttermundseröffnung und regelmäßigen Wehen gilt eine Frau als «unter der Geburt». Die Eröffnungsphase beginnt also mit regelmäßigen kräftigen Wehen und endet mit dem vollständig eröffneten Muttermund, was 10 cm entspricht. Wenn du dein erstes Kind bekommst, ist es normal, wenn sich der Muttermund pro Stunde ca. 1 cm eröffnet. Das heißt, dass die Eröffnungsperiode bei einer Erstgebärenden ca. 10 Stunden dauert. Insgesamt beträgt die Dauer einer üblichen Geburt eines ersten Kindes etwa 12 bis 14 Stunden. Bei einer Zweitgebärenden halbiert sich die Zeit in etwa. Grundsätzlich kann man sagen, je mehr Kinder geboren wurden, desto schneller kann es gehen. Aber auch hier gilt: Wir sind keine Maschinen und eine Geburt ist kein Vergleichswettbewerb.

An die Eröffnungsperiode schließt sich die **Austreibungsperiode** an. Sie beginnt mit dem vollständig 10 cm eröffneten Muttermund und endet mit der Geburt des Kindes. Ziel dieser Phase ist es, dass das kindliche Köpfchen immer weiter in den Geburtskanal rutscht. Je tiefer das Köpfchen in die Scheide eintritt, desto mehr entwickelt sich ein reflexartiger Pressdrang. Dieser Pressdrang fühlt sich ähnlich an wie der Drang, auf die Toilette zu müssen, da der Kopf des Kindes auf den Darm drückt. Wichtig zu verstehen ist, dass die Austreibungsperiode nicht mit der Pressphase gleichzusetzen ist. Die Pressphase sind nur die letzten 5 bis 20 Minuten der Austreibungsperiode. In ihr wird wehensynchron und mit zusätzlicher Hilfe der Bauchmuskulatur das Kind durch das mütterliche Becken gepresst. Zentimeter für Zentimeter bewegt sich das Köpfchen tiefer und ist dann in der Scheide zu sehen oder auch zu tasten. Gerade wenn du vielleicht erschöpft sein solltest und dich fragst: «Wie lange denn bitte noch?!», kann es sehr motivierend sein, wenn du selbst nach dem Köpfchen in deiner Scheide tastest.

Die Kopfgeburt ist der schwerste Teil der Geburt. Wenn der Kopf vollständig geboren ist, braucht es in der Regel nur noch eine Wehe, in der dann der restliche Körper folgt. Die Länge der Austreibungsperiode ist auch wieder davon abhängig, ob du dein erstes Kind bekommst oder bereits eine Mehrgebärende bist. Insgesamt möchte man eine zu lange Austreibungsperiode vermeiden. Denn wenn die Gebärmutter zu lange regelmäßig Wehen erzeugt hat, kann es sein, dass sie zum Schluss, genauso wie die Mutter, erschöpft ist und sich gar nicht mehr zusammenziehen will. Der medizinische Begriff dafür ist Atonie. Das bedeutet ohne Tonus. Dauert die Austreibungsperiode zu lange an, steigt das Risiko einer Blutung. Als Richtwert gilt, dass nach drei Stunden vollständig eröffnetem Muttermund das Kind geboren werden sollte. Bei einer Austreibungsperiode, die länger als drei Stunden andauert, spricht man von einem Geburtsstillstand. In dieser Situation würde mit einer Saugglocke oder einem Kaiserschnitt geholfen werden, um das Kind zu entbinden. Abhängig davon, wie tief das Köpfchen im mütterlichen Becken ist, und welchen Weg die werdende Mama bevorzugt, kann sie sich für den Kaiserschnitt oder die Saugglocke entscheiden.

Nach dem Finale des anstrengenden Pressens ist die Belohnung – dein Kind – da! Alle freuen sich. Du, dein Partner, Hebamme und Gynäkologin! Das darf man jetzt erst einmal genießen und sich freuen. Wichtig ist, dass dein Kind direkt nach der Geburt mit warmen, trockenen Tüchern abgetrocknet wird, damit es nicht auskühlt. Achte vor allem darauf, dass die nassen Haare schön bedeckt sind, weil darüber viel Wärme verloren gehen kann. Dein nacktes Baby wird auf deine nackte Haut gelegt. Das nennt man **Bonding** und es hat ausschließlich Vorteile:

- ✓ Die Verbindung zwischen dir und deinem Baby wird gefestigt.
- ✓ Du entspannst dich nach der anstrengenden Geburt deutlich besser.
- ✓ Dein Kind kann seine Atmung besser regulieren.
- ✓ Die Körpertemperatur deines Kindes kann durch deine Körperwärme und den Haut-zu-Haut-Kontakt besser gehalten werden.
- ✓ Durch das Bonden wird das Stillen leichter eingeleitet.

Jetzt denkst du vielleicht, mein Baby ist da, alles ist geschafft – aber noch nicht ganz. Zum Schluss wird noch der Mutterkuchen, die Plazenta, geboren. Es folgt also die vierte und letzte Phase, die **Plazentaperiode.**

Wenn alles gut ist, lässt man erst einmal die Nabelschnur auspulsieren und danach wird abgenabelt. Das kann der Papa machen, du selbst oder auch die Hebamme. Keine Sorge, das Abnabeln tut dem Baby nicht weh und man kann nichts falsch machen. Die Hebamme wird dir genau sagen, wo du (oder deine Begleitperson) schneiden sollst. Nach dem Abnabeln wird über eine Blutentnahme aus der Nabelschnur der Sauerstoffgehalt des Neugeborenen und bei Rhesus-negativen Müttern die Blutgruppe des Kindes aus der Nabelschnur bestimmt. Spätestens 30 Minuten nach der Geburt des Kindes sollte die Plazenta geboren werden. In der Regel spürst du noch einmal eine letzte Wehe, ähnlich wie kurz zuvor noch zur Geburt. Im Vergleich zur Geburt des Kindes ist die Plazentageburt nur noch ein Klacks. Die Plazenta ist weich und tut deshalb nicht weh, wenn sie geboren wird. Auch hier wird darauf geachtet, dass die Geburt der Plazenta nicht allzu lange rausgezögert wird, um eine mögliche Nachblutung zu vermeiden.

Der Mutterkuchen wird von der Hebamme und der Gynäkologin genau inspiziert und geschaut, dass auch alles raus ist, was raussollte. Ist das der Fall, wird abschließend geschaut, ob etwas verletzt wurde, und ggf. entweder in PDA oder in Lokalanästhesie genäht.

Stell dich drauf ein, dass während der Geburt ein CTG läuft. Wenn die Herztöne gut sind, darf das CTG in der Eröffnungsperiode auch immer mal wieder abgemacht werden. Zur Austreibungsperiode sollte allerdings anhaltend ein CTG laufen, genauso, wenn das CTG auffällige Herztöne zeigt, oder du im Vorfeld einen Kaiserschnitt hattest. Es gibt aber auch mobile CTG-Knöpfe, mit denen du dich ohne Kabel frei bewegen und auch in die Badewanne gehen kannst. Solange es dir und deinem Baby gut geht und alles völlig unkompliziert verläuft, kannst du sämtliche Positionen einnehmen wie Sitzen, Hocken, Stehen, Laufen, Seitenlage, Rückenlage, Vierfüßlerstand und «Tools» wie Bälle, Matten, Badewanne, Seile usw. benutzen. Probiere aus, was sich für dich richtig anfühlt.

Wichtig: Sprich alles an, was dir auf dem Herzen liegt, nur so kann gewährleistet werden, dass man ganz individuell auf dich eingehen wird und du ein schönes Geburtserlebnis hast.

Und was ist, wenn etwas nicht «normal» läuft?

Jetzt hast du gehört, wie eine natürliche vaginale Geburt in etwa abläuft. Obwohl es grundsätzlich einen standardisierten Verlauf gibt, sind wir immer noch Individuen, das heißt, es gibt auch Abweichungen vom Standard. Und glaub mir, auch diese Abweichungen sind normal und unsere tägliche Routine. Damit du weißt, wovon die Hebamme oder deine Frauenärztin im Kreißsaal redet und was auf dich zukommen kann, erkläre ich dir nun im Folgenden etwas mehr dazu.

CTG

Die Abkürzung CTG hast du sicherlich schon einmal gehört. Es steht für Kardiotokographie und beschreibt das gleichzeitige Aufzeichnen von kindlichen Herztönen und mütterlicher Wehentätigkeit. Darüber hinaus werden die Kindsbewegungen und die mütterlichen Herztöne aufgezeichnet, damit man sie von den kindlichen unterscheiden kann. Das CTG wird sowohl in den späteren Wochen bei der Schwangerschaftsvorsorge als auch unter der Geburt verwendet, um zu erkennen, wie es dem Kind geht. Grundsätzlich ist es so, dass ein unauffälliges CTG ein unauffälliges Kind zeigt, ein pathologisches CTG hingegen nicht automatisch bedeutet, dass es dem Kind nicht gut geht. In dem Fall sollten die Herztöne aber weiter abgeklärt werden. Ohne zu sehr ins Detail zu gehen, gibt es unterschiedliche Kriterien, die bei den kindlichen Herztönen beurteilt werden:

1. Die Herzfrequenz: Alles zwischen 110 und 160 Schlägen pro Minute ist unauffällig.
2. Die Oszillation: Dabei wird zum einen die Anzahl der Auf- und Abbewegungen sowie deren Aussehen durch eine gedachte Nulllinie beurteilt.
3. Akzelerationen: sporadische Ausreißer der Herzfrequenz nach oben, die erwünscht sind.
4. Dezelerationen: Ausreißer nach unten, die nicht gut sind. Tauchen sie wehensynchron auf, sind sie etwas weniger schlimm, als wenn die kindliche Herzfrequenz nach der Wehe nach unten geht.

Das ist sehr vereinfacht abgebildet. Es gibt noch viele weitere Kriterien, die an dieser Stelle allerdings zu weit führen würden. Wenn die kindlichen Herztöne über eine Stunde als suspekt eingeschätzt werden oder über 30 Minuten pathologisch, sollte eine weitere Abklärung erfolgen. Und da kommen wir zum nächsten komischen Begriff, nämlich MBU.

MBU

MBU steht für Mikroblutuntersuchung. Dabei wird ein kleiner Tropfen kindlichen Blutes gewonnen, um die genaue Sauerstoffversorgung des Kindes zu bestimmen. Mithilfe dieser Untersuchung weiß man also genau, wie es dem Baby geht. Zunächst wird die Schwangere ähnlich wie auf einem gynäkologischen Stuhl im Kreißbett gelagert. Es wird ein Instrument (ein Amnioskop) in die Scheide eingeführt, mit dem der kindliche Kopf eingestellt und in der Tiefe sichtbar wird. Anschließend wird, ähnlich wie beim Blutzuckermessen am Finger, durch einen kleinen Pieks am kindlichen Köpfchen ein Blutstropfen gewonnen und auf den Sauerstoffgehalt untersucht.

Diese Untersuchung dauert nur wenige Minuten und tut weder dir noch deinem Baby weh. Das Gute: Innerhalb kürzester Zeit weiß man, wie es deinem Kind wirklich geht. Die meisten Ergebnisse sind unauffällig und geben sowohl dir als auch dem geburtshilflichen Team die Sicherheit, dass es deinem Kind gut geht. Eine MBU verhindert also in den meisten Fällen einen Kaiserschnitt. Sollte die Untersuchung zeigen, dass es dem Kind nicht gut geht, muss je nach Ergebnis zeitnah entbunden werden. Wie entbunden wird, ist dabei von der Weite des Muttermunds und des Höhenstands des kindlichen Köpfchens abhängig. In der Eröffnungsperiode bedeutet ein auffälliges MBU-Ergebnis immer einen Kaiserschnitt. Ich denke, das ist nachvollziehbar, oder? Wenn der Muttermund erst 5 cm geöffnet ist, passt da noch kein Kind durch. Sollte der Muttermund jedoch bereits ganz geöffnet sein und sich der Kopf tief genug im mütterlichen Becken befinden, kann das Kind auch per Saugglocke oder Zange geboren werden. Auf die unterschiedlichen Entbindungsformen gehen wir noch genauer ein. Eine Mikroblutuntersuchung ist für einen erfahrenen Geburtshelfer ab 3 cm Muttermundseröffnung möglich. Ist der Muttermund noch verschlossen oder so unreif, dass er noch nicht einstellbar ist, müsste bei einem pathologischen CTG direkt ein Kaiserschnitt erfolgen. Darüber hinaus darf eine MBU nur bei reifen Kindern durchgeführt werden, das heißt alles ab der 36+0 SSW und nur unter sehr kritischer Indikation ab der 34+0 SSW. Grundsätzlich gilt, dass eine MBU (je nach Ergebnis) nach 30 Minuten wiederholt werden sollte, wenn die fetalen Herztöne auffällig bleiben.

Als Fazit kannst du dir merken, dass eine **MBU**:

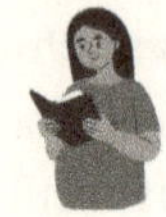

- ✓ bei einem pathologischen CTG durchgeführt wird,
- ✓ weder dir noch deinem Baby wehtut und mit dem Blutzuckermessen am Finger vergleichbar ist,
- ✓ ab einer Eröffnung von mindestens 3 cm Muttermund möglich ist,
- ✓ bei einem auffälligen Ergebnis eine zeitnahe Entbindung erforderlich macht.

Eine MBU gibt dir also maximale Sicherheit, dass dein Kind gut versorgt ist, und vermeidet in den meisten Fällen einen Kaiserschnitt.

Der Wehenschreiber

Noch ein Wort zum Wehenschreiber, dargestellt durch das Tokogramm. Einige Männer sind im Kreißsaal ganz versessen auf diese Anzeige, um zu erkennen, ob die Partnerin regelmäßige Wehen hat oder nicht. Tatsächlich ist das Tokogramm aber recht störanfällig. Frauen mit einer sehr schmalen Bauchdecke zeichnen leichter Kontraktionen der Gebärmutter auf als Frauen mit einer kleinen Speckschicht dazwischen. Das meine ich überhaupt nicht böse, ist aber ein physischer Fakt. Werden die Wehen gut aufgezeichnet, kann man ihre Intensität und Abstände gut beurteilen. Manchmal werden Wehen sehr kräftig und regelmäßig aufgezeichnet, die Schwangere macht aber nebenbei ganz entspannt ein Nickerchen und dann gibt es Frauen, bei denen die Wehen gar nicht aufgezeichnet werden und die starke Schmerzen haben. Hier gilt es also, den Fokus auf dich und weniger auf den Wehenschreiber zu setzen.

Wenn zwei oder mehr Kinder im Bauch sind

... dann müssen sie natürlich auch irgendwie heraus. Handelt es sich um Drillinge, werden sie üblicherweise per Kaiserschnitt entbunden. Es wird versucht, sie bis zur 33. SSW, falls möglich sogar bis zur 34+0 SSW im Bauch der Mutter zu halten. Da Drillinge eher selten sind und wir den geplanten Kaiserschnitt etwas später noch ausführlich besprechen, möchte ich in diesem Kapitel ausschließlich auf die vaginale Geburt bei Zwillingen eingehen. Bevor ich dir den Ablauf einer solchen Geburt erläutere, möchte ich dir die Gründe für einen Kaiserschnitt bzw. Ausschlusskriterien für eine vaginale Geburt bei Zwillingen nennen:

1. Eine Frühgeburt vor der 34. SSW.
2. Ein geschätztes Geburtsgewicht eines oder beider Kinder unter 1500 g.
3. Eine Wachstumsdiskordanz von mehr als 20 %, das heißt, dass die geschätzten Gewichte der Kinder mehr als 20 % auseinanderliegen.
4. Eine chronische Plazentainsuffizienz (wenn der Mutterkuchen nicht gut arbeitet und die Kinder mangelversorgt sind).
5. Wenn der erste Zwilling in Beckenendlage oder in Querlage liegt.
6. Monochoriale-monoamniote Gemini (das sind die, die sich einen Mutterkuchen und eine Fruchthöhle teilen).
7. Und natürlich, wenn die Mutter das wünscht.

Ansonsten kann man Zwillinge auch spontan, also vaginal, entbinden. Gute Voraussetzungen für eine vaginale Geburt bei Zwillingen sind:

1. Die Schwangere hat schon einmal spontan entbunden.
2. Beide Kinder liegen in Schädellage (SL) oder das führende in SL und das zweite in Beckenendlage (BEL).
3. Die gesamte Schwangerschaft ist unauffällig verlaufen, beide Kinder sind gleich gewachsen.
4. CTG und Doppleruntersuchungen waren immer unauffällig.

Letzten Endes ähnelt eine Zwillingsgeburt der mit nur einem Kind im Bauch. Die Eröffnungsperiode läuft genauso wie bei einem Einling ab. Die regelmäßigen Wehen führen dazu, dass der Muttermund sich langsam und stetig öffnet. Sollte der zweite Zwilling, der hinter dem führenden im Bauch der Mutter liegt, ein auffälliges CTG zeigen, müsste ein Kaiserschnitt erfolgen, da man die Herztöne nicht über eine MBU abklären kann. Verläuft die Eröffnungsperiode aber unauffällig und der Muttermund ist vollständig geöffnet, beginnt die Austreibungsperiode.

Bei einem Einling sind bei einer vaginalen Geburt eine Hebamme und eine Ärztin im Kreißsaal anwesend. Bei Zwillingen benötigt man das doppelte Personal. Also zwei Hebammen, eine Assistenzärztin und eine Oberärztin. Darüber hinaus sind im Background die Kinderärzte und auch das OP-Team mit Anästhesisten, Anästhesiepflege sowie OP-Pflege informiert. Du siehst, für die Sicherheit deiner Kinder steht dir ein ganzes Team zur Seite.

Wenn der Muttermund vollständig geöffnet ist und der Kopf des ersten Kindes ins mütterliche Becken gerutscht ist, wird genauso wie bei einem Einling zum Pressen angeleitet.

Sobald Kind eins geboren ist, wird es abgenabelt und entweder dem Papa bzw. der Begleitperson gegeben oder die zweite Hebamme kümmert sich um das erste Kind, denn du musst ja noch Kind zwei gebären. Parallel zum Abnabeln kommt Gynäkologin Nummer eins ins Spiel, die deinen Bauch schient. Das heißt, sie hält deinen Bauch an deiner rechten und linken Flanke. So wird verhindert, dass sich Kind zwei womöglich im Bauch in eine geburtsunmögliche Lage wie zum Beispiel eine Querlage dreht. Dieses Schienen passiert so lange, bis der Kopf oder Po von Kind zwei im mütterlichen Becken ist. Das wiederum kontrolliert die Oberärztin mit dem Ultraschall, und die Hebamme tastet parallel vaginal, wo sich das Köpfchen oder der Steiß im mütterlichen Becken befindet. Sobald der vorangehende Teil tief genug ist und sich richtig ins Becken eingefunden hat, wirst du erneut angeleitet zu pressen und das zweite Kind wird geboren. Auch hier wird abgenabelt, das Kind der Mama zum Bonden gegeben und anschließend der Mutterkuchen geboren.

So läuft eine unauffällige vaginale Zwillingsgeburt ab. Neben der Schienung und dem etwas größeren Team also erst mal gar nicht so viel anders als eine Geburt von «nur» einem Kind. Darüber hinaus gibt es allerdings einige Punkte, über die du aufgeklärt sein solltest, damit du für dich entscheiden kannst, ob du eine vaginale Geburt oder einen geplanten Kaiserschnitt präferierst.

1. Generell ist es wichtig zu verstehen, dass zwei Geburten vorliegen.

Das heißt, jedes der beiden Kinder kann entweder spontan, per Saugglocke, per Zange oder per Kaiserschnitt geboren werden. Das wird je nach Situation entschieden. Es kann also sein, dass das erste Kind völlig unkompliziert spontan geboren wird und das zweite dann doch einen Kaiserschnitt braucht. Gründe hierfür können zum Beispiel sein, dass das zweite Kind sich in Querlage gedreht hat oder seine Herztöne nach der Geburt des ersten Kindes dauerhaft abfallen. Genauso kann das erste vielleicht per Saugglocke geboren werden und das zweite unkompliziert zur Welt kommen. Das weiß im Vorfeld niemand.

2. Notsectio am zweiten Kind.
Es muss immer über die Möglichkeit aufgeklärt werden, dass das zweite Kind per Notkaiserschnitt in Vollnarkose geboren wird. Das ist zwar sehr selten, dennoch musst du darüber im Vorfeld Bescheid wissen. Ein Grund hierfür kann zum Beispiel eine fetale Bradykardie sein, also das Abfallen der kindlichen Herztöne, die sich auch nach Minuten trotz Maßnahmen nicht erholen. Weitere Gründe wären ein Nabelschnurvorfall des zweiten Kindes oder ggf. auch eine Uterusruptur. Dennoch ist diese Situation sehr selten. Nur solltest du dir im Vorfeld überlegen, ob dieses Risiko für dich ein Grund wäre, doch lieber einen geplanten Kaiserschnitt durchführen zu lassen.

3. Beckenendlage des zweiten Kindes.
Wenn das zweite Kind in Beckenendlage liegt, muss im Vorfeld über die Risiken einer Spontangeburt aus Beckenendlage aufgeklärt werden. Darüber erzähle ich dir im Kapitel «Beckenendlage» mehr.

4. Zwillinge kommen nie am errechneten Termin.
Solltest du dich für eine vaginale Entbindung entscheiden, wird bei Zwillingen nicht einfach abgewartet, bis sich Wehen entwickeln, sondern je nach Plazentasituation wird eingeleitet. Bei dichorialen Gemini, also bei Zwillingen mit zwei Plazenten, wird zwischen der 37+0 SSW und 38+0 SSW und bei monochorialen Gemini ab der 36+0 bis 37+0 SSW eingeleitet. Alles Wichtige zum Thema Einleitung bekommst du von mir

zum Ende des dritten Schwangerschaftsdrittels ausführlich erklärt. Der Grund für die Einleitung bei Zwillingen ist die Versorgungssituation der Plazenta oder Plazenten, die bei Zwillingen besonders herausfordernd ist.

5. Wann muss Kind Nummer zwei folgen?

In den allermeisten Fällen kommt dein zweites Kind schnell hinter dem ersten. Grundsätzlich gibt es keinen Grund, dass man den zweiten Erdenbürger besonders schnell bekommen muss, es sei denn, die Herztöne sind schlecht. Natürlich sollte auch bei einer Zwillingsgeburt die Austreibungsperiode nicht über drei Stunden liegen, aber das zweite Kind muss nicht innerhalb von fünf Minuten nach dem ersten geboren werden. Wenn es noch mal 20 bis 30 Minuten dauert, dann darf das so sein. Hauptsache, die Mama hat weiterhin regelmäßig Wehen und das CTG zeigt unauffällige Herztöne.

6. PDA

Es empfiehlt sich, bei Zwillingen eine PDA zu legen. Warum? Weil du dann die Geburt leichter bestreiten kannst. Die Gebärposition ist aufgrund des Schienens auf die Rückenlage bzw. halb sitzend begrenzt. Darüber hinaus wirst du sehr von der Schmerzlinderung profitieren, weil du dich so leichter entspannen kannst. Wenn du keine PDA willst, ist es nicht zwingend notwendig, eine zu legen, nur wird sie dir üblicherweise empfohlen, da die Geburt sowohl für die Kinder als auch für dich stress- und schmerzfreier verläuft.

7. Atonierisiko

Dadurch, dass du zwei Kinder, ggf. zwei Plazenten und auch zweimal Fruchtwasser im Bauch hast, ist dein Bauch deutlich größer, als wenn du nur ein Kind im Bauch trägst. Durch die größere Dehnung der Gebärmutter kann es eher sein, dass es zu einer Wehenschwäche unter der Geburt kommt als auch zu einer Blutung nach der Geburt. Deshalb gibt man nach der Geburt immer prophylaktisch Oxytocin, ein Medikament, das die Gebärmutter kontrahiert, um das Blutungsrisiko zu minimieren.

Saugglocke, Zange, Kaiserschnitt – das Ende von Mythen und Gruselgeschichten um die operative Geburtshilfe

Ich hatte dir ja bereits von den wilden Geschichten, die in so manchem Geburtsvorbereitungskurs erzählt werden, berichtet. Vor allem war mein Tipp wichtig, dass sofern du dich in so einer Lesung der traumatischen Geburten wiederfindest, schnellstmöglich das Weite suchen solltest. Auf den nächsten Seiten möchte ich dir zeigen, dass eine Saugglocke, eine Zange und auch ein Kaiserschnitt nicht automatisch bedeuten, dass das Geburtserlebnis schrecklich sein muss. Ganz im Gegenteil! Gerade eine Saugglocke kann eine Erlösung für eine erschöpfte Mutter sein, die keine Kraft mehr hat, ihr Kind allein rauszupressen. Genauso kann ein Kaiserschnitt ein unglaublich schönes Geburtserlebnis sein. Wichtig ist immer, einen sicheren Rahmen zu schaffen und vor allem mit Tatsachen über alles aufzuklären, damit keine gruseligen Vorstellungen im Kopf Raum für Ängste schaffen.

Mir hat mal ein Mann, nachdem ich bei seiner Frau eine Saugglocke durchführen musste, gestanden, dass das eine total schöne und sanfte Geburt gewesen sei. Er hatte ein Bild von einer Art Ghostbusters-Maschine im Kopf, mit deren Hilfe sein Kind wie mit einem überdimensionierten Staubsauger aus dem Bauch rausgesaugt wird. Damit dir das nicht passiert und du keine absurd wilden Bilder entwickelst, erkläre ich dir nun, was du dir unter den unterschiedlichen Entbindungsformen vorstellen kannst, wann sie indiziert sind, und vor allem, dass alle Varianten nicht automatisch ein negatives Geburtserlebnis bedeuten. Das Allerwichtigste ist, dass keine Frau «versagt hat», nur weil sie bei der Geburt Unterstützung benötigte. Insbesondere sagt der Geburtsmodus nichts über deine Qualitäten als Mutter aus.

Saugglocke

Saugglocke, VE oder auch Vakuumextraktion meint das Gleiche und ist eine vaginal-operative Variante, dein Baby sicher zu gebären. Eine Saugglocke kann eine sehr elegante Entbindung sein. Ich habe immer den Eindruck, dass alle Frauen, die ich mit Saugglocke entbunden habe, sehr glücklich und dankbar waren, dass ihnen geholfen wurde und ein Kaiserschnitt vermieden werden konnte. Und da wären wir schon bei den Indikationen, also wann eine Saugglocke ins Spiel kommt:

1. Geburtsstillstand in der Austreibungsperiode.
2. Pathologische kindliche Herztöne.
3. Mütterliche Erschöpfung.

Damit eine Saugglocke überhaupt durchführbar ist, muss der Muttermund ganz geöffnet und der kindliche Kopf bereits im mütterlichen Becken sein. Es wird eine Glocke (welche du dir mehr wie eine kleine runde Scheibe vorstellen kannst) auf den Kopf des Kindes aufgesetzt und über ein Gerät ein Unterdruck erzeugt. Sobald der Druck ausreichend hoch aufgebaut ist, wird dir geholfen. Das heißt, du presst genauso unter Anleitung weiter wie zuvor, nur wirst du zusätzlich unterstützt, indem die Frauenärztin wehensynchron parallel von unten zieht. Wichtig ist, dabei genau auf die Anweisung der Ärztin zu hören. Es gibt einen entscheidenden Moment, wo sie dir zuruft, dass du nicht mehr pressen sollst, sondern stattdessen nur noch pusten. Tu so, als würdest du viele Kerzen auf einem Geburtstagskuchen auspusten wollen. Wenn du nicht mehr drückst, führt sie den Kopf des Kindes und hält parallel den Damm, sodass die geburtshilflichen Verletzungen geringer sind oder idealerweise alles heil bleibt. Das ist nämlich auch noch so ein Mythos, dass bei einer Saugglocke immer ein Dammschnitt gemacht wird. Also wer das macht, ist aus dem vorletzten Jahrhundert. Ziel ist es immer, mit intaktem Damm und ohne geburtshilfliche Verletzungen zu entbinden. Ein Dammschnitt wird nur in ganz seltenen Ausnahmefällen durchgeführt. Sehr häufig, erst recht, wenn die Saugglockennutzung aus kindlicher Indikation gestellt wird, wird eine Kinderärztin hinzugezogen (sofern man in einer Klinik mit Kinderärztinnen entbindet). Ein Gerücht, das sich sehr hartnäckig hält, ist, dass das Kind sofort nach der Entbindung per Vakuum abgenabelt und der Mutter weggenommen wird. Das stimmt nicht! Ziel ist immer, das Kind zum Bonden auf die mütterliche Brust zu geben, weil man weiß, dass Mutter und Kind besser adaptieren, wenn sie zusammenbleiben. Das kann man durch viele medizinische Messungen, wie zum Beispiel die der Herzfrequenz oder auch der Sauerstoffsättigung, belegen. Nur wenn das Kind sich nicht gut anpasst und wirklich ärztliche Hilfe benötigt, wird abgenabelt und das Kind versorgt.

Übrigens vorab zur Info: Wenn ein Kind mit Saugglocke geboren wird, wird es aufgrund des Vakuums immer ein kleines Hörnchen an der Ansatzstelle am Kopf haben. Dieses Hörnchen verschwindet allerdings nach wenigen Stunden wieder. Also keine Panik, das bleibt nicht so. Auch wenn ein Kind vaginal ohne fremde Hilfe geboren wird, sehen wir sehr häufig verformte kindliche Köpfe. Das liegt daran, dass die Schädelknochen zum Zeitpunkt der Geburt noch nicht fest miteinander verwachsen sind. Das ist auch gut so, denn sonst könnten sie sich nicht im Geburtskanal verschieben und die wenigsten Kinder würden es ohne Anpassung durchs mütterliche Becken schaffen.

Wie du siehst, ist das also gar nicht so schlimm, wie häufig erzählt wird. Erst recht nicht, wenn du auch noch bei einer erfahrenen Frauenärztin bist, die dich mit Ruhe anleitet und ihr gemeinsam als Team dein Baby zur Welt bringt.

Zange

Eine Zange (auch Forceps genannt) ist ein Instrument, das am kindlichen Köpfchen angelegt wird, um das Kind parallel zu den Presswehen der Mutter rauszuziehen. Eine Geburtszange darfst du dir nicht wie eine Zange aus deinem Werkzeugkoffer vorstellen. Vielmehr wie eine Art Löffel, der entsprechend zum kindlichen Kopf rundlich geformt ist. Ein zweiter Löffel, der genauso geformt ist, dient als Gegenstück. So werden diese Instrumente rechts und links am kindlichen Kopf angelegt und das Kind mit wehensynchronem Zug geboren. Der Vorteil zur VE ist, dass bei einer Zange kein Vakuum am Kopf erzeugt wird, was schonender für das Kind sein kann. Allerdings muss die Zange, damit sie korrekt am kindlichen Kopf sitzt, in die Scheide eingeführt werden. Dabei kommt es in den allermeisten Fällen zu geburtshilflichen Verletzungen. Deshalb bevorzuge ich die VE. Grundsätzlich sind aber beide Varianten gleich einsetzbar und unterscheiden sich deshalb auch nicht von den Indikationen oder dem Ablauf.

Was ich dir unbedingt mitgeben möchte: Solange der Kopf noch in der Beckenmitte ist, kannst du mitentscheiden, ob du eine vaginal assistierte Geburt möchtest, also dein Kind über die Scheide geboren werden soll, oder ob du doch lieber einen

Kaiserschnitt möchtest. Wenn der Kopf allerdings schon kurz vorm Austreten ist und der letzte Schubser fehlt, ist es nicht mehr möglich, einen Kaiserschnitt durchzuführen. Dieser würde deutlich mehr Risiken für dich und dein Kind bedeuten, als wenn von unten geholfen wird. Es gibt Frauen, denen ist klar, sie wollen keine Saugglocke, dann wird auch keine gemacht (es sei denn, der Kopf ist schon halb geboren), sondern der Kaiserschnitt. Genauso gibt es Frauen, für die ist der Kaiserschnitt eine schlimme Vorstellung, da macht man dann eben eine elegante Vakuumextraktion. Was sich für dich richtig anfühlt, kannst wieder einmal nur du für dich entscheiden.

Kaiserschnitt

Ein Kaiserschnitt ist ein Kaiserschnitt, sollte man meinen, aber tatsächlich gibt es doch einige Unterschiede. Mir wird relativ häufig von Frauen gesagt «Ich hatte einen Notkaiserschnitt». Beim genaueren Betrachten der letzten Geburt wird dann aber klar, dass es sich um einen Geburtsstillstand handelte, was definitiv kein Notfallkaiserschnitt ist. Deshalb werde ich dir zunächst etwas über den primären und den sekundären sowie den Notkaiserschnitt erklären. Danach erfährst du mehr darüber, was bei einem Kaiserschnitt gemacht wird, welche möglichen Risiken und Komplikationen, aber auch Chancen er beinhaltet, und abschließend möchte ich noch auf den Wunschkaiserschnitt eingehen.

Mit einem primären Kaiserschnitt ist ein geplanter Kaiserschnitt gemeint. Das heißt, es gibt einen medizinischen Grund, warum man einen geplanten Kaiserschnitt durchführt. Das kann zum Beispiel die kindliche Lage sein, wie eine Querlage oder Beckenendlage, aber auch mehrere Kaiserschnitte in vorherigen Schwangerschaften oder eine Placenta praevia.

Ein primärer Kaiserschnitt wird in der Regel immer in einer Spinalanästhesie durchgeführt. Das ist eine rückenmarksnahe Betäubung, bei der du wach bist und so die Geburt deines Kindes bewusst erlebst.

Beim sekundären Kaiserschnitt wurde ursprünglich eine vaginale Spontangeburt angestrebt. Im Verlauf der Geburt ist allerdings ein medizinischer Grund eingetreten, durch den eine vaginale Geburt nicht mehr möglich ist. Dazu gehören zum Beispiel auffällige kindliche Herztöne oder auch ein Geburtsstillstand. Bei dem sekundären Kaiserschnitt kommt es immer auf die Situation an, ob eine Spinalanästhesie gemacht werden kann oder ob schneller gehandelt werden muss. Meistens sind allerdings auch hier eine Spinalanästhesie und das Aufspritzen einer PDA möglich, sodass du bei der Geburt wach bist und sie miterlebst.

Der Notfallkaiserschnitt ist eine andere Nummer. Da liegt, wie der Name schon verrät, ein Notfall vor. In vielen Kliniken gibt es eine Notglocke, die in so einem Notfall gedrückt wird. Über diese Notglocke werden automatisch alle notwendigen Kollegen wie Anästhesisten, Anästhesiepfleger, OP-Schwestern, Gynäkologe inklusive Oberärztin und Kinderärzte alarmiert. Alle kommen dann schnell gerannt und bringen die Schwangere sofort in den OP, wo unmittelbar eine Vollnarkose durchgeführt wird und binnen weniger Minuten das Kind auf der Welt ist. Dieser Kaiserschnitt ist laut und hektisch, weil viele Menschen involviert sind, die zeitgleich an der Schwangeren arbeiten, damit das Kind schnellstmöglich auf die Welt kommt. Dieser Fall kommt zum Glück nicht sehr oft vor, aber sollte eine Situation eintreten, die eine sofortige Entbindung notwendig macht, um das Leben des Kindes und/oder der Mutter zu retten, ist dies die einzige und schnellste Möglichkeit. Denn in so einem Moment zählt jede Minute. Jetzt wird sicher klar, warum ein Geburtsstillstand kein Notfallkaiserschnitt ist. Ich erzähle dir das ausdrücklich nicht, um dir Angst vor so einer Situation zu machen, sondern im Gegenteil: Dieser Notfallkaiserschnitt wird im Zweifel dir und deinem Kind das Leben retten. Er ist also eine gute Sache, die nicht verteufelt werden sollte. Wichtig ist, dass man danach alles in Ruhe bespricht. Sowohl nach dem Ereignis selbst als auch in den nächsten Tagen, wenn alles etwas sacken konnte, sollte man unbedingt noch einmal mit dem zuständigen Gynäkologen und/oder der Hebamme darüber sprechen. Ich biete immer auch eine weitere Betreuung noch Monate oder Jahre nach dem Notfallkaiserschnitt an. Das Problem ist nicht der Notfallkaiserschnitt selbst – der rettet schließlich Leben. Ein Problem kann sein, dass er nicht verstanden und aufgearbeitet wurde. Gerade wenn es zu einer erneuten Schwangerschaft und Geburt kommen sollte, ist es wichtig, dieses Ereignis im Vorfeld aufgearbeitet zu haben, damit man die neue Schwangerschaft und Geburt frei und unbelastet erleben kann.

Und noch eine wichtige Sache, die mir sehr am Herzen liegt: Wenn du eine «normale» Geburt anstrebst und sich im Verlauf doch ein sekundärer Kaiserschnitt daraus entwickelt, zum Beispiel aufgrund eines Geburtsstillstandes, dann bitte, bitte, bitte gib dir daran nicht die Schuld. Viele Frauen haben mir nach einem sekundären Kaiserschnitt gesagt, sie hätten das Gefühl, versagt zu haben, weil sie es nicht geschafft haben, ihr Kind aus eigenen Kräften auf die Welt zu bringen. Ich bitte dich, schieb diesen Gedanken sofort weg! Die meisten Frauen kämpfen so großartig und mit ihnen das gesamte geburtshilfliche Team, aber wenn es nicht geht, dann geht es nicht. Das Wichtigste ist, dass du und dein Kind gesund seid! Und es ist doch toll, wenn du überhaupt versucht hast, vaginal zu entbinden. Wenn es dann nicht klappen sollte, hat das rein gar nichts mit dir zu tun.

Ablauf eines Kaiserschnitts

Nachdem wir die Unterschiede der drei Kaiserschnittvarianten besprochen haben, möchte ich dir nun etwas mehr zum Ablauf eines geplanten Kaiserschnittes erklären.

Nachdem bei dir die Indikation zur Sectio gestellt wurde (dies geschieht in der Regel in einer Sprechstunde zur Geburtsanmeldung), erhältst du einen weiteren Termin zur Aufklärung und Blutentnahme. Üblicherweise kommst du erst am Tag des Kaiserschnitts in die Klinik. Auch wenn der Kaiserschnitt in einer Spinalanästhesie durchgeführt wird, musst du nüchtern erscheinen. Das bedeutet, dass du mindestens sechs Stunden vor der OP nichts mehr gegessen und auch keine Getränke wie Kaffee oder Saft getrunken haben solltest. Ein kleiner Schluck Wasser zur Befeuchtung des Mundes oder Medikamenteneinnahme ist erlaubt. In der Klinik angekommen, nimmt dich dann eine freundliche Hebamme in Empfang und bringt dich in deinen Kreißsaal. Dort bist du in Ruhe allein mit deinem Partner oder der Begleitperson deiner Wahl. Es wird vor dem Kaiserschnitt ein letztes Mal ein CTG geschrieben und du wirst für die OP vorbereitet. Das bedeutet, dir wird ein OP-Hemd angezogen, es erfolgt ggf. eine Rasur, es wird dir ein Zugang in die Vene gelegt und eine Infusion mit Flüssigkeit angehängt. Diese Flüssigkeit enthält keine Medikamente und unterstützt lediglich deinen Kreislauf zur Vorbereitung auf die OP und Spinalanästhesie. Etwa 30 Minuten vor Schnitt bekommst du eine prophylaktische Antibiose, um dich vor Wund- und Gebärmutterinfektionen zu schützen. Damit ist die Vorbereitung abgeschlossen und der nächste Schritt ist der Gang oder die Fahrt in den OP-Saal. Dort wartet schon das nette Team der Anästhesie auf dich. Die Anästhesistin wird nach der Begrüßung und ggf. Klärung letzter Fragen mit dem Eingriff der Spinalanästhesie beginnen. Der Eingriff erfolgt im Sitzen, wo du deinen Rücken ganz rund machen und der Narkoseärztin entgegendrücken wirst. Zunächst wird die Haut der Einstichstelle betäubt und anschließend wird die Nadel gesetzt und das Narkosemedikament in den richtigen rückenmarksnahen Raum gespritzt. Viele Frauen haben vor allem vor der Spinalanästhesie Angst. Allerdings sagen genau diese Frauen im Nachhinein, dass die Anästhesie überhaupt nicht schlimm war. Du wirst sehr schnell spüren, dass dein Po warm wird und die Beine schwer werden. Das sind gute Zeichen dafür, dass die Spinalanästhesie richtig liegt. Anschließend wirst du vom OP-Team gelagert und dein Bauch sowie dein Intimbereich werden desinfiziert. Zum Schluss, wenn die Spinalanästhesie bereits wirkt und du außer Berührungen nichts mehr spürst, wird dir der Katheter in die Blase gelegt. Es ist dabei völlig normal, dass du das Abwaschen und die Berührungen wahrnimmst. Die Spinalanästhesie betäubt das Schmerz- und Temperaturempfinden, nicht aber das Gefühl für Berührung. Es ist also alles richtig, wenn du spürst, dass da was am Bauch passiert. Zum Zeitpunkt der OP wirst du aber keine Schmerzen empfinden.

Im Anschluss wird das OP-Gebiet steril abgedeckt und nur der Teil deines Unterbauchs ausgelassen, an dem wir operieren. Dieses Tuch wird so aufgehängt, dass weder du noch dein Mann oder deine Begleitung etwas von der OP sieht. Wenn alles vorbereitet ist, wird noch einmal ein Team-Time-out gemacht. Das bedeutet, dass noch einmal über dich und den Eingriff geredet wird. So werden die wichtigsten Aspekte zu dir und deinem Kaiserschnitt fokussiert thematisiert, damit alle gebrieft sind. Bevor in den Bauch geschnitten wird, wird immer noch einmal die Wirkung der Spinalanästhesie gecheckt. Dabei wird mit einer chirurgischen Pinzette in deine Haut gekniffen. Die Pinzette hat an den Enden kleine Zähnchen, die ohne Betäubung ganz schön gemein wehtun. Wenn du nicht «Aua» schreist, ist alles klar und die OP beginnt.

Bis dein Baby da ist, geht es sehr schnell. Sollten keine Besonderheiten vorliegen, wie zum Beispiel ein ausgeprägter Verwachsungsbauch aufgrund mehrerer vorheriger operativer Eingriffe, dauert es keine fünf Minuten und dein Baby ist geboren. Zunächst wird ein ca. 12 cm langer Querschnitt kurz oberhalb der Schamhaargrenze gemacht. Die weiteren Schichten (Fettgewebe, Faszie und Muskulatur) werden vor allem stumpf eröffnet, das heißt, dass nur wenig geschnitten und das Gewebe vor allem gedehnt wird. Dies ist schonender für dein Gewebe und die Heilung ist anschließend leichter und schneller. Insbesondere wird die Muskulatur nicht durchtrennt.

Im Bauchraum angekommen, wird die Gebärmutter mit einem Querschnitt eröffnet. Du spürst, dass erneut geruckelt wird, es einen kurzen Druck auf deinen Bauch gibt und im nächsten Moment hörst du dein Kind auch schon schreien. Wir nabeln das Kind ab und geben es der Hebamme, die es in unmittelbarer Nähe abtrocknet und dir zum Bonden auf die Brust legt. Solange alles unauffällig ist und es deinem Baby gut geht, bonden wir also auch im OP.

Wenn das Baby da ist, wird die Plazenta entnommen und anschließend werden alle Schichten nacheinander in umgekehrter Reihenfolge zugenäht. Außer Kind und Mutterkuchen wird nichts Weiteres entfernt. Zwischendrin unterhalten sich Gynäkologe und Anästhesistin über die Kontraktionsfähigkeit deiner Gebärmutter und den Blutverlust, das ist ganz normal. Die Haut wird in der Regel mit einem selbstauflösenden Faden genäht, der im Anschluss nicht gezogen werden muss. Abschließend bekommst du noch einen Verband und wirst nach dem Eingriff in den Aufwachraum oder direkt zur weiteren Überwachung in den Kreißsaal gebracht. Schneller, als du dich's versiehst, ist das Ganze schon wieder vorbei. Üblicherweise dauert ein Kaiserschnitt 30 Minuten. Dein Kind ist aber in der Regel in unter fünf Minuten nach Schnitt geboren. Du wirst also sehr schnell abgelenkt sein und nicht viel von der weiteren OP mitbekommen.

Mögliche Komplikationen und Risiken eines Kaiserschnitts

Als Allererstes möchte ich sagen, dass ein Kaiserschnitt insbesondere in einer großen geburtshilflichen Klinik ein absoluter Routineeingriff ist. Komplikationen sind also sehr selten, müssen aber dennoch bei jeder Aufklärung erläutert werden. Die üblichen Risiken eines Kaiserschnittes sind im Grunde die, die bei jeder Operation auftreten können. Dazu gehören immer Verletzung von Blutgefäßen, Nerven und Organen, wie zum Beispiel Darm, Harnblase oder Harnleiter. Es kann zu Blutungen kommen und zu Blutergüssen. Es kann sein, dass eine Bluttransfusion benötigt wird, wenn eine Frau stark blutet. In seltenen Fällen muss noch mal operiert werden, falls es zum Beispiel nachblutet. Es kann sich immer etwas entzünden, die Wunde kann schlecht heilen und jeder operative Eingriff hat ein Risiko für eine Thrombose oder Lungenembolie.

Je mehr Kaiserschnitte eine Frau im Vorfeld hatte, desto höher ist das Risiko für Komplikationen. Zum einen durch eine erhöhte Wahrscheinlichkeit für Plazentationsstörungen, das meint die Tatsache, dass die Plazenta beispielsweise in die vorherige Kaiserschnittnarbe einwächst. Außerdem können die Organe durch vermehrte Verwachsungen schneller verletzt werden.

Es kursiert noch immer das Gerücht, dass nach drei Kaiserschnitten eine Sterilisation durchgeführt werden sollte, da ein vierter Kaiserschnitt eine zu große Gefahr für die Mutter darstellen würde. Diese Zeiten sind vorbei, dennoch muss auf die gerade genannten Risiken und das Risiko für sogenannte Placenta-accreta-Spektrum-Störungen (darunter versteht man unter anderem Verwachsungen der Plazenta mit der Gebärmutter) hingewiesen werden. Solltest du in einer vorherigen Schwangerschaft schon mal einen Kaiserschnitt gehabt haben und jetzt wieder einen bekommen, frag am besten die Operateurin zum Zeitpunkt des Kaiserschnitts, wie dein Bauch von innen aussieht und ob ein weiterer möglich wäre.

Der Wunschkaiserschnitt

Ich möchte unbedingt auch ein paar Worte zum Wunschkaiserschnitt loswerden, da sich immer mehr Frauen für diesen Weg der Entbindung entscheiden. Was natürlich völlig okay ist, wenn du im Vorfeld alle notwendigen Informationen bekommen hast. Ich möchte dir weder davon abraten, noch kann ich dir einen geplanten Wunschkaiserschnitt empfehlen. Nur du allein kennst deine Beweggründe und deine Geschichte. Allerdings gibt es einige Beweggründe für einen Kaiserschnitt, die ihn auf den ersten Blick als den einfacheren Weg erscheinen lassen, aber bei genauerer Betrachtung doch nicht wirklich überzeugen können. Damit du über diese «falschen» Gründe aufgeklärt bist und beide Seiten der Medaille kennst, bekommst du jetzt die fünf häufigsten «falschen» Gründe aufgelistet, sich für einen Kaiserschnitt zu entscheiden.

1. Ich habe solche Angst vor den Schmerzen.
Kein so schlechter Gedanke, oder? Vorhin hast du von mir erfahren, dass so ein Kaiserschnitt in einer Regionalanästhesie erfolgt, bei der du die Geburt zwar voll mitbekommst, aber keine Schmerzen spürst. Außerdem dauert das ganze voraussichtlich nur 30 Minuten. Wer ist denn da bitte so dumm und

entbindet freiwillig noch vaginal?! Kurzfristig gedacht hast du durchaus recht, dass der Moment der Geburt nicht wehtut, weil du durch eine Spinalanästhesie betäubt bist. Nach etwa vier Stunden ist allerdings alles wieder beim Alten. Du bekommst zwar Schmerzmittel, darunter auch Opiate, aber dir muss klar sein, dass ein großer Bauchschnitt sehr stark schmerzt. Darüber hinaus hast du jetzt ein Neugeborenes, das du versorgen musst. Ich kenne keine andere Bauch-OP, bei der man die Patienten noch am selben Tag aus dem Bett mobilisiert, damit sie sich um ein Kind kümmern.

Was übrigens die Schmerzen unter der Geburt betrifft, sind die sicherlich auch nicht zu unterschätzen. Wobei es auch dabei größte Unterschiede gibt. Manche Frauen kommen aufrecht mit einem Strahlen im Gesicht in den Kreißsaal und sagen, sie seien sich nicht ganz sicher und wollten mal gucken lassen, ob es schon losgeht, und haben dann in der Untersuchung schon 5 cm Muttermundseröffnung – und andere ertragen die Senkwehen kaum. Da ist jede Frau in ihrer Wahrnehmung anders. Allerdings kann man auch erst einmal schauen, wie die Wehen sich anfühlen und wie gut oder auch nicht so gut man damit zurechtkommt. Wenn du die Schmerzen nicht gut tolerierst, bekommst du natürlich Schmerzmittel, und damit meine ich kein Paracetamol-Zäpfchen, sondern Morphine. Sollte das nicht reichen, kannst du dich jederzeit für eine PDA entscheiden. Wichtig ist, dass die Schmerzen nach einer vaginalen Geburt enden. Der Kaiserschnitt verursacht zwar im Moment der Geburt keine Schmerzen, aber dafür kannst du noch Wochen danach beeinträchtigt sein. Deshalb überlege dir gut, ob der Kaiserschnitt wirklich die richtige Alternative ist, wenn du aus Angst vor Schmerzen eine vaginale Geburt vermeiden willst.

2. Der Kaiserschnitt ist so schön planbar. Meine Mutter wird für ein paar Tage kommen und auf meine anderen Kinder aufpassen.

Du hast mich jetzt schon ein kleines bisschen kennengelernt und vielleicht bemerkt, dass ich grundsätzlich bestrebt bin, dich ergebnisoffen zu beraten, damit du die für dich richtigen Entscheidungen treffen kannst. Nach guter Aufklärung toleriere ich so ziemlich jede Entscheidung. Wann mein geburtshilfliches Herz aber wirklich blutet, ist, wenn eine Patientin mir sagt, sie hat dreimal ganz unkompliziert vaginal entbunden, auch diese Schwangerschaft verlief unkompliziert, nur dieses Mal hätte sie dann doch gerne einen Kaiserschnitt, weil das für sie leichter zu organisieren ist. Ihre Mutter könnte nämlich das Wochenende kommen und auf die anderen drei Kinder aufpassen, während Nummer vier per geplanter Sectio kommen soll.

Kennst du diese Karte «Ich bin kein Klugscheißer, ich weiß es wirklich besser»? So ergeht es mir in diesem Moment. Denn natürlich ist es kurzfristig super, wenn die Mutter geplant zum OP-Termin die anderen Kinder hüten kann, während man in Ruhe im Krankenhaus liegt und das vierte Geschwisterchen entspannt bekommt. Nur: Die anstrengende Zeit kommt ja noch. Die Oma ist zwar zum Kaiserschnitt und die ersten Tage nach der Entbindung zum Unterstützen vor Ort, aber irgendwann wird auch deine Mutter sehr wahrscheinlich wieder gehen. Dann hast du einen frisch operierten, schmerzhaften Bauch, ein schreiendes Neugeborenes und noch drei weitere Kinder, die versorgt werden wollen.

3. Ich will nicht, dass etwas verletzt wird.

Den Punkt kann ich total gut nachvollziehen. Aber: Man muss hier schon anführen, dass es ein Unterschied ist, ob ein wenig am Damm oder an den Schamlippen eingerissen ist, oder man sämtliche Bauchschichten quer eröffnet hat. Zudem ist es so, dass die Scheide und der Damm zu dem Zeitpunkt der Schwangerschaft sehr gut durchblutet sind. Das bedeutet, dass die Wundheilung extrem schnell ist. Kennst du das, wenn du dir auf die Wange gebissen hast und es zunächst echt blöde wehtut und dann am nächsten Tag merkt man eigentlich nur noch etwas, wenn man mit der Zunge drüberfährt? Am übernächsten Tag ist das dann schon fast komplett abgeheilt. Ähnlich wie im Mund funktioniert auch die Schleimhaut in der Scheide. Die heilt genauso gut und schnell. Also ein riesiger Unterschied zum Bauchschnitt, der Wochen bis Monate braucht, bis er gänzlich verheilt ist. Wenn du Sorge um deinen Beckenboden hast, kann ich das auch sehr gut nachvollziehen. Aber: Der größte Beckenbodenschaden entsteht schon durch die Schwangerschaft selbst. Jede vierte Frau hat per se auch ohne Schwangerschaft und Geburt ein Risiko für einen Beckenbodenschaden, einfach nur durch eine genetische Bindegewebsschwäche.

Um einen zusätzlichen Beckenbodenschaden zu vermeiden, gibt es einige Punkte, die man sich unbedingt im Vorfeld der Geburt anschauen sollte:

- ✓ Das kindliche Gewicht:
  Ein schweres Kind beansprucht den Beckenboden bei einer vaginalen Geburt mehr als ein normalgewichtiges. Deshalb kann bei einer fetalen Makrosomie auch über eine Einleitung vor dem Entbindungstermin (ab der 39+0 SSW) nachgedacht werden.
- ✓ Vermeidung einer langen Austreibungsperiode:
  Je länger der Kopf auf den Beckenboden drückt, desto eher kommt es zum Schaden. Deshalb sollten Austreibungsperioden über drei Stunden vermieden werden.
- ✓ Chronische Verstopfung und Übergewicht:

Auch diese Punkte können zu einer Beckenbodenschwäche unabhängig von einer Schwangerschaft führen. Deshalb iss viele Ballaststoffe wie Gemüse und Obst und trinke ausreichend.

4. Ich fühle mich unter der Geburt so ausgeliefert.
Einige Frauen haben Sorge, dass sie unter der Geburt die Kontrolle über sich und ihren Körper verlieren. Insbesondere wenn es um Ausscheidungen des Körpers geht oder darum, dass die Schmerzen sie überrollen oder sie grundsätzlich die Situation nicht überschauen und kontrollieren können. Da kann ein kontrollierter Kaiserschnitt gleich humaner wirken. Solltest du dich in diesen Gedanken wiedererkennen, möchte ich dir mitgeben, dass du auf dem OP-Tisch ja nun auch nicht so viel Kontrolle über deine Situation hast. Durch die Spinalanästhesie kannst du dich nicht bewegen. Deine Arme und Beine werden (zwar vorsichtig, aber dennoch) auf Halterungen fixiert. Viele Menschen um dich herum werkeln an dir herum. Das würde für mich weniger Selbstbestimmung und Kontrolle bedeuten, als wenn ich mich im Kreißsaal so bewegen kann, wie es sich für mich gerade richtig anfühlt, und ich die Positionen einnehmen kann, die stimmig sind, und ich nur meine Hebamme, Ärztin und Begleitperson um mich herum habe. Was die Schmerzen betrifft, ist eine PDA jederzeit möglich, die manchmal so sehr entspannt, dass viele Frauen unter der Geburt einschlafen (dazu später mehr).

5. Ich will einen Wunschkaiserschnitt in Vollnarkose, weil ich vor all dem, was kommt, solche Angst habe, dass ich gar nichts mitbekommen will.
Wenn es medizinisch keine andere Wahl gibt, weil sich eine Notfallsituation ergeben hat, muss man da durch. Aber freiwillig? Willst du wirklich freiwillig auf die Geburt deines Kindes

verzichten? Das ist ein so besonderes Erlebnis in deinem Leben. Mal abgesehen vom persönlichen Erleben ist es auch aus medizinischer Sicht besser, auf eine Vollnarkose zu verzichten, denn schließlich bekommt das Neugeborene die Narkose auch ab und benötigt danach zumindest eine Einschätzung, wenn nicht sogar eine Betreuung von einem Kinderarzt. Damit das Kind nicht so viel Narkose abbekommt, muss außerdem schneller operiert werden, daraus kann eine erhöhte Verletzungsgefahr entstehen.

Jetzt könntest du davon ausgehen, dass ich ausschließlich für eine vaginale Geburt bin. Das bin ich definitiv nicht. Versteh mich nicht falsch. Ich würde einen Kaiserschnitt per se nicht als etwas Schlechtes abtun, ganz bestimmt nicht. Insbesondere wenn ein medizinischer Grund vorliegt oder eine besondere Vorgeschichte. Für manche Frauen ist der Wunschkaiserschnitt genau die richtige Wahl.

Mir ist es wichtig, dass falls du bisher einen Wunschkaiserschnitt wolltest, ganz bewusst in dich reinhörst, warum du den Kaiserschnitt willst. Wenn du dich gut beraten lassen hast, und das hast du ja jetzt, du alles aus deiner Perspektive betrachtet und beurteilt hast und dich dann für einen Wunschkaiserschnitt entscheidest und sich diese Entscheidung auch im Bauch gut anfühlt, dann hast du alles richtig gemacht.

Dann geh diesen Weg. Aber bitte nicht, weil es der vermeintlich einfachere Weg ist, das ist er nämlich nicht.

Vorherige/r Kaiserschnitt/e – was bedeutet das für dich und deine Geburt?

Viele Frauen fragen sich, ob sie nach einem Kaiserschnitt überhaupt noch «normal» entbinden können, welche Risiken eine vaginale Geburt bei zuvor stattgefundenem Kaiserschnitt mit sich bringen könnte und ob es vielleicht risikoärmer wäre, wieder einen Kaiserschnitt zu planen. Generell gilt: Wenn du in einer vorherigen Schwangerschaft einen Kaiserschnitt hattest, ist das kein Ausschlusskriterium dafür, das nächste Kind vaginal zu entbinden. Allerdings sollten ein paar Dinge berücksichtigt werden, und welche das sind, erkläre ich dir jetzt.

Wenn du deinen Bauch ansiehst, siehst du die Narbe an deiner Haut. An deiner Gebärmutter ist ebenso eine Narbe. Immer wenn Gewebe geschnitten oder anderweitig verletzt wird, entsteht Narbengewebe. Narbengewebe hat nicht die gleiche Funktion wie das ursprüngliche Gewebe. In unserem Fall wäre das starke Gebärmuttermuskulatur. Wenn eine Gebärmutter Wehen entwickelt, entstehen starke Kräfte. Schließlich soll mit diesen Wehen ein Kind rausgedrückt werden. Es kann also sein, dass, wenn diese starken Kräfte auf die Narbe einwirken, dieses Narbengewebe reißt. Der medizinische Ausdruck dafür ist Uterusruptur. Tritt diese Uterusruptur plötzlich ein, ist das ein Notfall und es muss sofort ein Notfallkaiserschnitt in Vollnarkose erfolgen. Viele Frauen fragen mich, ob sie bemerken, wenn eine Uterusruptur eintritt. Das kann ich mit einem deutlichen «Ja!» beantworten. Eine Uterusruptur ist typischerweise ein anhaltender brennender Schmerz, der sich deutlich vom Wehenschmerz unterscheidet. Des Weiteren werden die kindlichen Herztöne im CTG pathologisch. Sollte unter der Geburt bereits ein leiser Verdacht bestehen, würde man also großzügig wieder einen Kaiserschnitt durchführen. Generell ist eine Uterusruptur nach Kaiserschnitt eher selten.

Wenn du also in der letzten Schwangerschaft einen Kaiserschnitt hattest und jetzt eine normale Entbindung möchtest, spricht erst mal gar nichts dagegen. Es gibt allerdings ein paar Punkte, die bei der Entscheidung, ob eine vaginale Geburt nach Kaiserschnitt oder doch die Re-Sectio angestrebt werden soll, berücksichtigt werden sollten:

1. Das Gewicht des Kindes.
   Ein Kind, welches ein Schätzgewicht von über 4 kg hat, dehnt die Gebärmutter und damit auch die Narbe schon vor Beginn der einsetzenden Wehen mehr als ein kleineres Kind. Eine große Gebärmutter hat ein größeres Risiko zu reißen als eine kleinere. Deshalb gilt das gleiche auch für
2. zu viel Fruchtwasser und Zwillinge.
   Neben einem Schätzgewicht von 4 kg sollte die geburtshilfliche Situation auch bei einem Polyhydramnion (zu viel Fruchtwasser) und bei einer Zwillingsschwangerschaft ganz genau beurteilt und kritisch eingeschätzt werden. Auch hier ist die Gebärmutter wieder größer und kann die Narbe kräftiger dehnen. Da kann ich dir nur raten, dass du dich individuell von einem erfahrenen Geburtshelfer beraten lässt. Eine weitere ungünstige Voraussetzung für eine vaginale Entbindung ist
3. ein schneller erneuter Schwangerschaftseintritt.
   Nach einem Kaiserschnitt sollte man ein Jahr bis zu einer erneuten Schwangerschaft warten. Denn je weniger Zeit zum Ausbilden einer kräftigen Narbe bleibt, desto vulnerabler ist sie. Deshalb gilt: Je schneller eine erneute Schwangerschaft nach erfolgtem Kaiserschnitt eintritt, sollte man doch den geplanten Kaiserschnitt an der wehenfreien Gebärmutter anstreben, um eine Uterusruptur zu vermeiden.
4. Aus welchen Gründen wurde der erste Kaiserschnitt durchgeführt?
   Wenn der erste Kaiserschnitt durchgeführt wurde, weil die Gebärmutter eine Voroperation wie zum Bei-

spiel eine Myomenukleation (eine Entfernung von gutartigen Muskelknoten aus der Gebärmutterwand) durchgemacht hat, sollte in dieser Schwangerschaft auch nicht vaginal entbunden werden. Genauso, wenn es einen anatomischen Grund gibt, wie zum Beispiel eine Beckenringfraktur in der Vorgeschichte oder ein ausgeprägtes Wirbelgleiten. Wenn der Kaiserschnitt aber zum Beispiel aufgrund einer Zwillingsschwangerschaft oder einer fetalen Beckenendlage gemacht wurde, sind diese Gründe als «neutral» einzustufen. Gute Voraussetzung für eine vaginale Entbindung nach Kaiserschnitt ist, wenn du vor dem Kaiserschnitt schon einmal vaginal entbunden hast. Also dein erstes Kind vaginal bekommen hast, dann das zweite (zum Beispiel wegen einer Beckenendlage) per Kaiserschnitt entbunden wurde und du jetzt wieder schwanger bist. Ebenso ist es eine günstige Voraussetzung, wenn der Kaiserschnitt davor bei Geburtsstillstand in der Austreibungsperiode gemacht wurde. Vielleicht war damals einfach das Kind etwas zu groß oder hatte sich falsch eingestellt. Der Körper wird sich erinnern und der Muttermund sich bei Wehenbeginn voraussichtlich zügiger öffnen.

Eine weitere Frage, die ich immer wieder gestellt bekomme, ist, ob auch nach zwei Kaiserschnitten eine vaginale Entbindung möglich ist. Das kommt immer auf die Geburtsklinik an. Das Risiko für eine Uterusruptur ist nach zwei Kaiserschnitten nicht sehr viel größer als nach einem. Das, was ich den Frauen aber immer sage und wovor ich selbst Respekt habe, ist in so einer Situation ein Notkaiserschnitt. Nicht wegen des Notfalls selbst, sondern wegen des verwachsenen Bauches. Jede Operation kann im Bauch der Frau starke Verwachsungen auslösen, das heißt, die Anatomie verändert sich und es gibt viele Narben. Häufig ist die Harnblase stark auf die Gebärmuttervorderwand hochgezogen oder die Gebärmutter klebt an der vorderen Bauchdecke. Diese Verwachsungen sollten natürlich vorsichtig gelöst werden, um Verletzungen zu vermeiden. In einer Notfallsituation hat man aber meistens nicht die Zeit dazu. Das bedeutet also zum einen ein erhöhtes Verletzungsrisiko für die Mutter, oder aber die Verwachsungen sind so ausgeprägt, dass es länger dauert, bis man sie überhaupt so beseitigt hat, dass man den Schnitt an der Gebärmutter durchführen und das Kind entbinden kann. Das kann im Zweifel einen schlechteren Ausgang für das Kind bedeuten. Man entscheidet sich für einen Notkaiserschnitt, weil ein Notfall vorliegt, und dann muss man blöderweise lange präparieren, weil der Bauch so stark verwachsen ist. Leider kann man nicht von außen erkennen, ob ein Bauch verwachsen ist und ob viele Vernarbungen vorliegen, auch nicht im Ultraschall. Genauso ist die Bestimmung der Gebärmutterwanddicke im Bereich der Sectionarbe per Ultraschall nicht eindeutig bestimmbar. Das heißt, man kann im Ultraschall nicht klar vorhersehen, ob die Narbe stark und kräftig ausgeprägt ist oder eher ein Reißen der Gebärmutter drohen könnte. Solltest du im Vorfeld einen Kaiserschnitt gehabt haben und du möchtest jetzt gerne spontan entbinden, kann ich dir nur ans Herz legen, bitte nicht zu Hause oder in einem Geburtshaus zu entbinden. Sollte sich eine Komplikation entwickeln, verlierst du zu viel wertvolle Zeit für den Transport in eine Geburtsklinik mit entsprechenden operativen Möglichkeiten sowie einer kinderärztlichen Versorgung. Geh mit diesem Wunsch also lieber in eine erfahrene Geburtsklinik.

Jetzt hast du alle möglichen gruseligen Komplikationen gelesen und denkst dir vielleicht, dass ich unbedingt dafür bin, einen erneuten Kaiserschnitt durchzuführen. Das wiederum möchte ich mit einem entschiedenen Nein beantworten. Das, was ich dir mitgeben möchte, ist, dass man sich unbedingt die individuellen Voraussetzungen anschauen sollte. Wenn diese gut sind und du vaginal entbinden möchtest, mach das unbedingt. Ich kann die Frauen nicht zählen, die ich unkompliziert nach einem Kaiserschnitt vaginal entbunden habe. Wichtig ist, gut aufgeklärt zu sein, seine eigene Geschichte mit zu berücksichtigen und sich dann zu entscheiden.

Wassergeburt – das nasse Geburtserlebnis

Viele Frauen wünschen sich, in der Wanne zu entbinden, weil sie glauben, dass das besonders schonend und natürlich für ihr Kind sei. Tatsächlich gibt es weder Studien, die eine Wassergeburt befürworten, noch solche, die sie ablehnen.[15] Grundsätzlich kann ein Bad in der Eröffnungsperiode als entspannend wahrgenommen werden. Wenn es um das Finale, also die Geburt selbst, im Wasser geht, sollten aber bestimmte Punkte berücksichtigt werden, die ich dir jetzt näher erläutern möchte. Gute Voraussetzung für eine Wassergeburt ist eine insgesamt unauffällig verlaufene Schwangerschaft. Dennoch solltest du wissen, dass nicht jede Schwangere für eine Wassergeburt geeignet ist.

Ausschlusskriterien für eine Wassergeburt sind:

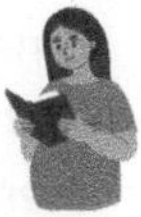

1. Adipositas
   Eine stark übergewichtige Frau sollte nicht in der Badewanne entbinden, da sie zum einen ein grundsätzlich erhöhtes Blutungs- und Schulterdystokierisiko hat und zum anderen vor allem in einem Notfall nicht aus der Wanne zu bekommen ist.

2. Auffälligkeiten in einer vorherigen Schwangerschaft mit Wiederholungsrisiko
   wie zum Beispiel Blutungen, eine Schulterdystokie oder

auch ein Kaiserschnitt in der Vorgeschichte. Sollten sich Komplikationen einstellen, ist es auch hier deutlich schwieriger, im Notfall zu reagieren.

3. Ein zu großes Kind
   Ein großes Kind dehnt die Gebärmutter kräftiger, weshalb ein erhöhtes Blutungsrisiko besteht, da die Gebärmutter es schwerer hat, sich zusammenzuziehen (Atonie). Durch das warme Wasser werden die Gefäße darüber hinaus noch weitgestellt, sodass das Risiko für einen erhöhten Blutverlust noch mal erhöht ist.

4. Zwillinge
   Gemini können nicht in der Wanne entbunden werden. Wenn du dich an den Ablauf erinnerst und darüber hinaus auch das erhöhte Blutungsrisiko, kannst du sicherlich nachvollziehen, warum die Wassergeburt bei Zwillingen nicht möglich ist.

5. Beckenendlage
   Sollte dein Baby mit dem Po in deinem Becken liegen, ist eine vaginale Geburt grundsätzlich möglich, allerdings nicht im Wasser, da auch hier bestimmte Handgriffe notwendig werden können, die in einer Wanne nicht durchführbar sind.

6. PDA
   Solltest du eine PDA unter der Geburt wünschen, ist eine Wassergeburt nicht mehr möglich, da Keime, die sich im Wasser befinden, über den Katheter im Rücken in die Hirnflüssigkeitsräume gelangen können.

Wenn du dir jetzt denkst: «Super, das betrifft mich alles nicht, ich bin schlank, möchte eh keine PDA, habe eine unauffällige Anamnese und das eine Kind liegt richtig rum im Bauch und zu groß ist es auch nicht», möchte ich noch auf eine Kleinigkeit hinweisen.

Viele Frauen halten eine Wassergeburt für sehr romantisch und stellen sich das wahnsinnig schön vor. Das kann es natürlich auch sein. Was allerdings oft nicht bedacht wird, ist, dass außer dem Kind während einer Entbindung noch andere Dinge herauskommen können. Dazu gehören Blut, Fruchtwasser, Urin und Kot. Je nach Darmlage liegt auch immer ein Kescher neben der Wanne. Die Flüssigkeiten können natürlich nicht vom Wasser getrennt werden. Wenn es zur Geburt des Kindes kommt, ist ein Dammschutz deutlich erschwert durchführbar bzw. fast unmöglich, weil die Hebamme rein technisch nicht so gut herankommt. Der Dammschutz wird, wenn überhaupt, nur blind durchgeführt, da die Hebamme nicht mit Taucherbrille und Sauerstoffflasche ausgestattet wird. Diese Aspekte sind im Unterschied zu den vorherigen genannten Punkten allerdings keine Gründe, die aus medizinischer Sicht gegen eine Wassergeburt sprechen. Überlege dir auch, ob es für dich wirklich die Geburt im Wasser sein muss und warum sie dir passend vorkommt. Wenn es um die Entspannung unter der Geburt geht, ist ein Entspannungsbad im warmen Wasser immer möglich, übrigens auch für alle, die sich unter den genannten Ausschlusskriterien für eine Wassergeburt wiedergefunden haben.

Wie du dich optimal auf deine Geburt vorbereitest

Es ist gerade sehr en vogue, schwangeren Frauen zu empfehlen, detaillierte Geburtspläne zu entwerfen und sie mit zur Geburt zu bringen. Da stehen dann Sachen drauf wie «Ich möchte eine natürliche Geburt ohne Schmerzmittel», «Ich möchte keinen Dammschnitt», «Ich möchte eine Wassergeburt» und vieles mehr. Grundsätzlich ist es großartig, wenn du dich mit deiner anstehenden Geburt auseinandersetzt. «Wo möchte ich entbinden? Mit oder ohne Kinderarzt vor Ort?», «Möchte ich vaginal entbinden oder mit einem geplanten Kaiserschnitt?» oder «Soll mein Partner dabei sein?» sind sehr sinnvolle Fragen. Es ist super, wenn du dich darüber informierst, was auf dich zukommt, damit du gut aufgeklärt bist und keine Angst hast. Das tust du ja bereits, indem du diese Zeilen liest. Was ich dir als Gedanken aber unbedingt mitgeben möchte, ist, plane deine Geburt nicht bis ins Detail, sondern lass dich darauf ein. Gerade Wünsche wie «Ich möchte eine natürliche Geburt ohne Schmerzmittel» können ganz schön idealistisch sein. Die Geburt wird schmerzhaft sein. Wenn du mit den Schmerzen unter der Geburt gut zurechtkommst, super! Wenn du aber währenddessen doch Schmerzmittel oder eine PDA benötigst, kann es sein, dass du mit diesen Erwartungen an dich selbst enttäuscht sein wirst und dir damit dein Geburtserlebnis verdirbst. Genauso berücksichtigen wir gerne, dass du dir eine Wassergeburt wünschst. Wenn aber Faktoren vorliegen, die dich oder dein Kind gefährden, ist es deutlich besser, nicht im Wasser zu entbinden.

Was ich dir also empfehle: Bleib offen! Sag dir lieber «Ich schaue mal, wie sich die Wehen für mich anfühlen. Toll wäre, ohne Schmerzmittel auszukommen, aber wenn es so ist, dann nehme ich die Erleichterung gerne an.» Gleiches gilt für die Wassergeburt: «Ich würde gerne in der Wanne entbinden. Wenn es aber zu einer Situation kommt, in der diese Entbindung für mich und mein Baby zu riskant ist, weiß ich, dass wir trotzdem eine schöne Geburt erleben.» Insbesondere, wenn es um medizinisch relevante Handlungen geht, wie einen Zugang in die Vene zu legen, bestimmte Medikamente zu geben, oder vielleicht sogar ein ungewollter Dammschnitt, will dir und deinem Kind damit keiner was Böses, sondern im Gegenteil: Damit möchte man euch darin unterstützen, dass die Geburt für euch gut ausgeht. Also lass dich gerne auch auf Abweichungen dieser Art ein und vertraue deinem geburtshilflichen Team. Grundsätzlich gilt, dass keiner in deine natürliche Geburt eingreifen will und wird, wenn alles unauffällig verläuft. Mach dir das immer wieder bewusst. Ich möchte dir diesen Perspektivwechsel an die Hand geben, damit du dir selbst den Druck nimmst. Wenn du sehr konkrete Vorstellungen hast und damit eine gewisse Erwartung an dich und deine Geburt stellst, wirst du sehr wahrscheinlich eher enttäuscht werden, als wenn du offenbleibst.

PDA – Fluch oder Segen?

Also wenn du mich fragst, ganz klar Segen! Ich verstehe gar nicht, warum die PDA so oft verteufelt wird. In meinen Augen hat sie ganz klare Vorteile, bei minimalem Risiko. Dennoch möchte ich dich auch hier ergebnisoffen beraten. Deshalb erfährst du jetzt erst mal, wie eine PDA abläuft, wann sie ratsam ist, in welchen Fällen sie überhaupt gelegt werden kann und wann nicht, und natürlich kläre ich dich auch über mögliche Risiken auf.

Also, legen wir los ...

Warum überhaupt eine PDA?

Eine PDA (= Periduralanästhesie) wird dafür sorgen, dass du im Idealfall keine Schmerzen mehr spürst. Sie kann dir allerdings nicht den Druck der Wehen nehmen – ihn wirst du weiterhin spüren, was von Vorteil ist, damit du zur Geburt weißt, wann du pressen sollst. Trotzdem, korrekt gelegt, wirkt die PDA so wunderbar entspannend für die Frauen, dass der Muttermund sehr häufig bei weiterhin bestehenden Wehen (die du dann aber nicht mehr als schmerzhaft wahrnimmst) weiter eröffnet. Im Idealfall sorgt sie dafür, dass sogar ein kleiner Powernap möglich ist und gleichzeitig die Geburt vorangeht. Das ist doch mal ein Knaller!

Jetzt hast du wahrscheinlich gelesen, dass ich «Idealfall» geschrieben habe. Das liegt daran, dass die Wirkung natürlich enorm davon abhängig ist, wie gut sie gelegt wurde. Besonderheiten der Wirbelsäule, nicht ruhig sitzen können oder starkes Übergewicht können dafür sorgen, dass die PDA schwerer zu legen ist und sie entsprechend nicht so gut wirkt. Oder sie wirkt nur einseitig, weil durch die körperliche Bewegung der Katheter nicht mehr korrekt sitzt.

Gründe, aus denen eine **PDA** empfohlen wird:

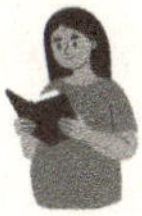

1. Wunsch der Schwangeren aufgrund von Schmerzen
2. Geburtsstillstand
3. Zu straffer Muttermund
4. Zwillinge
5. Angst der werdenden Mutter
6. Fehleinstellung des kindlichen Kopfes (mit Fehleinstellung ist gemeint, dass der kindliche Kopf sich noch nicht richtig in das mütterliche Becken eingefunden hat)

Gerade wenn die Geburt ins Stocken gerät, kann eine PDA Wunder bewirken. Die Wehen können so schmerzhaft sein, dass eine Schwangere komplett verkrampft und der Muttermund nicht weiter aufgeht. Die PDA führt in so einem Fall zur Entspannung, sodass die Effekte sich nicht nur bei der Schwangeren zeigen, es nimmt zusätzlich auch der kindliche Stress ab und der Muttermund ist in der Lage, loszulassen und aufzugehen.

Damit eine PDA gelegt werden kann, solltest du unter der Geburt sein. Das bedeutet, regelmäßige Wehen zu haben und eine beginnende Muttermundseröffnung von 3 bis 4 cm.

Viele Frauen wollen wissen, ob denn auch bei vollständig

eröffnetem Muttermund noch eine PDA gelegt werden kann. Grundsätzlich ja. Insbesondere wenn der Kopf sich nicht richtig eingestellt hat, kann die PDA die Chance dafür bieten, dass dein Kind doch noch vaginal kommt. Allerdings ist es bei drei Stunden vollständig eröffnetem Muttermund nicht mehr sinnvoll (da sollte dein Baby bereits auf die Welt kommen), genauso wenig, wenn der Kopf des Kindes bereits im mütterlichen Becken ist und «droht» geboren zu werden.

Sollten bei dir Herausforderungen am Rücken bestehen (zum Beispiel eine Voroperation mit Metallimplantaten, ein großflächiges Tattoo oder eine ausgeprägte Skoliose), macht ein Anästhesiegespräch im Vorfeld Sinn, damit der Narkosearzt dir eine gute Einschätzung gibt und dich aufklären kann, bevor du in den Wehen liegst. Übrigens ist ein Bandscheibenvorfall in der Vorgeschichte keine Kontraindikation für eine PDA.

Wie läuft eine PDA ab?

Wenn bei dir die Indikation zu einer PDA gestellt wurde oder du selbst den Wunsch nach einer PDA hast, wird dich eine Anästhesistin noch einmal über den Eingriff aufklären. Anschließend wirst du dich an die Bettkante setzen und der Narkoseärztin deinen Rücken entgegendrücken. Es wird der Bereich des Eingriffs desinfiziert und mit sterilen Tüchern abgedeckt. Solltest du zwischenzeitlich aufgrund der Wehen nicht stillsitzen können, wird dir ein kurzfristiger Wehenhemmer über einen intravenösen Zugang gespritzt. Dieses Medikament kann dazu führen, dass du kurzfristig einen schnelleren Herzschlag und ein leichtes Zittern bei dir wahrnimmst. Keine Sorge, das vergeht auch wieder. Zunächst bekommst du im Bereich deiner Lendenwirbelsäule eine örtliche Betäubung der Haut. Anschließend wird mit einer Nadel der Periduralraum aufgesucht, um dort einen Katheter einzufügen. Der Periduralraum ist der Raum zwischen deinen Wirbelkörpern und noch vor der Rückenmarkshaut. Die Nadel wird entfernt, der Katheter eingeführt und an deinem Rücken fixiert. Über diesen Katheter wird das Betäubungsmittel eingespritzt. Zunächst merkst du ein Kribbeln, eine Schwere oder auch angenehme Wärme in deinen Beinen und dem Po. Über den Katheter wird nun je nach System entweder kontinuierlich eine kleine Rate an Betäubungsmittel abgegeben oder du kannst dir selbst über einen Knopf eine Dosis verabreichen. Die Dosierpumpen haben allerdings eine Sperre, sodass du dich niemals selbst überdosieren kannst.

Es gibt den Begriff Walking-PDA. Bei ihr ist die Menge an Betäubungsmittel gerade so hoch, dass du gut betäubt bist, gleichzeitig aber so gering, dass du keinen Kraftverlust hast und beispielsweise noch laufen kannst. Für die Geburt die ideale Situation, denn so kannst du noch alle Positionen einnehmen, aktiv die Geburt mitgestalten und gleichzeitig bist du schmerzfrei.

Nachdem du die PDA erhalten hast, müssen dein Blutdruck und deine Herzfrequenz sowie die Sauerstoffsättigung überwacht werden, da das Betäubungsmittel einen Abfall deines Blutdrucks verursachen kann. Nachdem die PDA gelegt wurde, wird das CTG kontinuierlich bis zur Geburt geschrieben.

Welche Risiken birgt eine PDA?

✓ Blutungen und Blutergüsse
Immer wenn man wo reinpiekt, kann es natürlich auch bluten oder einen blauen Fleck geben. Meistens ist das aber nicht behandlungsbedürftig. Anders sieht es aus, wenn du eine Gerinnungsstörung mit Blutungsnei-

gung hast oder Blutverdünner einnimmst. Dazu wirst du allerdings stets im Vorfeld befragt werden. Im Zweifel wäre eine PDA dann nicht möglich, aber das besprechen die Ärzte ganz offen mit dir.

- ✓ Entzündungen
  Überall wo man reinpiekt, können Keime eintreten. Deshalb wird im Vorfeld der Bereich ausgiebig desinfiziert, um das Risiko zu minimieren.
- ✓ Missempfindungen/Lähmungen
  Wirkt die PDA sehr intensiv, weil eine hohe Dosis Betäubungsmittel verabreicht wurde, kann es sein, dass du für ein paar Stunden deine Beine nicht mehr so gut spürst, sie sich taub anfühlen und von dir selbst nicht mehr bewegt werden können. Das fühlt sich merkwürdig an, verschwindet aber in der Regel wieder.
- ✓ Schädigungen des Rückenmarks
  Vor dem Gedanken, dass man mit einer Nadel in den Rücken sticht, haben viele Angst. Allerdings ist man bei einer PDA sogar noch vor dem Raum des Rückenmarks. Dennoch kann es passieren, dass mit der Nadel zu tief gestochen wird und man eine Schicht tiefer im Spinalkanal landet. Tatsächlich kommt diese Komplikation bei der PDA so gut wie nie vor, weil sie erstens im Raum davor gestochen wird, und zweitens sich die Einstichstelle unterhalb des Rückenmarks befindet. Wenn die Rückenmarkshaut durchstochen wurde, kann es in sehr seltenen Fällen zu Kopfschmerzen kommen, die in der Regel mit Schmerzmitteln gut behandelt werden können und nach wenigen Tagen abgeklungen sind.
- ✓ Rückenschmerzen
  In seltenen Fällen kann es zu Rückenschmerzen kommen, diese sind allerdings in der Regel nur vorübergehend.

Ich möchte an dieser Stelle betonen, dass ich keine Narkoseärztin bin, sondern Frauenärztin. Deshalb wirst du in jedem Fall vor dem Eingriff von einer Anästhesistin aufgeklärt. In all den Jahren, in denen ich über 10 000 Frauen entbunden habe, kann ich mich vielleicht an drei Patientinnen mit relevanten Kopfschmerzen erinnern, ohne sonstige Komplikationen. Alle anderen waren für die Schmerzerleichterung dankbar und vor allem haben viele PDAs den Kaiserschnitt verhindern können.

Apropos Kaiserschnitt: Solltest du eine PDA bekommen und sich dann doch eine Notwendigkeit für einen Kaiserschnitt ergeben, kann die PDA mit einer höheren Dosis aufgespritzt werden und als Spinalanästhesie dienen, sodass kein zweites Mal gestochen werden muss. Dies ist nur möglich, wenn kein dringlicher Entbindungsgrund (wie zum Beispiel anhaltend niedrige Herztöne oder ein sehr schlechtes MBU-Ergebnis) vorliegt und die PDA gut sitzt.

Was ist der Unterschied zu einer Spinalanästhesie?

Die Spinalanästhesie unterscheidet sich im Ablauf nicht von der PDA, allerdings sticht man dort direkt in den Spinalraum. Also den Raum, in dem auch die Nerven des Rückenmarks sind. Allerdings ist eine Verletzung, wie gerade schon bei der PDA erklärt, sehr unwahrscheinlich, da die Einstichstelle so tief ist, dass in diesem Raum keine Nerven mehr sind. Bei der Spinalanästhesie wird kein Katheter gesetzt, sondern nur eine einmalige Dosis an Betäubungsmittel in den Spinalraum injiziert. Die Wirkung hält ca. 4 Stunden an und verabschiedet sich schleichend. Die Risiken sind die gleichen wie bei einer PDA.

Mit diesem Kapitel möchte ich dir die Angst vor einer PDA nehmen. Ich kann gut nachvollziehen, dass die Vorstellung, mit einer Nadel in den Rücken gestochen zu werden, keine sehr angenehme ist und man am liebsten drauf verzichten möchte. Gleichzeitig ist in meinen Augen die PDA in vielen geburtshilflichen Momenten ein Segen, da sie nicht nur Kräfte wieder mobilisieren kann, sondern ganz häufig einen Kaiserschnitt verhindert.

Beckenendlage – was tun, wenn der Po anstelle des Köpfchens in Poleposition liegt?!

Ab der 20. Schwangerschaftswoche spürst du die Bewegungen deines Babys. Dabei kann es durchaus sein, dass es die Lagen wechselt. Also mal mit dem Popo in deinem Becken liegt, mal mit dem Köpfchen, und es gibt auch die Möglichkeit, dass es sich quer in deinem Bauch gemütlich macht. Gerade die Querlage kann für die werdende Mama ziemlich unbequem sein. Vor allem in den früheren Wochen kann man teilweise sogar während des Ultraschalls sehen, wie wild das Baby im Bauch tobt und lustig die Positionen ändert. So weit also erst mal alles völlig normal. Deshalb mach dir keine Gedanken, wenn du bei deinem dritten Ultraschall um die 30. SSW siehst, dass dein Baby noch in Beckenendlage und damit noch nicht in der idealen Schädellage ist. Die Wahrscheinlichkeit ist zu diesem Zeitpunkt sehr hoch, dass es sich noch von allein dreht. In der 36. SSW sollte noch einmal kontrolliert werden, welche Lage dein Baby eingenommen hat. Denn wenn es sich dann noch in Beckenendlage befindet, sollten wir uns einen Plan überlegen. Und das machen wir jetzt.

Eine kurze Erklärung, was mit Beckenendlage genau gemeint ist: Die Lage des Kindes wird immer in Relation zum mütterlichen Becken beschrieben. Bei einer Schädellage liegt der Kopf des Kindes im mütterlichen Becken, bei einer Beckenendlage ist der kindliche Po führender Teil nach unten.

Im Wesentlichen haben wir bei einer Beckenendlage drei Optionen:

1. Eine vaginale Geburt, bei der der kindliche Popo zuerst geboren wird.
2. Ein geplanter Kaiserschnitt.
3. Eine äußere Wendung.

Gehen wir die einzelnen Optionen durch.

Option 1: Die spontane vaginale Geburt aus Beckenendlage

Die zunächst naheliegendste Möglichkeit wäre, dass du dein Kind ganz normal spontan und auf vaginalem Wege aus Beckenendlage bekommst. Sowohl die Eröffnungsperiode als auch die Austreibungsperiode laufen dabei genauso ab wie bei einer normalen Geburt aus Schädellage. Die Besonderheit ist allerdings, dass bei einer spontanen Beckenendlagengeburt zuerst der Körper geboren wird. Dabei ist der führende Teil der Po des Kindes. Nachdem der Po geboren ist, folgen die Beine, der Rumpf, dann die Arme und zum Schluss der kindliche Kopf.

Bei einem gesunden Kind ist der Kopf der größte Teil. Das bedeutet, das dicke Ende kommt bei einer Beckenendlage zum Schluss und nicht zuerst. Im schlimmsten Fall kann es also passieren, dass der schmalere Körper geboren wird und der verhältnismäßig größere Kopf stecken bleibt. Der Körper mit dem Ansatz der Nabelschnur wäre bereits geboren. Die Nabelschnur, die zu dem Zeitpunkt das Baby noch mit Sauerstoff versorgt, zieht vom Bauchnabel des Kindes am Kopf, der noch im mütterlichen Becken sitzt, zur Plazenta, die sich zu dem Zeitpunkt natürlich auch noch in der Gebärmutter befindet. Wenn der Kopf nicht zeitnah nach dem Körper geboren wird, kann er die Nabelschnur und damit die Blutzufuhr abdrücken.

Eine länger dauernde Unterbrechung der Blutzufuhr kann zur Folge haben, dass das Kind im Zweifel nicht ausreichend mit Sauerstoff versorgt wird. Dies nennt man medizinisch Hypoxie, welche eine lebenslange Beeinträchtigung zur Folge haben kann.

Eine weitere Komplikation der Spontangeburt aus Beckenendlage ist das Hochschlagen der Arme. Dabei können Verletzungen des Nervengeflechts unterhalb der Achsel entstehen, die eine Armlähmung zur Folge haben können. Sollten diese Komplikationen auftreten, gibt es spezielle geburtshilfliche Handgriffe, mit denen der erfahrene Geburtshelfer dem Kind bei der Geburt helfen kann, sodass idealerweise keine langfristigen Einschränkungen auftreten. Die beste Position für eine vaginale Entbindung aus Beckenendlage ist der Vierfüßlerstand. Dabei «fällt» das Kind fast wie von allein in die Arme der Hebamme bzw. der Frauenärztin.

Das Allerwichtigste ist, sich im Vorfeld bestimmte individuelle Kriterien anzuschauen und danach zu beurteilen, ob eine vaginale Geburt aus Beckenendlage möglich ist oder ggf. doch zu risikoreich. Zu den zu beurteilenden Faktoren gehören:

- ✓ Parität – idealerweise hat die Schwangere schon einmal oder mehrfach vaginal geboren.
- ✓ Schätzgewicht des Kindes – propere Kinder lassen sich aus Beckenendlage leichter gebären als magere. Die zarteren Kinder haben im Vergleich einen dünneren Bauchumfang, was ein größeres Missverhältnis zwischen zartem Bauch und größerem Kopf ausmachen kann.
- ✓ Adipositas – ist die Mutter stark übergewichtig, ist das geburtshilfliche Risiko ebenfalls deutlich größer, und ich würde von einer vaginalen Geburt aus Beckenendlage abraten.

- ✓ Die Statur des mütterlichen Beckens – ist die Frau eher sehr schmal als breit im Becken gebaut, kann es auch schwieriger werden.
- ✓ Anamnese – gibt es Vorerkrankungen oder gab es mal einen Unfall mit Beckenringfraktur, die Einschränkungen vermuten lassen könnten?
- ✓ Zustand nach Geburtsstillstand bei Missverhältnis – wurde die Schwangere bei einer vorherigen Geburt per Kaiserschnitt entbunden, da es ein Missverhältnis von großem Kind zu kleinem Becken der Mutter gab? Dann sollte auch in dieser Schwangerschaft keine vaginale Geburt aus Beckenendlage angestrebt werden.

Erst nach Berücksichtigung dieser Gegebenheiten kann eine tatsächliche individuelle Risikoabschätzung erfolgen und vielleicht stehen die Bedingungen bei dir ja sehr gut, dass du dein Kind spontan aus Beckenendlage entbinden kannst.

Option 2: Der geplante Kaiserschnitt bei Beckenendlage

Wie ein Kaiserschnitt abläuft, haben wir ja bereits im Kapitel «Kaiserschnitt» ausführlich besprochen. Ob das Kind mit dem Köpfchen oder mit dem Po unten liegt, ist für den Ablauf dabei nicht relevant. Die Frauenärztin wird in dem Fall ein paar andere Handgriffe unternehmen, wenn sie ein Kind aus Beckenendlage operiert, allerdings wirst du den Unterschied nicht bemerken und für eine erfahrene Geburtshelferin stellt das keine besondere Herausforderung dar. Die Risiken und möglichen Komplikationen sind genau die gleichen wie bei jedem anderen Kaiserschnitt auch. Solltest du dich nicht erinnern, kannst du sie noch einmal im Kapitel «Kaiserschnitt» auf Seite 243 nachlesen. Ein Kaiserschnitt ist absoluter Standard, es kommt deshalb extrem selten zu Komplikationen.

Vielleicht ist dir schon aufgefallen, dass bei der vaginalen Entbindung aus Beckenendlage die Risiken aufseiten des Kindes liegen und bei einem Kaiserschnitt bei der Mutter. Wäre es nicht großartig, wenn es eine weitere Option geben würde, bei denen die Risiken noch geringer wären? Überraschung! Die gibt es, nämlich:

Option 3: Die äußere Wendung

Bei der äußeren Wendung dreht man das Kind in der Gebärmutter von außen über die Bauchdecken der Mutter aus der Beckenendlage in eine Schädellage. Hört sich erst mal verrückt an, aber der große Vorteil ist, dass das Risiko verglichen mit einer vaginalen Beckenendlagengeburt und dem Kaiserschnitt am geringsten ist. Allerdings heißt es auch hier wieder unbedingt die individuellen Parameter anschauen. Zum einen, um die Erfolgswahrscheinlichkeit abzuschätzen, und zum anderen, um Risiken schon im Vorfeld zu erkennen.

1. Die wievielte Schwangerschaft liegt vor? Auch hier ist es günstiger, wenn die Schwangere bereits Kinder geboren hat.
2. Wie liegt das Kind? Es gibt nämlich durchaus Unterschiede, wie das Kind mit dem Popo unten im mütterlichen Becken liegen kann. Sitzt das Kind zum Beispiel im Schneidersitz, sind die Beine gerade nach oben gestreckt oder kniet es? Wo liegt der Rücken des Kindes?
3. Gab es irgendwelche Besonderheiten in dieser Schwangerschaft? Wie zum Beispiel Blutungen? Oder hat die Frau große Myome?

4. Das Schätzgewicht des Kindes – je größer das Kind, desto schwieriger kann die Wendung werden.
5. Wie viel Fruchtwasser ist vorhanden? Ein Purzelbaum im Schwimmbad ist leichter als in der Badewanne. Soll heißen, je mehr Fruchtwasser noch vorhanden ist, desto leichter kann eine Wendung gelingen.
6. Wo liegt die Plazenta? Eine Fundus- oder Hinterwandplazenta ist ideal.
7. Hat das Kind eine Nabelschnurumschlingung um den Hals? Falls dem so wäre, würde man von einer Wendung eher abraten.

Darüber hinaus wird getastet, ob der Po des Kindes fest im Becken der Mutter fixiert oder aus dem Becken herausschiebbar ist. Letzteres ist für eine erfolgreiche Wendung günstiger. Ausschlusskriterien für eine äußere Wendung sind dieselben, aus denen ein Kind nicht vaginal geboren werden sollte. Also zum Beispiel bei einer Placenta praevia. Ein Kaiserschnitt in einer vorherigen Schwangerschaft ist grundsätzlich kein Ausschlusskriterium, allerdings sollte man sich genau anschauen, warum er erfolgt ist und vor allem wie lange er her ist. Wie du siehst, gilt es so einiges zu berücksichtigen. Sollten aber die Anamnese und der Untersuchungsbefund günstig sein, stehen die Erfolgsaussichten bei bis zu 70 %, dass eine Wendung klappt.

Jetzt habe ich dir eingangs gesagt, dass die äußere Wendung risikoärmer ist als die vaginale Geburt aus Beckenendlage und auch als der Kaiserschnitt. Allerdings ist sie, wie so ziemlich alles im Leben, nicht risikofrei.

Hier also die möglichen Risiken einer äußeren Wendung:

1. Die äußere Wendung klappt nicht

Das Kind bleibt einfach fest in seiner Beckenendlagenposition oder es lässt sich drehen, dreht sich danach aber wieder zurück. Das kann innerhalb der nächsten Minuten passieren oder in den folgenden Tagen. Es gibt also keine «Liefergarantie».

2. Abbruch der Wendung

Vielleicht hast du dir mal auf YouTube eine Wendung angeschaut. Das kann sehr leicht und einfach gehen, insbesondere wenn ausreichend Fruchtwasser da ist, es sich um eine Mehrgebärende handelt, das Kind nicht zu groß ist und der Steiß nicht fixiert ist. Sehr viel häufiger muss man dann leider doch etwas Kraft aufbringen, was schmerzhaft sein kann. Solltest du den Schmerz nicht tolerieren, wird natürlich abgebrochen. Du bist die Bestimmerin in der Situation.

3. Fetale Bradykardie

Allerdings kann es auch sein, dass dein Kind der Bestimmer ist und es im CTG durch den Abfall der Herztöne signalisiert, dass es nicht gedreht werden möchte. Wir sprechen dann von einer fetalen Bradykardie. In so einem seltenen Fall wird die Wendung abgebrochen und in den allermeisten Fällen regulieren sich die Herztöne von allein. Sehr selten kann es passieren, dass die Herztöne sich nicht erholen. In diesen Fällen würde ein Lagerungswechsel der Mutter vorgenommen, es kann sein, dass man ein Medikament zur Verbesserung der kindlichen Herztöne verabreicht und die Schwangere zum tiefen Einatmen angeleitet wird. Wie gesagt ist der Abfall der Herztöne an sich schon sehr selten. In den allermeisten Fällen beruhigt sich das Kind von allein. Sollten aber auch alle genannten Maßnahmen nicht helfen, müsste ein Notfallkaiserschnitt durchgeführt werden. Deshalb macht man das auch nicht still und heimlich auf einer Untersuchungsliege, sondern immer mit maximaler Sicherheit im Kreißsaal und mit bereitstehendem OP-Team.

4. Vorzeitige Plazentalösung
Es kann passieren, dass durch den Druck auf die Bauchdecke der Mutter und je nach Lage somit auch auf den Mutterkuchen, dieser sich vorzeitig löst. Auch diese Situation wäre ein Notfall und es müsste ein unmittelbarer Notfallkaiserschnitt in Vollnarkose durchgeführt werden.

Aufgrund des Risikos, dass ggf. ein Notfallkaiserschnitt erfolgen muss, sollte eine Wendung erst ab der 36+0 SSW durchgeführt werden, da ab diesem Zeitpunkt zwar rechnerisch noch eine Frühgeburt vorliegt, die Kinder aber in der Regel so fit sind, dass sie bei der Mutter bleiben dürfen. Mal abgesehen davon, dass die Wahrscheinlichkeit, dass sich das Kind davor von allein in Schädellage dreht, noch sehr hoch ist. Der ideale Zeitpunkt für eine Wendung ist zwischen 36+0 und 37+0 SSW, da die Kinder noch nicht zu groß sind und häufig noch ausreichend Fruchtwasser vorhanden ist, sodass die Erfolgsrate für eine Wendung vielversprechender ist.

Jetzt hast du das alles gelesen und denkst dir vielleicht, wie ich darauf komme, dass eine äußere Wendung so risikoarm ist, wo doch Dinge wie eine vorzeitige Plazentalösung oder ein Notfallkaiserschnitt die Folge sein können. Tatsächlich ist die Komplikationsrate extrem gering. Ich habe jahrelang regelmäßig Wendungen durchgeführt und nie kam es dabei zu einer vorzeitigen Lösung oder einem Notfallkaiserschnitt. Durchaus habe ich von vornherein Wendungen abgelehnt, wenn ich das Risiko als zu hoch oder die Erfolgsrate als zu gering eingeschätzt habe.

Wie du dich entscheidest, liegt natürlich wieder einmal einzig und allein bei dir. Frag dich, wie wichtig dir eine vaginale Geburt ist, und vor allem besprich dich mit einer erfahrenen Frauenärztin. Eine weitere hilfreiche Frage ist auch, wie schwer der Weg bis hierher war. Hattest du vielleicht Herausforderungen, überhaupt schwanger zu werden? Einer 42-jährigen Erstgebärenden mit Eizellspende würde ich zum Kaiserschnitt raten. Der Drittgebärenden mit der unauffälligen Schwangerschaft und zwei komplikationslosen Geburten würde ich unter guten Voraussetzungen eine Wendung anbieten und sollte diese nicht klappen, auch eine vaginale Geburt aus Beckenendlage. Aber immer nur unter guten Bedingungen, die stets individuell erörtert gehören. Völlig losgelöst von diesen individuellen Hintergründen empfehle ich dir bei einer Beckenendlage immer unbedingt in eine Klinik mit Erfahrung zu gehen und rate dir von einer Hausgeburt sowie einer Geburt im Geburtshaus ab.

Terminüberschreitung – wenn dein Baby auf sich warten lässt

Manchmal ist das mit dem Kinderkriegen genauso wie mit dem DHL-Päckchen, es lässt auf sich warten. Da gab es zwar diesen Liefertermin, aber warum auch immer, er wird nicht eingehalten. Nur etwa 4 % der Kinder werden tatsächlich am errechneten Termin geboren und rein statistisch entbinden 40 % aller Schwangeren nach dem errechneten Termin. Solltest du zu diesen 40 % gehören, erzähle ich dir jetzt mehr zur Terminüberschreitung.

Es wird ja immer behauptet, dass eine Schwangerschaft neun Monate dauert. Du hast natürlich schon längst mitbekommen, dass eine Schwangerschaft 40 Wochen dauert, also zehn Monate. Denn der errechnete Termin ist 40+0 SSW. Dauert die Schwangerschaft noch zwei weitere Wochen, also 42+0 SSW, spricht man von einer Übertragung. Davor, also im Zeitraum zwischen 40+1 bis 41+6 SSW spricht man von einer Terminüberschreitung. Alles, was ich dir jetzt im Folgenden erkläre, gilt für unauffällig verlaufende Schwangerschaften. Damit sind Besonderheiten wie Gestationsdiabetes, Blutdruckerkrankungen, Auffälligkeiten in der Vorgeschichte der Schwangeren oder auch zu kleine oder zu große Kinder, um nur einige Besonderheiten zu nennen, denn in diesen Fällen würde die Geburt rechtzeitig eingeleitet. Die Überwachungsintervalle intensivieren sich nach dem Überschreiten des errechneten Termins deutlich – das heißt, du musst häufiger zu deiner Gynäkologin. Eine Übertragungskontrolle beinhaltet immer eine Blutdruckmessung, einen Urinschnelltest, ein CTG und einen Ultraschall.

Nach Leitlinie wird am errechneten Termin eine Untersuchung mit Blutdruck, Urin, CTG und Ultraschall durchgeführt. Hier sollte unbedingt auch noch einmal das Schätzgewicht des Kindes ermittelt werden. Bis ET+7 wird alle drei Tage eine Kontrolle durchgeführt, ab ET+8 werden die Intervalle auf alle zwei Tage verkürzt. Sobald eine Schwangere sieben Tage den ET überschritten hat, wird eine Einleitung angeboten, ab ET+10 empfohlen. Jetzt fragst du dich vielleicht: «Warum muss ich denn so oft zur Kontrolle? Und warum kann mein Kind nicht einfach kommen, wenn es dazu bereit ist und sich von allein ein Geburtsbeginn zeigt?» Das ist eine sehr nachvollziehbare und berechtigte Frage. Die Antwort liegt in der Versorgung deines Kindes durch die Plazenta. Mit Zunahme des Schwangerschaftsalters nimmt die Funktionsfähigkeit des Mutterkuchens ab. Häufig kann man im Ultraschall Verkalkungen der Plazenta erkennen. Das sind kleine Infarkte, durch die der Mutterkuchen nicht mehr adäquat durchblutet ist und dementsprechend auch die Durchblutung zum Kind abnimmt. Dass sich diese Infarkte bilden, ist zum Ende der Schwangerschaft völlig normal. Abhängig davon, wie ausgeprägt sie sind, wird die Plazenta nach einem Reifegrad beurteilt. Je mehr Infarkte, umso höher der Reifegrad der Plazenta, und desto eher kann es zu Versorgungsengpässen kommen. Deshalb schauen wir uns nach Überschreitung des errechneten Termins zum einen die Plazenta und zum anderen auch die Fruchtwassermenge an. Zum Ende der Schwangerschaft wird die Fruchtwassermenge vor allem durch die Urinproduktion des Babys gebildet. Ist die Funktion der Plazenta zum Ende der Schwangerschaft eingeschränkt, wird das Kind dementsprechend auch weniger durchblutet. Das bedeutet, dass auch die Nieren des Kindes weniger durchblutet werden. Als Folge der reduzierten Nierendurchblutung wird das Baby weniger pinkeln, sodass die Fruchtwassermenge abnimmt. Eine abnehmende Fruchtwassermenge ist also ein Indikator dafür, dass die Plazenta insuffizient wird. Wenn die Fruchtwassermenge deutlich reduziert ist, spricht man von einem Oligohydramnion. Ein Oligohydramnion ist ein Grund, die Geburt einzuleiten. Übrigens kannst du die Menge des Fruchtwassers nicht durch dein Trinkverhalten beeinflussen. Mehr trinken führt also nicht zu mehr Fruchtwasser. Wie auch, wenn die Ursache für ein Oligohydramnion in der Plazentakapazität zu finden ist.

Sollten bei der Übertragungskontrolle Auffälligkeiten beim Blutdruck, Urin, CTG oder Ultraschall erkannt werden, würde die Schwangerschaft mit einer Einleitung beendet werden. Denn schließlich ist dein Baby fertig. Es profitiert nicht mehr davon, weiter in deinem Bauch zu bleiben. Im Gegenteil, das Risiko für Komplikationen erhöht sich mit zunehmendem Schwangerschaftsalter. Deshalb auch die Empfehlung, ab ET+10 einzuleiten. Und was genau eine Einleitung ist, wie sie abläuft und ob all diese Gerüchte, die darum kursieren, stimmen, erkläre ich dir auf den nächsten Seiten.

Geburtseinleitung – wenn ein kleiner Schubser nötig ist

Ich würde mal behaupten, dass kaum ein Thema bezogen auf Schwangerschaft und Geburt so polarisiert wie die Einleitung. In meinem Berufsalltag erlebe ich extrem viele Frauen, die sehr verunsichert sind, wenn sie hören, dass sie eingeleitet werden sollen. Es gibt so viele Mythen, Vorbehalte und Ängste um die Einleitung, dass es höchste Zeit wird, damit aufzuräumen und Klarheit in den Einleitungsnebel zu bekommen. Auf den nächsten Seiten werde ich dir deshalb genau erklären, was man unter einer Einleitung versteht, wann sie indiziert ist, welche unterschiedliche Methoden es gibt, was zu beachten ist, wenn man im Vorfeld einen Kaiserschnitt hatte, und vor allem lösen wir gemeinsam Unsicherheiten auf.

Das Ziel einer Geburtseinleitung ist das Auslösen von Wehen. Das wird durch medikamentöse oder mechanische Hilfsmittel erreicht. Du kannst dir die Einleitung als einen kleinen Schubser für deinen Körper vorstellen, mit dessen Hilfe er ermuntert wird, Wehen «zu machen». Sobald die Initialzündung wirkt, macht dein Körper alles Weitere von ganz allein und die Einleitung endet.

Immer wieder fragen mich Schwangere: Ist es denn nicht viel gesünder und natürlicher, abzuwarten, bis mein Körper und mein Kind von allein so weit sind, als künstlich von außen einzugreifen?

Den Gedanken kann ich nachvollziehen und gleichzeitig gibt es ja einen Grund, warum man die Geburt einleiten möchte. Solange alles unauffällig ist, wird natürlich gar nichts gemacht. Das bedeutet, keine Frauenärztin wird ohne Grund eine Geburtseinleitung indizieren. Selbst wenn eine Schwangere den Wunsch nach einer Einleitung äußert, wird immer ganz genau überlegt, ob das sinnvoll ist.

Einleitungsindikationen

Hier siehst du die klassischen Gründe für eine Einleitung sowie deren übliche Zeitpunkte. Diese Auflistung ersetzt natürlich kein individuelles Beratungsgespräch. Dennoch hast du so eine Idee, was auf dich zukommen könnte, sofern einer der Punkte auf dich zutrifft.

Grund für eine Geburtseinleitung	Zeitpunkt der Geburtseinleitung
Terminüberschreitung	ET+10
Oligohydramnion (zu wenig Fruchtwasser)	Sobald der ET überschritten wurde
Insulinpflichtiger Gestationsdiabetes	Am errechneten Termin
Diätetisch eingestellter Gestationsdiabetes	Ca. ET+7
Schwangerschaftsinduzierter Bluthochdruck	Je nach individueller Situation und Blutdruckwerten ab 37+0 SSW, keine Terminüberschreitung empfohlen
Schwangerschaftscholestase	Je nach Gallensäurewert ab 38+0 SSW empfohlen

SGA (kleines Kind, unter der 10. Percentile)	Am errechneten Termin
LGA (großes Kind, über der 95. Percentile)	Ab 39+0 SSW
Vorzeitiger Blasensprung	Spätestens 24 Stunden nach dem Blasensprung (nicht bei Frühchen, da möglichst bis 37+0 SSW abwarten)
Dichoriale Gemini (Zwillinge mit je einem eigenen Mutterkuchen)	Ab 37+0 SSW, spätestens 38+0 SSW
Monochoriale Gemini (Zwillinge, die sich einen Mutterkuchen teilen)	Ab 36+0 SSW, spätestens ab 37+0 SSW
Wunsch der Schwangeren	Üblicherweise nicht vor 39+0 SSW

Wie du siehst, hat die Einleitung zum Ziel, Komplikationen für Mutter und Kind zu verhindern. Darüber hinaus kann ein Kaiserschnitt sehr häufig durch eine Einleitung vermieden werden. Studien zeigen, dass die Kaiserschnittrate durch Einleitungen gesenkt wird.[16] Deshalb ist die Einleitung nur zu deinem Wohle. Bevor wir gleich noch auf den Ablauf und die unterschiedlichen Methoden eingehen, ist es mir deshalb enorm wichtig, dass du die Einleitung in einem neuen Licht siehst. Weg von «Schlecht – weil nicht natürlich» hin zu «Gut – weil sie mir den Kaiserschnitt erspart und vor allem mir und meinem Kind das Leben retten kann.»

Der Grund dafür, warum so viele Frauen die Einleitung als etwas Schlechtes abgespeichert haben, liegt daran, dass zwei sehr hartnäckige Mythen um sie existieren:

1. «Wehen, die durch eine Einleitung ausgelöst werden, sind schmerzhafter.»
2. «Die Einleitung ist verantwortlich dafür, dass ich einen Kaiserschnitt bekommen habe.»

Dass der letzte Satz völlig verkehrt ist, ist bestimmt schon deutlich geworden. Das genaue Gegenteil ist schließlich der Fall. Eine rechtzeitige Einleitung verhindert den Kaiserschnitt eher.

Und was ist mit dem Gerücht, dass die Wehen, die durch eine Einleitung indiziert werden, schmerzhafter sind?

Wehen sind schmerzhaft. Punkt. Ob die Gebärmutter einen Schubs von außen bekommen hat oder von allein mit den Kontraktionen beginnt, macht bezogen auf die Schmerzintensität keinen Unterschied. Insbesondere wenn man bedenkt, dass die Einleitung mit dem Einsetzen der regelmäßigen Wehen beendet wird und damit auf die vielen weiteren Stunden unter der Geburt keinen weiteren Einfluss hat.

Einleitungsmethoden

Es gibt mechanische und medikamentöse Geburtseinleitungsformen. Das sind die zugelassenen und sicheren Varianten. Darüber hinaus existieren noch Cocktails und Tees, die im ambulanten Setting kursieren, darauf gehe ich zum Schluss noch einmal kurz ein. Wir beginnen mit den mechanischen Varianten ohne Einsatz von Medikamenten. Dazu gehören die Eipollösung, die Eröffnung der Fruchtblase, das Einlegen eines Katheters in den Muttermund und das Einführen von sich aufdehnenden Stäbchen.

Eipollösung

Eine Eipollösung kann am Termin oder je nach Indikation in Terminnähe angeboten werden. Dabei wird die Frauenärztin oder auch die Hebamme durch eine vaginale Tastuntersuchung versuchen, mit dem Finger in den Gebärmutterhals zu gelangen, um so den unteren Pol der Fruchtblase vom unteren Anteil der Gebärmutter zu lösen. Durch den mechanischen Reiz sollen Prostaglandine ausgeschüttet werden. Prostaglandine sind Hormone, die zum Anschubsen der Wehentätigkeit benötigt werden. Sie sorgen neben der Entstehung erster Wehen vor allem für die Reifung des Gebärmutterhalses. Das heißt, sie verkürzen den Gebärmutterhals, machen ihn weich und öffnen den Muttermund. Der Vorteil der Eipollösung ist, dass keine Medikamente eingesetzt werden und damit eine Überstimulation ausgeschlossen ist. Nachteile sind, dass diese Untersuchung schmerzhaft sein und es häufig zu Blutungen kommen kann. Allerdings sind diese Blutungen in der Regel sehr gering und zu vernachlässigen. Herausfordernd ist bei noch nicht reifem Befund eher, dass die Untersucherin den Gebärmutterhals noch nicht erreicht und die Eipollösung nicht durchführbar ist. Deshalb ist sie umso erfolgreicher, je reifer der Muttermundsbefund ist, und wird darum meistens erst am errechneten Termin empfohlen.

Amniotomie

Unter Amniotomie versteht man das Eröffnen der Fruchtblase. Dabei geht die Untersucherin mit dem Finger in den Muttermund und sucht die Fruchtblase auf. Über dem Handschuh befindet sich ein kleiner Fingerüberzieher mit einem kleinen Häkchen aus Plastik an der Spitze. Mit ihm wird die Fruchtblase aufgekratzt. Die Eröffnung der Fruchtblase sollte allerdings nicht als alleinige Methode zur Einleitung genutzt werden, da sie allein in der Regel nicht zu regelmäßigen Wehen führt. Meistens nutzt man diese Variante unter der Geburt, damit es weiter vorangeht, wenn die Geburt ins Stocken geraten ist und/oder in Kombination mit Oxytocin (der sogenannte Wehentropf. Auf ihn gehen wir gleich bei den Medikamenten noch ein).

Ballonkatheter

Der Ballonkatheter wird gerne bei noch unreifem Gebärmutterhals als Einleitungsoption verwendet und vor allem bei Frauen, die im Vorfeld einen Kaiserschnitt hatten. Der große Vorteil ist auch hier, dass keine Medikamente eingesetzt werden und das Risiko für eine Uterusruptur geringer ist. Du kannst dir diesen Katheter ähnlich wie einen Harnblasenkatheter vorstellen. Er hat ca. 4 mm Durchmesser, eine weiche Oberfläche und wird über deine Scheide in den Gebärmutterhals eingeführt. Anschließend wird ein Ballon vor dem inneren Muttermund und ein Ballon hinter dem äußeren Muttermund mit Flüssigkeit befüllt. In dem Gebärmutterhals ist nun der Katheter, der durch die mechanische Reizung Prostaglandine ausschütten soll, die Wehen induzieren. Idealerweise fällt der Ballon von allein raus, da Wehen einsetzen und der Muttermund sich öffnet. Diese Variante ist allerdings eher selten, deshalb wird er in den meisten Fällen nach 12 oder spätestens nach 24 Stunden entfernt. Du kannst dich mit dem Katheter normal bewegen und auch zur Toilette gehen. Nicht selten benötigt man nach dieser Zervixreifung (das bedeutet Reifung des Muttermundes) durch den Ballonkatheter noch eine medikamentöse Einleitung. Um Infektionen zu vermeiden, ist es nicht erlaubt, ihn nach einem Blasensprung einzusetzen.

Zervixdilatation

Bei dieser mechanischen Variante werden kleine Stäbchen in den Gebärmutterhals eingeführt, die sich osmotisch mit Flüssigkeit vollsaugen und damit den Gebärmutterhals dehnen sollen. Durch diese Dehnung sollen Prostaglandine ausgeschüttet werden, sodass Wehen entstehen. Auch diese Variante benötigt in der Regel immer eine anschließende medikamentöse Einleitung, da sie, wenn überhaupt, nur zur Zervixreifung und nicht zur Weheninduktion dient.

Der große Vorteil aller mechanischen Möglichkeiten der Geburtseinleitung ist, dass eine Überstimulation, also eine zu hohe Dosierung, nahezu ausgeschlossen ist. Allerdings ist die Wirksamkeit in der Regel auch geringer. Deshalb kann man mit diesen Optionen sehr gut starten (sofern kein Zeitdruck vorliegt) und anschließend mit den medikamentösen Varianten fortfahren, zu denen ich dir nun im Folgenden etwas mehr erklären möchte.

Medikamentöse Geburtseinleitung

Die bestwirksame Einleitungsmethode, die von den Leitlinien empfohlen wird, ist die Einleitung mit Misoprostol. Das ist ein Wirkstoff, der seit Jahren nicht nur erprobt, sondern auch als am sichersten und effektivsten gilt. Leider haben Medien, die nicht den gesamten Zusammenhang verstehen, durch reißerische Headlines viele Schwangere verunsichert, sodass es in den letzten Jahren zu sehr viel Unruhe kam. Mittlerweile gibt es auch in Deutschland ein offiziell zugelassenes Medikament mit dem Wirkstoff Misoprostol (Angusta®). Dieses Medikament lässt die Zervix, also den unteren Teil der Gebärmutter, am besten reifen, löst beginnende Wehentätigkeit aus und ist

Methode der ersten Wahl. Diese Tablette wird standardmäßig oral eingenommen, könnte aber auch vaginal verabreicht werden. Die Einzeldosis von 50 µg sollte nicht überschritten werden. Vor und nach der Einnahme erfolgt eine CTG-Überwachung. Über den Tag verteilt sind vier Gaben möglich. Sobald Wehen einsetzen, wird die Einleitung gestoppt.

Eine weitere medikamentöse Einleitungsform ist ein Wirkstoff namens Dinoproston, wieder ein Prostaglandin. Er kann in der Scheide angewendet werden oder auch im Gebärmutterhals (intrazervikal). Üblicher und empfohlener ist es als Vaginaltablette oder auch als Vaginalgel. Diese Medikamente sind unter dem Namen Minprostin® bekannt. Sie werden häufig verwendet, wenn das Misoprostol bereits einige Tage ohne Erfolg angewendet wurde. Darüber hinaus gibt es noch eine Art Vaginalzäpfchen (Propess®), das du dir wie einen Tampon vorstellen kannst. Dieses ist mit 10 mg am höchsten dosiert und wird deshalb eher als Reserve eingesetzt. Auch bei allen Einleitungsvarianten mit dem Wirkstoff Dinoproston erfolgt vor und nach der Applikation eine CTG-Überwachung. Sowohl das Vaginalgel als auch die Tablette werden nur zweimal am Tag verabreicht. Das Propess® wird eingeführt und sobald Wehen entstehen an dem Bändchen wieder entfernt, spätestens allerdings nach 24 Stunden. Auch der Wirkstoff Dinoproston hilft vor allem, einen noch unreifen Gebärmutterhals zu verkürzen, beginnend zu eröffnen, und induziert Wehentätigkeit.

Last, but not least: Oxytocin. Mittlerweile ist dieses Hormon in der Gesellschaft als Kuschelhormon bekannt. Dein Körper schüttet es aber auch aus, wenn sich deine Gebärmutter kräftig und regelmäßig zusammenziehen soll, damit dein Kind geboren werden kann. Es hilft dir deshalb vor allem unter der Geburt und weniger zu Beginn, wenn es darum gehen soll, dass sich der Gebärmutterhals öffnet. Zur Reifung und Öffnung des Gebärmutterhalses helfen dir die Prostaglandine. Das bedeutet also, dass man zur Geburtseinleitung das Oxytocin eher seltener nutzt, es sei denn, der Muttermund ist schon ein wenig geöffnet und idealerweise auch schon etwas verkürzt. Bei noch komplett erhaltenem Gebärmutterhals und verschlossenem Muttermund kannst du dir das bildlich in etwa so vorstellen, dass das Oxytocin die ganze Zeit mit Kraft gegen eine verschlossene Tür rennt. Das Prostaglandin hilft also, dass die Tür sich öffnet, und das Oxytocin sorgt dafür, dass der Muttermund vollständig aufgeht und das Kind rausgepresst wird.

Risiken einer Einleitung

Die relevanteste Komplikation einer Geburtseinleitung ist eine Überstimulation. Überstimulation bedeutet, dass eine zu hohe Dosis an Prostaglandinen oder Oxytocin gegeben wurde. Eine Überstimulation ist allerdings sehr selten und kommt meistens aufgrund eines Anwendungsfehlers vor. Viel häufiger dauert eine Einleitung bis zu drei Tage, bis überhaupt die ersten Wehen einsetzen. Das Oxytocin hat den Vorteil, dass es über einen Tropf läuft. Den kann man jederzeit ausstellen. Oxytocin wird sehr schnell, innerhalb von Minuten, vom Körper abgebaut und kann somit auch nicht mehr wirken. Die Prostaglandine hingegen werden über die Magen- oder Vaginalschleimhaut aufgenommen und befinden sich somit im Körper. Man kann sie also nicht wie einen Tropf ausstellen. Sollte der seltene Fall einer Überstimulation auftreten, kann es sein, dass das Kind zu angestrengt ist und es zu pathologischen Herztönen kommen kann, die im allerschlimmsten Fall einen Kaiserschnitt nach sich ziehen. In der Regel kann der Überstimulation aber mit Medikamenten entgegengewirkt werden.

Was ist erlaubt, wenn man im Vorfeld einen Kaiserschnitt hatte?

Das ist tatsächlich ein bisschen knifflig. Grundsätzlich gilt es, die Einleitungsindikation noch kritischer zu stellen als bei nicht voroperierten Frauen. Warum? Frauen, die im Vorfeld einen Kaiserschnitt hatten, haben ein leicht erhöhtes Risiko, dass die alte Narbe unter dem Einfluss der Wehen wieder aufgehen könnte. Du erinnerst dich vielleicht an den medizinischen Begriff Uterusruptur. Mit einer Einleitung werden von außen Wehen induziert, die das Risiko für eine Uterusruptur erhöhen können, deshalb wird eine Schwangere, die im Vorfeld einen Kaiserschnitt hatte, sobald regelmäßige Wehen einsetzen, kontinuierlich mit dem CTG überwacht. Manchmal ist es aber nun so, dass eingeleitet werden muss, wie zum Beispiel nach vorzeitigem Blasensprung oder ET+10, dann würde zunächst eine mechanische Einleitung bevorzugt werden, wie zum Beispiel mit dem Ballon. Danach wäre offiziell nur die Einleitung mit Amniotomie und Oxytocin zugelassen. Alle anderen Einleitungen sind offiziell nicht zugelassen, dennoch wird nach ausführlicher Aufklärung häufig das Minprostin-Vaginalgel eingesetzt, um eine Zervixreifung und beginnende Wehentätigkeit zu induzieren. In diesem Fall werden immer die Nutzen und Risiken in einem individuellen Gespräch gemeinsam mit der Schwangeren erörtert und danach gemeinsam ein individueller Plan festgelegt.

Alternative Geburtseinleitungen

Es gibt noch weitere nicht medikamentöse Einleitungsmethoden, die vor allem gerne von alternativen Hebammen verwendet werden. Dazu gehören Akupunktur, Tees und Wehencocktails. Ich denke, mit Tees und Akupunktur kann man nicht viel falsch machen. Wenn du also das Gefühl hast, das ausprobieren zu wollen, mach das ruhig. Allerdings möchte ich dich vor dem sogenannten Wehencocktail warnen. Häufig gibt es dort keine klaren Dosierungen und jede Hebamme macht das ein bisschen anders. Unter anderem werden Rizinusöl und Alkohol verwendet, um die Darmtätigkeit der Schwangeren zu aktivieren, die dann Wehen auslösen sollen. Dass Alkohol ein Zellgift ist und in der Schwangerschaft nicht getrunken werden sollte, haben wir ja bereits besprochen. Je nach Dosierung kann Rizinusöl schlimmste Bauchkrämpfe und Durchfälle verursachen. Es sorgt ebenfalls für eine Kontraktion der Gebärmutter, hat aber keinen Effekt auf die Reifung des Gebärmutterhalses. Das bedeutet, dass Rizinusöl zu schweren Überstimulationen führen kann, ohne dass der Gebärmutterhals sich öffnet. Darüber hinaus nehmen die meisten Schwangeren dieses Öl zu Hause, wo keine kindliche Überwachung gegeben ist, sodass sich schwerwiegende Verläufe für die werdende Mutter, aber vor allem für das Kind entwickeln können. Ich selbst habe in diesem Zusammenhang schon hochpathologische CTGs, die Notkaiserschnitte zur Folge hatten, gesehen, bis hin zum intrauterinen Fruchttod. Deshalb sollte, wenn überhaupt, Rizinusöl nur im Rahmen von Studien und mit Überwachung in einem Krankenhaus erfolgen. Da aber die Sicherheit von beispielsweise Misoprostol extrem viel höher ist und Rizinusöl zu schweren Komplikationen führen kann, lehnen die meisten Krankenhäuser eine Einleitung mit Rizinusöl ab.

Ablauf einer Geburtseinleitung

Nachdem du nun mehr über die Geburtseinleitung selbst und ihre Anwendungsformen gelernt hast, möchte ich dir jetzt noch etwas zum Ablauf erläutern.

Bei einer geplanten Geburtseinleitung wirst du idealerweise schon morgens in den Kreißsaal einbestellt, damit bereits der erste Tag voll ausgenutzt werden kann. Du kannst und solltest unbedingt morgens etwas frühstücken und überhaupt während der Einleitung ganz normal essen, damit du bei Kräften bleibst. Du wirst vom Kreißsaal und von der Wochenbettstation stationär aufgenommen, was bedeutet, dass du erst nach der Geburt deines Kindes wieder nach Hause gehst, damit du und dein Baby die gesamte Zeit sicher überwacht seid. Abhängig davon, für welche Einleitungsmethode du dich entschieden hast, erfolgen entsprechende CTG-Kontrollen. Generell sollte vor und während jeder medikamentösen Gabe ein CTG geschrieben werden. Zeigt das Kind unauffällige Herztöne, wird mit der Einleitung begonnen. Abhängig von der Einleitungsmethode wird entweder eine Tablette geschluckt (Misoprostol), Vaginaltabletten/-gel, ein Ballon oder ein Gebärmutterhalszäpfchen eingelegt. Danach sollte für etwa 45 Minuten ein CTG geschrieben werden. Ist dieses unauffällig, wird dir von deiner Hebamme oder Ärztin ein Zeitpunkt mitgegeben, wann die nächste CTG-Kontrolle und ggf. Wiederholung der nächsten Dosis erfolgt. Die Wiedervorstellungen hängen ebenfalls von der Einleitungsmethode ab.

Wie schnell die Einleitung bei dir die gewünschte regelmäßige Wehentätigkeit und Muttermundseröffnung zeigt, kann dir leider keiner im Vorfeld sagen. Generell gilt, dass es eher die Ausnahme ist, dass eine einmalige Gabe ausreicht und sich sofort regelmäßige Wehen entwickeln. Das kann passieren, ist aber wie gesagt eher die Ausnahme. Eine Einleitung kann durchaus drei Tage in Anspruch nehmen, bevor sich regelmäßige Wehen entwickeln und diese auch muttermundswirksam sind. Bring dir also ein spannendes Buch oder einen Podcast zur Einleitung mit. Sobald regelmäßige Wehen einsetzen und der Muttermund sich zu öffnen beginnt, endet die Einleitung und den Rest der Geburt bewältigt dein Körper von ganz allein.

Fassen wir also noch einmal alle wichtigen Punkte zur **Geburtseinleitung** zusammen:

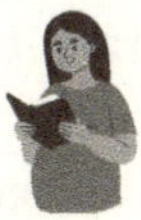

- ✓ Eine Geburtseinleitung kann als Anschubser zur Geburt verstanden werden und sorgt für eine Reifung des Gebärmutterhalses sowie erste beginnende Wehentätigkeit. Sobald sich regelmäßig Wehen entwickeln, hört sie auf und hat keinen weiteren Einfluss mehr auf deine Geburt.
- ✓ Eine Geburtseinleitung ist sicher und reduziert die Wahrscheinlichkeit für einen Kaiserschnitt.
- ✓ Wehen tun immer weh, egal ob sie durch eine Geburtseinleitung entstehen oder sie von allein spontan beginnen.
- ✓ Es ist normal, dass die Geburtseinleitung ein paar Tage in Anspruch nehmen kann.
- ✓ Über das Risiko einer Überstimulation muss aufgeklärt werden, sie ist aber insgesamt sehr selten.
- ✓ Du darfst und sollst während der gesamten Zeit der Geburtseinleitung essen und trinken.

Ist das normal?

Als Kinder fragen wir frei von der Leber weg, was uns auf dem Herzen brennt. Im Laufe der Zeit wird uns immer öfter eingetrichtert, dass man über gewisse Dinge nicht spricht und schon recht keine Fragen dazu stellt. In der Schwangerschaft und danach wirst du Veränderungen an deinem Körper feststellen, die du so vielleicht nicht erwartet hättest.

Du wirst dich vielleicht fragen: «Ist das normal?», «Ist da was kaputt?», «Haben die anderen das auch?», «Bleibt das so?» Ich habe viele Frauen erlebt, die nicht nur mit ihrem Baby, sondern auch mit diesen Tabufragen schwanger gegangen sind. Deshalb möchte ich dich mit diesem Kapitel entlasten. Die Fragen, die du hast, haben auch andere. Also sei mutig und stelle alle Fragen, die dir unter den Nägeln brennen.

1. «Werde ich unter der Geburt meinen Darm entleeren?»
Ehrlicherweise ist das nicht genau der Wortlaut, aber ich wollte keine Fäkalsprache benutzen, auch wenn das in diesem Zusammenhang sehr passend wäre. Um dir eine kurze Antwort zu geben: ja, sofern dein Enddarm nicht leer ist. Aber mach dir keine zu großen Gedanken. Für Hebammen und Frauenärztinnen ist das Daily Business und es wird eher als gutes Zeichen gewertet, weil es den Geburtsfortschritt anzeigt. Denn der Darm liegt anatomisch genau hinter der Scheide. Wenn das Köpfchen also in den Geburtskanal tritt, drückt er mit jedem Tiefertreten auch auf den dahinterliegenden Darm, sodass passiv Stuhl vom Kopf des Kindes rausgedrückt wird.

Das Ganze hat also nichts mit einem Kontrollverlust oder Inkontinenz zu tun, sondern ist eine anatomische Gegebenheit. Sofern dich das sehr beschäftigt, kann ich dir empfehlen, dass du mit Geburtsbeginn einen kleinen Minieinlauf (Microklist) zum Reinigen des Enddarms machst. Dann ist zur Pressphase alles raus und es passiert zur Geburt gar nichts. Und sollte es doch dazu kommen, wird der Stuhl unmittelbar von der Hebamme mit einem Tuch weggewischt und diskret eliminiert. Also entspanne dich und nimm auch nach der 37. SSW noch Lebensmittel zu dir. Shit happens.

2. «Muss ich mich unter der Geburt übergeben?»

Ähnlich wie die Vorstellung, es könnte unten was rauskommen, ist es für viele Frauen genauso unangenehm, wenn oben was rauskommt. Mal abgesehen davon, dass es für keinen Menschen angenehm ist, sich übergeben zu müssen, ist es für uns Geburtshelfer wieder ein gutes Zeichen, wenn sich eine Schwangere unter der Geburt erbricht, da es häufig anzeigt, dass der Muttermund aufgeht. Sollte es dazu kommen, dass du unter der Geburt spucken musst, möchte ich dir zwei entscheidende Tipps geben:

Erstens: Auch wenn du noch so großen Hunger hast, McDonald's, Döner oder Pizza unter der Geburt ist keine so gute Idee. Und wenn du jetzt denkst, wer isst denn so was, wenn er im Kreißsaal ist? Da sage ich dir, mehr, als du denkst. Allerdings selten die Mehrgebärenden.

Zweitens: Lass dir rechtzeitig was gegen Übelkeit geben, am besten über die Vene, dann ist das Risiko, eine Tablette wieder auszuspucken, geringer. Alle Medikamente, die du im Kreißsaal bekommst, verträgt dein Kind.

3. «Bin ich inkontinent?»

Inkontinenz ist ein großes Thema, wenn es um die Entbindung geht. Die Schwangerschaft selbst, aber vor allem die Geburt (insbesondere von schweren Kindern) belasten den Beckenboden. Ein unkontrollierter Urinverlust nach einer Entbindung tritt häufig auf. Nicht selten kann das auch schon zum Ende der Schwangerschaft ein Thema werden. Keine Panik, mit einem entsprechenden Beckenbodentraining nach dem Wochenbett sind diese Beschwerden gut therapierbar. Darauf werden wir im vierten Abschnitt «Wochenbett» genauer eingehen.

4. «Verändert sich mein Sexleben?»

Ja, das kann durchaus passieren, heißt aber nicht, dass es deshalb schlechter sein muss. Eine Schwangerschaft und Geburt verändern den Körper und überhaupt das Leben einer Frau. Egal was Heidi Klum und Konsorten uns erzählen wollen. Zum einen kann sich das Empfinden durch die gerade angesprochene Belastung des Beckenbodens verändern. Zum andern kann es auch aufgrund einer unglücklichen Nahtversorgung zu Schmerzen beim Geschlechtsverkehr kommen. Mal abgesehen von der neuen Situation, dass da auf einmal ein Würmchen eure Aufmerksamkeit beansprucht und sich erst neue Gelegenheiten für Stimmung entwickeln dürfen.

Wichtig: An allem kann man sehr gut arbeiten. Der Beckenboden kann trainiert werden (was übrigens für alle Frauen ein lebenslanges Thema sein sollte), die Schmerzen beim Geschlechtsverkehr beispielsweise aufgrund von Spangen am Damm können operativ gelöst werden (lass dich von deiner Frauenärztin untersuchen) und die Ursachen für ein reduziertes Lustempfinden können durch einen Sexualmediziner oder Psychologen angegangen werden. Also egal, was der Grund sein könnte, warum du dein Sexleben als nicht erfüllt empfindest, gibt es Hilfe. Das Leben ist zu kurz, als dass man auf so etwas Wunderbares wie Sex verzichten oder nur noch schlechten akzeptieren sollte.

5. «Darf ich mir einen Kaiserschnitt wünschen?»
Ja, selbstverständlich! Ich kann es gar nicht oft genug sagen: Es ist dein Körper, deine Schwangerschaft und damit auch deine Entscheidung. Wichtig ist nur, dass du deine Gründe für einen Kaiserschnitt wirklich gut hinterfragst (wie wir es im Kapitel «Wunschkaiserschnitt» besprochen haben). Wenn du nach dem Abwägen aller Vor- und Nachteile und aller möglichen Risiken und Komplikationen für dich entscheidest, dass sich der Wunschkaiserschnitt richtig anfühlt, dann lass dir von keinem etwas anderes einreden.

6. «Ich habe vermehrten Ausfluss aus der Scheide, ist das normal?»
Der Ausfluss in der Scheide wird mit zunehmender Schwangerschaftswoche mehr. Das ist normal. Wichtig ist, dass er weißlich ist. Wenn der Ausfluss komisch riecht, grün, blutig oder wässrig ist, ist das nicht normal. Dann können grünes Fruchtwasser, eine Blutung unklarer Ursache, ein Blasensprung oder eine Infektion dahinterstecken. Das solltest du abklären lassen. Vermehrter, geruchsloser Ausfluss ist normal. Kein Ausfluss wäre deutlich auffälliger.

7. «Muss ich meinen Mann mit in den Kreißsaal nehmen?»
Wen du bei deiner Geburt mit dabeihaben möchtest, das entscheidest natürlich wieder du. Du kannst genauso gut auch eine gute Freundin, deine Mutter oder Schwester mitbringen. Genauso kannst du auch «nur» mit dem geburtshilflichen Team dein Kind zur Welt bringen. Grundsätzlich ist jeder willkommen, so auch dein Partner. Allerdings gebe ich zu, dass im Kreißsaal eine ganz andere Kraft und Energie herrscht, wenn

Frauen mit Frauen Kinder bekommen, als wenn Männer anwesend sind, egal ob es ein Gynäkologe ist oder der werdende Vater. Überlege dir vor allem, wer dich so unterstützt, dass du von der Anwesenheit profitierst, und entscheide dann, was sich für dich richtig anfühlt.

8. «Was mache ich, wenn ich mein Kind nicht mag, oder mein Kind mich nicht?»
Das gilt als absolute Tabufrage und gleichzeitig darf und soll sie unbedingt formuliert werden. So ein Gefühl kann insbesondere im Rahmen einer Wochenbettdepression auftreten oder auch bei einem Schwangerschaftskonflikt, also wenn man die Schwangerschaft eigentlich gar nicht wollte (das kann auch unterbewusst sein), oder wenn man selbst eine herausfordernde Kindheit hatte. Wenn du solche Gedanken hast, hol dir unbedingt Hilfe. Gerade eine Wochenbettdepression ist eine Erkrankung, die, wenn sie richtig erkannt und behandelt wird, sehr gut therapiert werden kann. Du kannst natürlich auch deiner Partnerin bzw. deinem Partner oder deinem sonstigen Umfeld davon berichten, allerdings ist meine Erfahrung, dass diese Gedanken häufig nicht ernst genommen werden und dir evtl. nicht richtig geholfen wird. Im letzten Abschnitt gehen wir noch einmal ausführlicher auf diese Thematik ein.

Natürlich gibt es darüber hinaus noch weitere Fragen, die an dieser Stelle allerdings zu weit führen. Was ich dir vor allem vermitteln möchte, ist, dass du dich bitte nie für eine Frage schämst. Wenn du etwas auf dem Herzen hast, formuliere es, nur so kann sich deine Situation ändern und Sorgen und Ängste können abgebaut werden.

TEIL IV

Das Wochenbett – die ersten Wochen nach der Geburt

Wenn du das hier liest, bist du entweder sehr neugierig, weil du dich auf dein Wochenbett vorbereiten möchtest, oder du hast dein Baby bereits geboren. Wenn Letzteres zutrifft: herzlichen Glückwunsch! Nach so vielen Monaten bist du nun endlich Mama! Und dass sich das jetzt noch sehr merkwürdig und unrealistisch anfühlt, ist völlig normal. Überhaupt kann es sein, dass alles völlig anders ist, als du es dir ausgemalt hast. Mit «anders» meine ich schwieriger und anstrengender. Aber keine Sorge, auch in dieser Phase werde ich dich begleiten. In den nächsten Kapiteln wirst du alles Wichtige zu den kommenden Wochen erfahren: was es im Wochenbett zu beachten gilt, welche Tipps dir beim Stillen helfen, was du unbedingt zu deinem Beckenboden wissen solltest, aber auch, welche Herausforderungen auf dich warten und wie du am besten mit ihnen umgehen kannst. Bevor wir tiefer in die einzelnen Themen einsteigen, möchte ich dir als Erstes erläutern, was das Wochenbett eigentlich ist, und was du in dieser Zeit beachten solltest.

Das Wochenbett umfasst den Zeitabschnitt der ersten sechs bis acht Wochen nach der Geburt. In dieser Zeit wird sich dein Körper langsam wieder dahingehend umstellen, wie er vor der Schwangerschaft war. Dazu gehört unter anderem, dass der Bauch, den du zunächst noch hast, sich wieder zurückentwickelt. Viele Frauen sind überrascht, dass sie immer noch schwanger aussehen, obwohl das Baby bereits geboren ist. Zwar hast du mit der Geburt deines Kindes mal locker 10 Kilogramm abgenommen, aber die Gebärmutter darf sich noch ein bisschen Zeit nehmen, bis sie wieder so klein ist wie vor der Geburt. In den ersten Tagen nach der Geburt hat sie sich bereits ordentlich zusammengezogen. Das kannst du gerne mal selbst ertasten. Du wirst eine harte Kante unterhalb deines Bauchnabels spüren. Dass deine Gebärmutter schon so klein geworden ist, kann mit kräftigem Unterbauchziehen oder auch -schmerzen einhergehen. Gerade wenn du stillst, wird Oxytocin ausgeschüttet, was die Rückbildung stark ankurbelt. Insbesondere wenn du ein zweites oder drittes Kind bekommen hast, können die Schmerzen an die der Geburt erinnern. Deshalb ein kleiner Tipp, der Großes bewirkt: Nimm ca. 20 Minuten bevor du das nächste Mal stillen musst, eine Ibuprofen- oder Paracetamoltablette ein, das wird dir helfen. Beide Medikamente vertragen sich mit dem Stillen, keine Sorge, dass du deinem Kind schaden könntest. In der Regel sind die Nachwehen spätestens drei bis vier Tage nach der Entbindung vorbei. Du kannst maximal 4-mal 1 g Paracetamol und 6-mal 400 mg Ibuprofen über den Tag verteilt einnehmen. Auch hier ein kleiner Tipp: Nimm direkt 1 g Paracetamol (das entspricht 2 × 500 mg) ein, da eine einzelne Tablette Paracetamol eher homöopathisch wirkt.

Neben dem noch schwangeren Bauch ist es auch völlig normal, wenn du weiterhin Wassereinlagerungen hast. Vor allem in den Beinen können die Ödeme nach der Geburt zunächst etwas stärker werden. Keine Sorge, das entwickelt sich alles wieder zurück. Auch die Krampfadern brauchen noch eine Weile, bis sie wieder schmaler sind. Ich weiß, Social Media zeigen uns was anderes, aber orientiere dich bitte nicht daran. Mal abgesehen davon, dass die wenigsten von uns Supermodels sind, sollte man unmittelbar nach einer Geburt nicht trainieren. Damit hast du nun ein offizielles ärztliches Attest, dass du nicht nach acht Wochen für Victoria's Secret auf den Laufsteg musst. Spaß beiseite, aber grundsätzlich gilt im Wochenbett tatsächlich ein Sportverbot. Du darfst zwar gerne spazieren gehen, vielleicht auch mal mit dem Fahrrad zum Bäcker ums Eck, aber keinesfalls richtigen Sport machen. Also kein Joggen, Spinning oder gar Workout. Mit dem Sport darfst du frühestens acht Wochen nach der Geburt deines Kindes wieder beginnen. Und du solltest darauf achten, nicht zu schwer zu heben. Maximal das Gewicht des Neugeborenen. Warum? Vor allem, um deinen Beckenboden nicht zu sehr zu belasten. Der hat unter der Schwangerschaft und Geburt ganz schön gelitten. Konkreter: die Beckenbodenmuskulatur. Diese muss aktiv wieder trainiert werden, damit du im Laufe deines Lebens keine Inkontinenz entwickelst. Sowohl Urin als auch Stuhl werden über die Beckenbodenmuskulatur gesteuert. Wenn diese nicht stark ist, kann man beides unkontrolliert verlieren. Dass du in den ersten Wochen nach der Entbindung unkontrolliert Urin verlierst, ist nicht ungewöhnlich. Keine Sorge, das wird nicht so bleiben. Ich erwähne das an dieser Stelle nur, weil kaum jemand darüber spricht. Mit dem richtigen Training wird sich das normalisieren. Da dein Beckenboden unmittelbar mit deiner Lebensqualität zusammenhängt, gehen wir im späteren Verlauf des Buches noch ausführlicher darauf ein.

Was solltest du sonst noch wissen? Du wirst die ersten Wochen nach der Geburt bluten. Da kann man sich manchmal wundern, wie kräftig. Gerade in den ersten Tagen wird das recht stark der Fall sein. Das ist normal. Manchmal bildet sich auch so merkwürdiges Glibberzeug. Diese Koagel sind geronnene Blutklumpen. Auch das ist normal. Es heißt nicht umsonst Wochenfluss und nicht etwa Wochenrinnsal. Diese starke Blutung wird allerdings schnell abnehmen und auch die Farbe wird sich verändern – von Rot zu Braun zu Gelb zu Weiß. Wichtig ist, dass du in dieser Zeit nur Binden und keine Tampons benutzt. Ein Tampon wäre zum einen ein Infektionsrisiko und zum anderen kann er durch den noch geöffneten

Muttermund in der Gebärmutter verschwinden. Solltest du per Kaiserschnitt entbunden haben, wird deine Blutung deutlich geringer und kürzer ausfallen.

Du solltest während des Wochenbetts bitte nur duschen, nicht baden, nicht ins Schwimmbad gehen und auch nicht in die Sauna, ebenfalls um eine Entzündung der Gebärmutter zu vermeiden. Und auf eine weitere Sache solltest du noch verzichten: Geschlechtsverkehr. Wobei die meisten Frauen sowieso noch keine Lust auf Sex haben. Häufig liegt es an der Hormonumstellung, dem Schlafentzug und der Veränderung des Körpers. Solltest du dennoch unbändige Lust haben, verhüte vorsichtshalber mit einem Kondom, um das Infektionsrisiko möglichst gering zu halten.

Apropos Kondom: Stillen ist kein Verhütungsschutz! Viele Frauen haben, während sie stillen, keine Menstruation. Das heißt aber nicht, dass du nicht trotzdem einen Eisprung haben kannst. Deshalb merke dir unbedingt: Stillen ist kein Verhütungsschutz! Welche Verhütung für dich und deine Familienplanung die richtige ist, erkläre ich dir im Kapitel «Verhütung».

Zum Abschluss des Wochenbettes solltest du noch einmal zur Kontrolle zu deiner Frauenärztin gehen. Sie schaut, dass sich alles gut zurückgebildet hat, und nimmt Blut ab. Dabei wird vor allem auf deinen Hämoglobinwert geachtet und kontrolliert, ob sich dein Eisenhaushalt wieder normalisiert hat. Sollten sich Fieber, Unterbauchschmerzen oder sonstige Auffälligkeiten entwickeln, solltest du natürlich auch schon früher zu deiner Frauenärztin oder gleich in deine Geburtsklinik gehen.

Ähnlich wie in der Schwangerschaft hast du auch in der Stillzeit einen erhöhten Jodbedarf. Schau mal, was du ggf. noch an Präparaten zu Hause hast, und brauch die erst mal auf. Grundsätzlich empfiehlt man in der gesamten Stillzeit ca. 150 µg Jod täglich. Darüber hinaus kann es ratsam sein, noch etwas Eisen einzunehmen. Insbesondere, wenn du verstärkt geblutet hast, sind ca. 100 mg Eisen täglich ratsam.

Das waren ein paar medizinisch sinnvolle Empfehlungen. Was ich dir aber vor allem für dein Wochenbett mitgeben möchte: Sei geduldig mit dir. Dein Körper und die Hormone verändern sich gerade, du hast plötzlich rund um die Uhr Verantwortung für dieses kleine Wesen, du schläfst weniger, das Stillen braucht am Anfang Geduld und überhaupt hat man das Gefühl, kein eigenes Leben mehr zu haben. Das alles ist normal, vor allem das Gefühl der Überforderung. Sei stolz auf dich und deinen Körper. Vertrau mir – alles wird sich einspielen und wieder normalisieren.

Stillen – das Superfood für dein Baby

Bevor wir tiefer ins Thema Stillen eintauchen, möchte ich dir vorab unbedingt zwei Punkte mitgeben:

1. Du entscheidest, ob du stillen möchtest oder nicht.
Auch wenn es viele gute Gründe fürs Stillen gibt, geht es um deinen Körper und deshalb lass dir in deine Entscheidung nicht reinreden. Ich möchte dich dazu einladen, die Vor- und Nachteile abzuwägen und dann für dich die richtige Entscheidung zu treffen. Lass dir vor allem keine Schuldgefühle einreden, wenn du dich gegen das Stillen entschieden hast. Stillen hat nichts mit deinen Qualitäten als Mutter zu tun.

2. Solltest du grundsätzlich stillen wollen, lass dich nicht von Sorgen abhalten, ob das Stillen wirklich klappen wird oder nicht.
Es ist irgendwie ein Trend geworden, zu behaupten, dass Stillen eine Raketenwissenschaft sei. Insbesondere viele Erstgebärende sagen häufig unmittelbar nach der Geburt, also zu einem Zeitpunkt, zu dem sie ihr Kind noch nie an die Brust angelegt haben, dass sie sich sorgen, dass das Stillen nicht klappen wird. Ich kann es nachvollziehen, wenn man schon einmal ein Kind bekommen und es Schwierigkeiten mit dem Stillen gegeben hat. Da hat man sicher Sorge, ob es wieder schwierig werden könnte. Bei manchen Frauen kann das Stillen zum Beispiel aufgrund besonderer Formen der Brustwarzen herausfordernd sein. Das ist aber eher die Ausnahme. Die

meisten nicht stillenden Mütter wollen nicht stillen und sagen den Frauen in ihrem Umfeld, es sei furchtbar schwierig gewesen, damit sie nicht verurteilt werden. Deshalb kannst du dich entspannen. Wenn du stillen willst, geh davon aus, dass es klappen wird.

Du wirst jetzt viele gute Gründe hören, warum Stillen sinnvoll ist. Ich mache keinen großen Hehl daraus, dass ich selbst sehr viel vom Stillen halte. Allein deswegen, weil du so viele Kalorien wie noch nie verbrennen wirst. Du wirst wie ein Scheunendrescher essen und gleichzeitig dabei zusehen, wie du leichter dein Gewicht von vor der Schwangerschaft erreichst (vorausgesetzt, du isst nicht zu viel Industrieschrott).

Hier also einige Vorteile des Stillens:

✓ Stillen ist die beste Ernährung für dein Kind.
Keine Industrie schafft es, eine so unglaublich gute Zusammensetzung von Nährstoffen zu imitieren. Warum sollte außerdem die Muttermilch einer anderen Spezies, wie zum Beispiel der Kuh, für uns besser geeignet sein als unsere eigene Muttermilch? Schließlich sind unsere Babys keine Kälbchen. Was ich auch beeindruckend finde, ist, dass sich sowohl die Zusammensetzung der Muttermilch als auch die Menge automatisch an die wachsende Stoffwechselfunktion des Kindes anpasst. Das regelt die Natur ganz von allein! Wie cool ist das bitte?! Das Einzige, was du deinem Kind zusätzlich geben solltest, ist Vitamin K und D. Vitamin K ist wichtig zur Unterstützung der Leber bei der Blutgerinnung und Vitamin D für unsere Knochen.

✓ Stillen schützt vor dem plötzlichen Kindstod.
Viele Studien konnten nachweisen, dass das Stillen

einen positiven Effekt auf das Risiko des plötzlichen Kindstods hat.[17] Die Gründe sind noch nicht endgültig geklärt. Nachgewiesen ist aber, dass das Risiko umso geringer ist, je mehr gestillt wird. Kinder, die voll gestillt werden, haben das geringste Risiko. Selbst kurzes Stillen für wenige Wochen hat bereits einen Einfluss.

✓ Stillen verlängert den Nestschutz.
Indem du stillst, schützt du dein Kind vor Infektionen. Durch die Muttermilch gibst du dein Immunsystem an dein Kind weiter. Das ist der sogenannte Nestschutz. Bereits im Mutterleib werden über die Plazenta Antikörper der Mutter an das Kind gegeben, sodass das Kind ein Immunsystem aufbaut. Durch das Stillen kann dieser Schutz verlängert werden.

✓ Bindungsaufbau und Entspannung deines Kindes.
Stillen stillt das Bedürfnis des Kindes nach Nähe und Zuwendung, wodurch sich leichter ein Urvertrauen beim Kind entwickeln kann. Natürlich kannst du dieses Bedürfnis auch durch regelmäßiges Kuscheln befriedigen und eine intensive Verbindung aufbauen. Es heißt aber nicht umsonst «Stillen» und nicht nur «Ernähren» oder «die Brust geben», da dein Kind sich durch das Stillen in der Regel sofort beruhigt.

✓ Schnellere Rückbildung.
Durch die Ausschüttung des Hormons Oxytocin, das beim Stillen vermehrt gebildet wird, wird auch deine Rückbildung deutlich beschleunigt.

✓ Stillen als Schutzfaktor vor Brustkrebs.
Warum Stillen vor Brustkrebs schützt, ist noch nicht

endgültig geklärt. Tatsache ist aber, dass das Risiko für Frauen, die ihr Kind mehr als sechs Monate gestillt haben, reduziert wird.[18]

Und welche Nachteile kann das Stillen haben?

✓ Stillen ist zeitaufwendig.
Eine Mahlzeit, also einmal Stillen, dauert schon mal 30 Minuten. Über den gesamten Tag kommen da einige Mahlzeiten und Stunden zusammen. Das bedeutet, dass gerade in den ersten Lebensmonaten, wenn voll gestillt wird, einige Stunden dafür investiert werden dürfen.

✓ Nur du kannst stillen, dein Partner nicht.
Aus anatomischen Gründen ist es nur uns Frauen vergönnt, stillen zu können. Das heißt, dass du diese Aufgabe nicht mit deinem Partner teilen kannst. Zwar kannst du Milch abpumpen, die dein Partner oder deine Partnerin mit dem Fläschchen gibt. Allerdings sollte man im Kopf behalten, dass das Trinken aus der Brust für das Kind deutlich anstrengender ist, da es kräftiger saugen muss. Wenn ihr also die Flasche gebt (oder zu schnell einen Schnuller), kann euer schlaues Baby die Brust verweigern, da es gemerkt hat, dass das Nuckeln mit Hilfsmitteln ja auch leichter gehen kann.

✓ Milchstau und Co.
Ein Milchstau kann ganz schön unangenehm werden. Erst recht, wenn er sich zu einem Abszess ausreift. Was du tun kannst, um das Risiko zu minimieren, erfährst du jetzt in meinen 8 Tipps zum Stillen.

8 Stilltipps, um einen Milchstau zu vermeiden

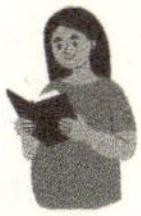

1. Stille dein Baby nach Bedarf. Das heißt, achte auf die Signale deines Kindes. Suchzeichen, wie das Drehen des Kopfes, Spielen mit der Zunge, Schmatzen, Öffnen des Mundes, Unruhe oder (später) auch Schreien sind klare Hungersignale. Du kannst dein Kind auch testen, indem du ihm über die Wange streichst. Wenn es dann den Kopf in deine Richtung dreht und den Mund öffnet, weißt du, dass es trinken möchte.

2. Nimm dir gerade in den ersten Tagen ausreichend Zeit und gönn dir Ruhe (also nicht zu viel Besuch). Leg dein nacktes Kind in den ersten Tagen zum Stillen am besten auf deine nackte Haut, so wird der Milcheinschuss noch mehr stimuliert.

3. Ganz wichtig ist auch, dass du selbst eine bequeme Position beim Stillen einnimmst. Das Kind kommt an deine Brust. Das heißt, dass du dich nicht zu deinem Kind bewegst. Wenn du deine Brust immer mehr in die Richtung deines Kindes drückst, bekommst du sehr schnell unangenehme Verspannungen und es kann schwieriger sein, die Brust komplett zu entleeren. Es gibt verschiedene Stillpositionen, probiere aus, welche für euch die beste ist. Lass dir am Anfang im Krankenhaus oder durch deine Hebamme die unterschiedlichen Positionen zeigen.

4. Denk immer an etwas zu trinken, bevor du stillst. Stillen macht durstig, trinke deshalb ausreichend. Auch das regt den Milchfluss an.

5. Dein Baby sollte den Mund weit öffnen, um einen großen Anteil des Warzenvorhofs mit dem Mund zu erfassen. Die Unterlippe sollte nach unten geklappt sein, so kannst du dir sicher sein, dass deine Brustwarze ganz im Mund deines Kindes ist und es effektiv trinken kann. So beugst du Schmerzen und Verletzungen am besten vor. Denn:

6. Schmerzen beim Stillen oder gar Verletzungen an der Brustwarze sind nicht normal und weisen darauf hin, dass das Anlegen noch nicht gut klappt. Hol dir in so einem Fall bitte unbedingt Unterstützung. Viele Krankenhäuser haben extra ausgebildetes Personal nur fürs Stillen. Oder bitte deine Hebamme im Wochenbett um Hilfe.

7. Solltest du eine Flach- oder Hohlwarze haben, gibt es die Möglichkeit, sie mit kleinen Handpumpen so aufzustellen, dass das Stillen möglich wird. Falls das nicht klappen sollte, kannst du deine Muttermilch abpumpen und sie deinem Kind per Fläschchen geben.

8. Viele Frauen sorgen sich, ob ihr Kind beim Saugen genügend Luft bekommt. Wenn du die Nase deines Babys sehen und die Atmung hören kannst, bist du auf der sicheren Seite.

Auch noch interessant zu wissen …

Die allererste Milch nennt man Kolostrum. Sie enthält viele Abwehrstoffe, Vitamine und Mineralstoffe. Selbst wenn du nicht stillen möchtest, ist es sinnvoll, das Kolostrum durch das Ausstreichen der Brust zu gewinnen. Das ist wie ein kleiner

Immunshot für dein Baby und der Milcheinschuss wird durch dieses einmalige Ausstreichen noch nicht initiiert.

Typischerweise hat dein Kind in der zweiten Nacht ein erhöhtes Trinkbedürfnis, das Clustern genannt wird. Durch dieses oft stündliche Anlegebedürfnis deines Kindes wird der Milcheinschuss eingeleitet. Der erste richtige Milcheinschuss kommt meistens am 3. Lebenstag. Er kann bei dir mit Fieber, Schüttelfrost und auch Schmerzen einhergehen. Sei unbesorgt, trotz Fieber darfst und solltest du stillen. Wundere dich nicht, wenn deine Brüste auf einmal quasi explodieren. Das ist normal und gehört dazu. Wenn du einen Kaiserschnitt hattest, kann es auch mal 5 Tage dauern, bis der Milcheinschuss kommt. In diesem Fall kann ein Zufüttern notwendig werden, erst recht, wenn der Gewichtsverlust des Kindes mehr als 10 % beträgt. Aber auch hier keine Panik, hab Geduld mit dir und gib nicht frühzeitig auf. Es ist übrigens völlig normal, dass dein Kind in den ersten Tagen an Gewicht verliert. Das ist bei allen Kindern so. Solange der Gewichtsverlust weniger als 7 % beträgt, ist alles in Butter, und du und dein Baby macht das super. Üblicherweise nimmt ein Neugeborenes nach dem 3. Lebenstag nicht weiter ab und ab dem 5. wieder zu. Das Geburtsgewicht ist meistens am 14. Lebenstag wieder erreicht.

Was, wenn ich doch einen Milchstau oder gar eine Entzündung der Brust bekomme?

Der Milchstau ist eine schmerzhafte Verdichtung und Schwellung der Brust. Das Problem ist, dass die Brustdrüse sich nicht richtig entleeren kann und dadurch ein Stau entsteht. Der Stau kann sich entwickeln, weil du gestresst warst und deshalb die Brust nicht richtig entleeren konntest, dein Baby nicht kräftig genug getrunken hat oder es nicht richtig an die Brust angelegt wurde. Du erkennst einen Milchstau an einer harten, überwärmten und schmerzhaften Brust. Nicht selten kann auch hohes Fieber mit einhergehen.

Was kannst du tun, um für Linderung zu sorgen?
Hol dir Hilfe von deiner Hebamme, in einer Stillambulanz oder bei deinem Frauenarzt. Wichtig ist, dass die Brust vollständig entleert wird. Deshalb nimm dir Zeit und vermeide zu kurzes Stillen. Wenn dein Kind nicht ausreichend trinkt, streiche die Brust aus. Das kannst du zur Unterstützung zusätzlich während des Trinkens machen. So lösen sich Verstopfungen in den Milchgängen. Außerdem hilft Wärme **vor** und **während** des Stillens. Zur Erleichterung der Schmerzen kannst du auch **nach** dem Stillen kühlen. Was sich merkwürdig anhört, aber tatsächlich sehr gut hilft und antientzündlich wirkt, sind Kohlblätter. Einfach die großen Blätter eines Weißkohls auf die gesamte Brust legen. Am besten aus dem Kühlschrank, dann haben sie noch einen Kühleffekt. Ansonsten hilft Ibuprofen gegen Schmerzen und Entzündung und kann bedenkenlos beim Stillen genommen werden. Ein weiterer Tipp ist, Schnuller zu vermeiden. Da das Trinken an der Brust anstrengender für dein Kind ist, als am Schnuller zu nuckeln, kann es sein, dass es an der Brust nicht mehr stark genug saugen möchte.

Bei einer Mastitis puerperalis liegt eine richtige Entzündung der Brust vor. Über Rhagaden, das sind kleine Einrisse an der Brustwarze, können Keime in die Brust gelangen und eine Entzündung auslösen. Die betroffenen Frauen fühlen sich oft schwer krank und haben bis zu 40 °C hohes Fieber. Die Brust ist meist einseitig gerötet und tut kräftig weh. Um Linderung zu erreichen, gelten die gerade schon genannten Tipps. Allerdings sollte zusätzlich Bettruhe eingehalten und viel getrunken werden. Das Wichtigste ist auch hier, die Brust optimal zu entleeren. Das heißt, trotz Fieber und Krankheitsgefühl, das Kind oft zu stillen. Optimal zur Bekämpfung der Entzündung ist es, wenn das Kinn des Kindes genau in die Richtung der Entzündung zeigt. Keine Sorge, das Kind wird dadurch nicht krank. Bei einer Entzündung mit entsprechend genannter Symptomatik sollten außerdem ein Antibiotikum und regelmäßig Ibuprofen eingenommen werden. Sollte sich schon ein Abszess gebildet haben, kann eine operative Abszessspaltung notwendig werden.

Abschließend möchte ich dir Folgendes zum Stillen mit auf den Weg geben: Stillen ist wirklich super, aber nicht unbedingt in den ersten Wochen. Da kann das nämlich ganz schön anstrengend, nervig und schmerzhaft sein. Viele Frauen haben das Bild einer coolen und entspannt Latte Macchiato trinkenden, stillenden Mutti im hippen Café im Kopf. Das wird auch so kommen, aber eben nicht in den ersten Wochen. Deshalb sei unbedingt geduldig mit dir und nimm dir ausreichend Zeit und Ruhe. Bei Herausforderungen scheue nicht, dir Hilfe zu holen. Damit hast du die besten Voraussetzungen, eine coole, entspannte Latte Macchiato trinkende, stillende Mutti im hippen Café zu werden.

Verhütung – nach der Schwangerschaft ist vor der Schwangerschaft

Erinnerst du dich? Stillen ist kein Verhütungsschutz. Ich habe ja bereits erzählt, dass Stillen häufig dazu führt, dass du keine Menstruation hast. Trotzdem kannst du unabhängig von deiner Periode einen Eisprung haben. Das heißt, dass du unmittelbar wieder schwanger werden kannst. Und glaub mir, das passiert wirklich. Du solltest deinem Körper allerdings etwas Erholung gönnen, insbesondere deinem Beckenboden. Wenn du vaginal geboren hast, solltest du mindestens sechs Monate mit einer erneuten Schwangerschaft warten und wenn du einen Kaiserschnitt hattest, besser ein Jahr. Warum? Weil die Narbe an der Gebärmutter fest und stark werden soll. Wenn du nach einem Kaiserschnitt zu schnell wieder schwanger wirst, kann es sein, dass die Gebärmutterwand schon während der Schwangerschaft ausdünnt und im blödesten Fall sogar einreißt. Wenn du ein Jahr mit einer erneuten Schwangerschaft wartest, nimmt das Risiko für eine Uterusruptur deutlich ab.

Was aber ist die richtige Verhütung? Welche Optionen hast du überhaupt, insbesondere im Hinblick darauf, welche sich mit dem Stillen vertragen. Und was passt am besten zu deiner individuellen Familienplanung? Dazu jetzt mehr ...

Einmal vorab: Solltest du dich entschieden haben, primär abzustillen, sind alle Verhütungsmittel erlaubt. Es sei denn, für dich individuell bestehen Kontraindikationen für ein Verhütungsmittel. Dazu kann zum Beispiel eine östrogenhaltige Pille zählen. Wenn du unter Migräne leidest, starkes Übergewicht hast, über 35 Jahre alt bist oder einen Schlaganfall oder Herzinfarkt in der Vorgeschichte hattest, würde ich dir davon abraten.

Frauen, die stillen, dürfen keine Östrogene einnehmen. Das heißt, eine übliche Pille, oder auch ein Vaginalring, wie der NuvaRing®, sind nicht zu empfehlen. Welche Alternativen gibt es? Unterschiedliche Spiralen, die Minipille, ein Implanon, das Kondom, ein Diaphragma und die Sterilisation.

Beginnen wir mit der Option der Spirale: Beliebt und häufig eingesetzt (im wahrsten Sinne des Wortes), da sie nach dem Wochenbett besonders leicht in die Gebärmutter eingebracht werden kann, weil der Muttermund noch nicht wieder so fest verschlossen ist. Die Spirale hat kleine Ärmchen, die in Richtung Eileiter ragen und so fest in der Gebärmutter sitzen. Am unteren Ende sind zwei Fäden, die kurz hinter dem äußeren Muttermund abgeschnitten werden und an denen bei Wunsch nach Entfernung gezogen werden kann. Es gibt unterschiedliche Spiralen: Hormonspiralen und Kupferspiralen. Die hormonhaltigen Spiralen sind erlaubt, da sie alle ausschließlich Gestagen enthalten (und kein Östrogen). Das Hormon wirkt außerdem nur lokal, sodass es im Vergleich zu einem Implanon oder auch der Minipille, deren Hormone im ganzen Körper wirken, deutlich weniger Nebenwirkungen gibt. Die Nebenwirkungen von Gestagenen können vor allem depressive Verstimmung, Haarausfall, Übelkeit, Akne sowie Brustspannen beinhalten. Dadurch dass die Hormonspiralen im Unterschied zum Implanon oder zur Minipille nur lokal in der Gebärmutter wirken, sind die Nebenwirkungen häufig weniger ausgeprägt, als wenn sie systemisch wirken. Durch das Gestagen wird die Gebärmutterschleimhaut nicht aufgebaut, sodass es nicht selten zu einer deutlich geringeren Periode kommt oder sie sogar gänzlich ausbleibt. Darüber hinaus verdickt sich der Gebärmutterhalsschleim so, dass die Spermien nicht aufsteigen können. Außerdem ist die Spirale selbst ein Fremdkörper in der Gebärmutter. So ist die Gebärmutterhöhle bereits «besetzt» und bietet keinen weiteren Platz für noch einen Mitbewohner. Die verschiedenen Hormonspiralen unterscheiden sich in der Größe der Spirale und der Menge des Gestagens, das kontinuierlich abgegeben wird, sie sind aber insgesamt in ihrer Wirkweise gleich. Hormonspiralen wirken in der Regel fünf Jahre, danach sollten sie spätestens ausgetauscht werden. Kupferspiralen setzen keine Hormone frei, dafür Kupferionen. Das freigesetzte Kupfer mögen die Spermien nicht, dadurch wird ihre Beweglichkeit deutlich herabgesetzt, sodass die Befruchtung in den Eileitern behindert wird. Darüber hinaus ist die Kupferspirale genauso ein Fremdkörper in der Gebärmutterhöhle wie eine Hormonspirale. Kupferspiralen neigen eher dazu, die Periode zu verstärken, und sorgen insbesondere in den ersten Monaten für Zwischenblutungen. Wenn du überlegst, zeitnah wieder schwanger zu werden, kann es also durchaus sinnvoller sein, sich nur für eine kurze Zeit eine Kupferspirale einlegen zu lassen, verbunden mit dem Faktor, ggf. mehr zu bluten. Wenn deine Familienplanung abgeschlossen ist und du von deiner Periode genervt bist, ist eine Hormonspirale eine gute Idee.

Die Minipille ist eine Pille, die du täglich zur möglichst identischen Zeit einnehmen solltest. Sie enthält ebenfalls nur ein Gestagen und wird deshalb gerne zur Zeit des Stillens eingenommen. Dadurch, dass du sie schluckst, wirkt sie systemisch und kann die genannten Nebenwirkungen eher verursachen. Der Vorteil ist, dass du sie leicht absetzen kannst, wenn du Beschwerden bemerkst. Wichtig ist, wie gerade schon angemerkt, dass du die Pille unbedingt immer zur gleichen Zeit einnehmen solltest, da das Zeitfenster mit drei Stunden sehr eng ist. Wenn du sie mal am Abend einnimmst und am nächsten Tag am Morgen, ist die Wirkung nicht sicher. Sie sorgt ebenfalls dafür, dass die Gebärmutterschleimhaut nicht aufgebaut wird, und vermehrt den Zervixschleim, sodass ein Aufsteigen der Spermien verhindert wird und die Transportfähigkeit der kleinen Härchen in den Eileitern abnimmt. Die umgangssprachlich oft als «Stillpille» bezeichnete Minipille ist ebenfalls eine gute Alternative, wenn du zeitnah wieder schwanger werden möchtest und deshalb nur einen kurzen Zeitraum überbrücken möchtest. Solltest du im Vorfeld allerdings mal eine Depression gehabt haben oder zu depressiven Stimmungen neigen, würde ich dir eher davon abraten.

Gleiches gilt für das Implanon. Das ist ein kleines Stäbchen, das in die Innenseite deines Oberarms gelegt wird und dort kontinuierlich Gestagen abgibt. Es soll vor allem den Eisprung verhindern. Die Wirkung hält bis zu 3 Jahre an, danach wird es unter örtlicher Betäubung mit einem kleinen Schnitt wieder entfernt. Die Nebenwirkungen sind die gleichen wie bei der Minipille. Auch das Implanon wirkt systemisch, sodass die Nebenwirkungen ausgeprägter sein können als bei der nur lokal wirkenden Hormonspirale.

Das gute alte Kondom ist gerade nach einer Geburt eine gute Verhütungsmöglichkeit. Erstens, weil viele Paare gerade im ersten Lebensjahr des Babys seltener Sex haben als vor der Geburt und damit grundsätzlich weniger Verhütung gebraucht wird. Zweitens wirkt es als Barrieremethode und enthält keine Östrogene, sodass es sich hervorragend mit dem Stillen verträgt. Man muss als Paar natürlich schauen, ob man die Anwendung eines Kondoms mag oder nicht.

Auch ein Diaphragma und eine Portiokappe fallen unter das Stichwort Barrieremethoden. Allerdings sind sie direkt nach der Geburt nicht so richtig zu empfehlen, da sie auf die «neue Scheide» und den «neuen Muttermund» angepasst werden müssen. Nach ein paar Wochen müssten sie erneut angepasst werden, da die Rückbildung weiter fortgeschritten ist. Die Gefahr eines nicht idealen Sitzes ist also recht hoch.

Eine sehr endgültige Option ist die Sterilisation. Das heißt, dass man die Eileiter durchtrennt. Zwar ist nichts zu 100 % sicher im Leben, aber dir muss klar sein, dass so eine Sterilisation nur sehr schwer rückgängig zu machen ist. Ich weiß, man soll nicht unken, und ich will dir weder etwas unterstellen noch dieses Szenario wünschen, aber stell dir mal vor, du und dein Partner trennt euch doch irgendwann mal. Solltest du einen neuen Partner haben, wünschst du dir vielleicht auch mit ihm noch ein Kind. Nach einer Sterilisation ist das nicht mehr möglich. Im Rahmen eines Kaiserschnitts ist eine Sterilisation leicht mit durchführbar, indem man ein Stück der Eileiter entfernt, eine Naht setzt und die Enden mit Strom verödet. Also dreifache Sicherheit, dass da kein Spermium mehr eine Chance hat. Wenn die Sterilisation nicht im Rahmen eines Kaiserschnittes durchgeführt wird, werden nach dem Wochenbett über eine Bauchspiegelung die Eileiter mit Strom verödet und so verschlossen. Die Risiken sind die üblichen OP-Risiken, die du von mir im Rahmen eines Kaiserschnittes schon einmal gelesen hast. Eine Variante, die für dich übrigens risikofrei ist und für deinen Mann nur einen sehr kleinen Eingriff bedeutet, ist ein kleiner Schnitt an seinem Hoden und die Durchtrennung des Samenleiters. Fragt da mal seinen Urologen …

Neben all diesen Verhütungstipps möchte ich dir insbesondere in der Stillzeit noch etwas empfehlen: Gleitgel. Das Stillen verändert nämlich deine Hormonkonstellation, du hast deutlich weniger Östrogen in deinem System, was zu Scheidentrockenheit führen kann. Damit der Sex nicht wehtut und du ihn nach der Geburt nicht als schmerzhaft abspeicherst, nutze direkt Gleitgele. Solltest du übrigens vermehrten Haarausfall bemerken, kann das auch an deinem stillbedingt reduzierten Östrogen im System liegen und muss nicht eine Nebenwirkung eines Gestagens sein.

Was kann ich dir abschließend empfehlen? Wenn du gesund

bist und nicht unter Depressionen oder schwerer Akne leidest, kannst du definitiv ein Verhütungsmittel mit Gestagen nutzen. Insbesondere, wenn du darüber nachdenkst, in einem Jahr wieder schwanger werden zu wollen, kann ich dir die Minipille empfehlen. Wenn du keine Hormone möchtest, lass dir die Kupferspirale einsetzen. Wenn du gerade Kind Nummer vier bekommen hast und für dich die Familienplanung abgeschlossen ist, empfehle ich dir eine Hormonspirale wie beispielsweise die Mirena® – die kannst du entspannt fünf Jahre liegen lassen und hast an das Thema Verhütung erst mal einen großen Haken gesetzt.

Dein Beckenboden – die unterschätzte Kraft deines Körpers

Der Beckenboden – für viele von uns ein mystischer Ort und dabei so unglaublich wichtig, wenn es um unsere Lebensqualität geht. Er ist nicht nur essenziell, wenn es um unsere Kontinenz von Urin und Stuhl geht, sondern auch für die Qualität unseres Sexlebens. Deshalb sollten insbesondere wir Frauen uns darum kümmern, dass diese Muskulatur ein Leben lang in Schuss ist. Gerade durch Schwangerschaft und Geburt wird sie aber enorm beansprucht, weshalb es umso wichtiger ist, sich damit auseinanderzusetzen. Das wollen wir nun auf den nächsten Seiten tun.

Was ist denn aber genau dieser Beckenboden? Er setzt sich aus einer Gruppe von Muskeln und Bindegewebe zusammen, die den Boden des Beckens bilden. Er erstreckt sich vom Schambein bis zum Steißbein und von einem Sitzbeinhöcker zum anderen und bildet damit die untere Begrenzung unseres Oberkörpers. Du kannst dir den Beckenboden wie eine Art Filter in einer Kaffeemaschine vorstellen. Er hält unsere Organe, wie Blase, Gebärmutter und Darm. Wenn er schwach wird, kann man sich vorstellen, dass diese Organe nicht mehr so gut gehalten werden und sich Senkungsbeschwerden entwickeln können. Dadurch, dass Blase, Darm oder auch die Gebärmutter sich senken, verändert sich ihre Anatomie und es kann sich eine Inkontinenz entwickeln. Solche Senkungsbeschwerden können bei zunehmendem Alter entstehen, bei anhaltender Verstopfung und damit ständigem starkem Pressen beim Stuhlgang oder auch durch permanenten Husten ausgelöst werden. Vor allem aber wird der Beckenboden durch eine monatelange Schwangerschaft beansprucht. Denn schließlich musste er über viele Wochen und Monate dein Baby, die größer und schwerer werdende Gebärmutter, das Fruchtwasser und die Plazenta halten. Da kommen zum Ende schon mal 15 kg zusammen. Darüber hinaus wird das Bindegewebe in der Schwangerschaft weicher. Was insbesondere für die Geburt wichtig ist. Das Östrogen weicht zum einen die Strukturen im Becken auf, aber auch das Gewebe selbst wird weicher, damit das Baby überhaupt durch das knöcherne Becken geboren werden kann. Das ist auch der Grund dafür, dass manche Frauen bereits zum Ende der Schwangerschaft Inkontinenzbeschwerden haben und den Urin nicht mehr so leicht halten können. Wenn dann auch noch die Geburt erschwert war und der Kopf in einer langen Austreibungsperiode anhaltend auf empfindliche Nerven des Beckenbodens gedrückt hat, geht das nicht spurlos an einem vorüber. Neben der Haltefunktion und der Harn- und Stuhlkontinenz ist der Beckenboden auch für unser sexuelles Empfinden mitverantwortlich. Je besser dein Beckenboden trainiert ist und je besser du ihn ansteuern und kontrollieren kannst, desto intensiver ist dein Sex(er)leben. Die Beckenbodenmuskulatur umgibt nämlich auch die Nervenenden im Genitalbereich. Das heißt, ein starker und gut durchbluteter Beckenboden nimmt Berührungen intensiver wahr und erhöht die Sensibilität. Darüber hinaus kannst du deine Erregung steigern, wenn du in der Lage bist, deinen Beckenboden aktiv zu kontrollieren und bewusst zusammenzuziehen und wieder zu entspannen. Du kannst so nicht nur deine Lust steigern, sondern auch den Zeitpunkt deines Orgasmus kontrollieren. Überhaupt erhöht sich die Orgasmusfähigkeit durch einen starken Beckenboden. Beim Höhepunkt ziehen sich nämlich unter anderem auch die Beckenbodenmuskeln zusammen.

Damit dein Beckenboden straff ist und nicht nur Halte- und Ausscheidungsfunktionen gegeben sind, sondern auch dein Sexleben maximal davon profitiert, ist es wichtig, ihn regelmäßig zu trainieren. Gute Sportarten für den Beckenboden sind vor allem Pilates und Yoga. Nach deinem Wochenbett solltest du ein gezieltes Rückbildungstraining machen. Ich kann dir empfehlen, einen Kurs ohne dein Kind zu besuchen. Erfahrungsgemäß ist bei einem Kurs mit Kind dein Fokus bei deinem Baby und nicht bei deinem Beckenboden. Nimm dir bewusst diese Zeit und tu etwas nur für dich (und deinen Beckenboden). Insbesondere, wenn du eine höhergradige Verletzung wie einen DR III° oder IV° hattest, bei der die Schließmuskulatur des Darms beteiligt war, solltest du unbedingt zu einer erfahrenen Physiotherapeutin gehen. Bei so einer Verletzung bekommst du dafür ein Rezept von deiner Frauenärztin. Es gibt auch sehr gute Biofeedback-Beckenboden-Trainer, die in die Vagina eingeführt werden. Mit einer App kannst du dann unmittelbar sehen, wie gut du deinen Beckenboden ansteuerst.

Meine Tipps für den **Beckenboden**:

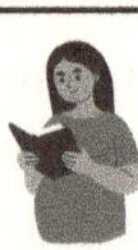

✓ Fang mit ersten Ansteuerungsübungen bereits im Wochenbett an. Mach dir keinen Kopf, wenn das am Anfang noch nicht klappt, die regelmäßige Ansteuerung wird Erfolge zeigen. Nur Mut und Geduld.

✓ Nach dem Wochenbett (8 bis 12 Wochen nach der Geburt) solltest du einen Rückbildungskurs machen, idealerweise ohne Kind, damit du deinen Fokus ganz auf deinen Beckenboden richtest.

✓ Gutes Training für den Beckenboden ist insbesondere Pilates, vielleicht gibt es ja ein Studio in deiner Nähe?

- ✓ Ich persönlich trainiere selbst mit einem Biofeedback-Beckenboden-Trainer und kann ihn nur empfehlen.
- ✓ Das Allerwichtigste: Bleib konstant dabei, am besten ein Leben lang. Die besten Übungen und Kurse bringen nichts, wenn du sie nur selten durchführst.

Und was ist, wenn ich das alles gemacht habe, aber immer noch unkontrolliert Urin verliere? Erst mal würde ich abwarten, bis du abgestillt hast. Der Östrogenmangel beim Stillen kann auch noch seinen Teil beitragen. Mach weiter kontinuierlich deine Übungen und warte erst einmal ab. Erst recht, wenn deine Geburt erst wenige Wochen her ist. Wenn du allerdings darüber hinaus nach dem Abstillen inkontinent bleibst, ist am wichtigsten, dich zu trauen, zu deiner Frauenärztin zu gehen, damit dir geholfen werden kann.

Bei einer Inkontinenz unterscheidet man die Stress- oder auch Belastungsinkontinenz von der Dranginkontinenz. Bei der Stressinkontinenz verliert man unkontrolliert Urin, wenn man zum Beispiel niest, lacht oder etwas Schweres hebt. Gerade bei voller Blase kann es sein, dass sie sich in einer Belastungssituation unkontrolliert entleert. Bei der Dranginkontinenz fühlt man einen plötzlichen starken Harndrang und kann den Urin nicht mehr halten. Bei einer Stuhlinkontinenz kann entweder eine Inkontinenz für Winde vorliegen oder schwergradiger auch unkontrolliert Stuhl abgehen. Etwa 20 % aller Frauen leiden unter einer Inkontinenz, wobei ich denke, dass die Zahl deutlich höher ist, da viele Frauen sich nicht trauen, über dieses «Tabuthema» zu sprechen, und das Problem deshalb als gegeben akzeptieren. Entscheidend ist aber, dass mindestens 95 % der Betroffenen geholfen werden kann. Deshalb wiederhole ich es gerne noch einmal: Solltest du betroffen sein, geh bitte zu deiner Frauenärztin oder zu einer Urologin.

Wenn du nach deiner Rückbildung und kontinuierlichem Beckenbodentraining weiterhin Beschwerden hast, solltest du dich in einem Beckenbodenzentrum vorstellen. In erster Linie werden hier meistens eine Physiotherapie oder ein Beckenboden-Trainer mit Biofeedbackmethode verordnet. Darüber hinaus kann man auch Pessare in die Scheide einfügen, die die Gebärmutter wieder in die richtige Position bringen. Sollte dies auch keine Besserung zeigen, was bei kontinuierlichem Training eher selten ist, kann auf operative Maßnahmen zurückgegriffen werden. Abhängig vom Beckenbodenschaden gibt es unterschiedliche Operationen. Häufig wird ein Bändchen (TVT-Band) unterhalb der Harnröhre eingesetzt, um sie darin zu unterstützen, bei Stress nicht abgedrückt zu werden, sondern in der eigentlichen Position zu bleiben, um so die Kontinenz wiederherzustellen. Darüber hinaus gibt es noch weitere Operationstechniken, auf die ich an dieser Stelle nicht eingehen werde, da das zu weit führen würde. Idealerweise sollte vor einer operativen Therapie die Familienplanung abgeschlossen sein, da eine erneute Schwangerschaft den Beckenboden wieder belastet und das OP-Ergebnis verschlechtern kann.

Das Allerwichtigste, das du für dich mitnehmen solltest, ist, dass du deine Beckenbodengesundheit und damit deine Lebensqualität in 95% der Fälle mit entsprechendem Training selbst in der Hand hast. Wenn du abgestillt hast und ein Jahr nach der Geburt weiterhin Inkontinenzbeschwerden haben solltest, geh unbedingt zu deiner Frauenärztin, damit sie dich an ein Beckenbodenzentrum weiterleiten kann. Eine Inkontinenz oder ein Missempfinden beim Geschlechtsverkehr schränkt die Lebensqualität sehr ein und es gibt keinen Grund, darunter leiden zu müssen.

Wochenbettdepression – was, wenn das große Glück sich nicht einstellt?

In unserer Gesellschaft besteht die unausgesprochene Erwartungshaltung, dass eine Frau, die gerade ein Kind bekommen hat, zu 100 % von Glück erfüllt sein muss. Natürlich ist die Geburt eines Kindes ein Geschenk und wird von vielen Menschen als pures Glück empfunden. Aber es ist eben auch völlig normal, wenn man neben den Gefühlen des Glücks auch Erschöpfung, Angst, Sorge, Überforderung, Schlafmangel, Sehnsucht nach dem alten Leben oder einfach nur den unbändigen Wunsch, mal wieder eine Nacht durchzuschlafen, empfindet. Um dich zu beruhigen: Diese Gefühle und Gedanken sind normal und bedeuten nicht automatisch, dass du an einer Wochenbettdepression erkrankt bist. Wann du allerdings aufmerksam sein solltest und was mögliche Frühwarnsymptome sind, erfährst du auf den nächsten Seiten.

Definitionsgemäß spricht man von einer Wochenbettdepression, wenn innerhalb der ersten 12 Monate nach der Geburt eines Kindes Symptome einer Depression auftreten. Meistens beginnen die Symptome wenige Wochen nach der Geburt. Das heißt, häufig schon im Wochenbett, also innerhalb der ersten 8 Wochen, nachdem das Baby geboren wurde. Allerdings, und das ist ganz wichtig, kann die Erkrankung auch erst einige Monate nach der Geburt ausbrechen. Dann, wenn Hebamme und Frauenarzt dich schon lange nicht mehr betreuen. Das ist auch einer der Gründe, warum ich dich über diese Krankheit aufklären möchte, da die Wochenbettdepression sich langsam einschleichen und vom unmittelbaren Umfeld häufig eher als «Jetzt stell dich halt mal nicht so an» abgetan werden kann.

Etwa 10 bis 15 % der Frauen erkranken an einer Wochenbettdepression. Das heißt, jede 10. Frau. Ein nicht unerheblicher Teil, den man nicht unterschätzen sollte. Ich erzähle dir das nicht, um dir Angst zu machen, sondern um dich zu sensibilisieren. Denn rechtzeitig erkannt, ist die Wochenbettdepression sehr gut therapierbar. Je länger sie aber unerkannt bleibt, desto schwieriger wird die Therapie. Deshalb ist es sehr, sehr wichtig, diese Erkrankung zu enttabuisieren und alle Frauen darin zu bestärken, sich bei einer potenziellen Depression Hilfe zu holen.

Charakteristische Symptome sind zum Beispiel gedrückte Stimmung, Interessen- und Appetitverlust, Schlafstörungen, erhöhte Ermüdbarkeit, Wertlosigkeits- und Schuldgefühle, verminderte Konzentration, kein Interesse am Kind sowie Suizidgedanken und -versuche. Das Tückische dabei ist, dass die meisten Frauen Schlafstörungen haben, weil ja nun mal das Kind nachts oft schreit. Dass ich mich am Folgetag, wenn ich die Nacht nicht geschlafen habe, nicht gut konzentrieren kann und mich müde und erschöpft fühle, ist nachvollziehbar. Deshalb ist es sehr wichtig, genau in sich hineinzuspüren, was da sonst noch für Gefühle hochkommen. Wenn du dich wertlos fühlst oder sich alles sinnlos anfühlt, bekommt das Ganze schon einen anderen Charakter. Klassisch wäre auch, wenn du dein Kind vernachlässigst oder es zwar mechanisch versorgst, aber ohne dabei Freude zu empfinden, dein Kind nicht anlächelst und keine Verbindung aufbauen kannst. Viele Frauen mit einer Wochenbettdepression schämen sich dafür, dass sie sich nicht glücklich fühlen oder kein Interesse an ihrem Kind haben, und erst recht für Selbstmordgedanken. Solltest du dich an dieser Stelle wiedererkennen oder vielleicht jemanden in deinem Umfeld haben, auf die das zutrifft, hol dir unbedingt Hilfe. Denn wenn die Erkrankung frühzeitig erkannt wird, kann sie sehr gut behandelt werden. Sollte eine Wochenbettdepression sich chronifizieren, besteht neben dem zwar geringen, aber dennoch bestehenden Risiko für Mutter und Kind, an der Erkrankung zu versterben, auch das Risiko für das Kind, Bindungsstörungen, Verhaltensauffälligkeiten und andere Entwicklungsstörungen zu entwickeln.

Besonders gefährdet sind vor allem Frauen, die schon vor der Schwangerschaft einmal an einer psychischen Erkrankung, wie zum Beispiel einer Depression, erkrankt sind. Andere Risikofaktoren, die eine Entwicklung einer Wochenbettdepression begünstigen können, sind ein traumatisches Geburtserlebnis, eine erhöhte Stressbelastung in der Schwangerschaft oder Herausforderungen in der Paarbeziehung.

Um die Wochenbettdepression zu diagnostizieren, gibt es verschiedene Fragebögen. Ein klassischer Fragebogen ist die EPDS, die Edinburgh Postnatal Depression Scale. Du kannst ihn sehr leicht bei Google finden. Wenn du alle Fragen des Bogens ausgefüllt hast und mehr als 10 Punkte zusammenzählst, solltest du dich am besten direkt an deinen Frauenarzt, deine Hebamme oder deine Geburtsklinik wenden. Dort wird dir weitergeholfen. Es gibt auch spezielle Kliniken, die Wochenbettdepressionen therapieren, in denen die Mütter gemeinsam mit dem Kind aufgenommen und behandelt werden. Des Weiteren gibt es Vereine, wie zum Beispiel «Schatten und Licht», die unterstützen.

Sollte eine Wochenbettdepression festgestellt werden, wird üblicherweise mit einem Antidepressivum und einer Psychotherapie behandelt. Je nach Schwere der Erkrankung gibt es auch die Möglichkeit der stationären Aufnahme in spezielle Mutter-Kind-Einrichtungen. Und ich werde nicht müde zu betonen, wie gut die Wochenbettdepression behandelbar ist, wenn sie rechtzeitig erkannt wird.

Ist eine Wochenbettdepression das Gleiche wie der Babyblues?

Klare Antwort: nein. Der Babyblues tritt häufig am zweiten Tag nach der Geburt auf und wird durch das Abfallen der Hormone erklärt. Bis zu 50 % aller Frauen, die ein Kind geboren haben, bekommen den Babyblues. Im Unterschied zur Wochenbettdepression verschwinden die depressive Stimmung, das Weinen und die Verzweiflung nach ein paar Tagen von allein. Also bitte keinen Schreck bekommen, wenn du kurz nach deiner Geburt einige «Heultage» hast und dir nicht erklären kannst, warum du die ganze Zeit weinen musst. Das ist sehr wahrscheinlich «nur» der Babyblues. Wenn du allerdings anhaltende Traurigkeit, Antriebslosigkeit, Sinnlosigkeit, kein Interesse an deinem Kind oder gar Selbstmordgedanken hast, hat das nichts mehr mit Babyblues zu tun, sondern das sind ernst zu nehmende Symptome einer Wochenbettdepression.

Mir ist wichtig, dass du verstehst, dass eine Wochenbettdepression eine ernst zu nehmende Erkrankung ist und kein Versagen deinerseits. Du würdest doch auch ohne Schuld- und Schamgefühle mit einem gebrochenen Arm zum Arzt gehen, deshalb mache das Gleiche, wenn etwas in dir und nicht an dir gebrochen ist.

Traumatische Geburt – wie du dein Geburtserlebnis verarbeitest, wenn es anders gelaufen ist als erwartet

Sobald wir Erwartungen haben, können sie natürlich auch enttäuscht werden. Wobei eine traumatische Geburt weit davon entfernt ist, dass Erwartungen nicht erfüllt wurden. «Nur» weil die gewünschte Wassergeburt nicht möglich war oder es doch zu einem Kaiserschnitt bei Geburtsstillstand gekommen ist, mag das ein Grund für Enttäuschung sein, aber sicherlich ist diese Entbindung nicht als traumatisch zu bewerten.

Aus meiner Erfahrung erleben Frauen ihre Geburt aus einer Überforderung heraus als traumatisch. Diese häufig emotionale Überforderung kann aus einer Notfallsituation, aufgrund von überwältigenden Schmerzen oder auch aus einem Ohnmachtsgefühl heraus, wenn Komplikationen für sich selbst oder für das Kind entstanden sind, resultieren. In den vielen Gesprächen, die ich geführt habe, wurde mir allerdings vor allem eine fehlende Einbindung in den Geburtsprozess durch mangelnde Kommunikation genannt. Damit meine ich, dass zuvor nicht informiert und begründet wurde, warum welche Untersuchungen und Handlungen jetzt anstehen. Dass all diese Ereignisse traumatisieren können, ist mehr als nachvollziehbar und gleichzeitig muss keiner dieser Gründe zu einer Traumatisierung führen. In meinen Augen liegt, wie so oft, der Schlüssel in der Kommunikation. Jetzt magst du vielleicht sagen «Na super, während meiner Geburt wurde aber nicht mit mir kommuniziert. Deshalb bin ich ja traumatisiert.» Fair enough, der Punkt geht an dich. Aber auch im Nachhinein wird dir eine Aufarbeitung helfen. Dazu gehört zum Beispiel ein «Reframing».

Angenommen, eine Frau ist traumatisiert, weil plötzlich ein Notfallkaiserschnitt durchgeführt werden musste. Auf den ersten Blick ist es mehr als nachvollziehbar, dass diese Situation traumatisiert. Plötzlich wird es hektisch, es wird gerannt, es ist laut, alles geht so wahnsinnig schnell. Es beugt sich eine Anästhesistin über mich und beginnt mit der Narkose und ohne dass ich genau weiß, was jetzt mit mir und meinem Kind passieren wird, schlafe ich gestresst ein. Ich habe Angst, fühle mich allein, überwältigt und ohnmächtig. Mit ohnmächtig meine ich den genauen Wortlaut – ohne Macht. Ich habe in der Situation nicht die Macht, etwas zu verändern oder selbst mitzubestimmen. Eine furchtbare Situation und völlig nachvollziehbar, dass dieses Erlebnis traumatisiert.

Nun möchte ich dir dieses Ereignis reframen. Mit Reframing ist gemeint, dass man ein Erlebnis in einen neuen Rahmen setzt und damit die Perspektive und Bedeutung verändert. Idealerweise würde bereits in der Situation anders kommuniziert werden, also bereits während des Notfallkaiserschnitts das Geschehen in einen anderen Rahmen gesetzt werden. Wir haben also wieder die gleiche Situation des Notfallkaiserschnitts. Auch hier ist es laut und hektisch, aber die verantwortliche Ärztin berührt die betroffene Schwangere an ihrer Schulter, schaut ihr direkt in die Augen und sagt: «Die kindlichen Herztöne sind schlecht, ich vermute eine vorzeitige Plazentalösung. Es ist jetzt wichtig, dass wir schnellstmöglich in den OP fahren, damit dein Baby die besten Chancen hat, gesund zur Welt zu kommen. Wir passen gut auf dich und dein Baby auf.» Es ist zwar wieder laut und hektisch, alle arbeiten wahnsinnig schnell, aber die betroffene Person weiß, warum so gehandelt wird, dass auf sie aufgepasst wird und alles zu ihrem

Wohl und dem des Kindes getan wird. Die gleiche Situation bekommt eine neue Bewertung.

Selbst wenn in dem Moment nicht unmittelbar klar verständlich kommuniziert werden konnte, weil alles so wahnsinnig schnell gehen musste, ist es umso wichtiger, das Reframing nach der Geburt anzuwenden. Ich empfehle dir, nachträglich mit dem beteiligten geburtshilflichen Team zu sprechen. Was ist passiert und warum wurde was genau gemacht. Wenn es dir gelingt zu verstehen, dass der Notfallkaiserschnitt dir und deinem Kind das Leben gerettet hat, wird es dir möglich sein, ihn nicht mehr als Trauma zu benennen, sondern als Grund, warum du und dein Baby jetzt gesund seid. Auch im zweiten Setting kann die betroffene Schwangere nicht selbstbestimmt eingreifen, aber sie ist in der Lage, die Situation neu zu bewerten, und versteht, dass der Notfallkaiserschnitt ein Segen ist.

Auch der Wehenschmerz kann viele Frauen überrollen und als traumatisch erlebt werden. Da hört man sich vielleicht die ganze Schwangerschaft was von «Die Welle kommt, die Welle geht» an, aber das hat nun doch recht wenig mit der tatsächlichen Intensität der Schmerzen zu tun, die einen im Kreißsaal erwarten. Selbst wenn du dich im Vorfeld mental mit dem Schmerz beschäftigst und dich darauf vorbereitest, kann es durchaus sein, dass das Erleben dann plötzlich doch ein völlig anderes ist. Erst recht, wenn man versteht, dass man aus dieser Situation erst mal nicht mehr rauskommt. Das kann ein Gefühl der Hilflosigkeit und des Ausgeliefertseins auslösen. Eine empathische Hebamme, die gemeinsam mit dir atmet, den unteren Rücken massiert, Zuspruch gibt, dass du das schaffen wirst, ist enorm hilfreich, und vermutlich ebenso oder noch stärker die rettende PDA. Wenn die Hebamme jedoch nicht ununterbrochen anwesend sein kann oder die Anästhesistin noch eine kurze Zeit (in dem Moment eine gefühlte Ewigkeit) verhindert ist, kann sich dieses Ereignis als überwältigend einprägen.

Solltest du dein Geburtserlebnis als traumatisch erlebt haben, möchte ich dir nun ein paar Impulse mitgeben, die dir helfen können, es neu zu bewerten bzw. aufzuarbeiten.

1. Schreib dir auf, was für dich die Traumatisierung darstellt. Was war es, das dich ohne Macht hat fühlen lassen? Was hätte dir in dem Moment geholfen, dich anders zu fühlen? Waren fehlende Informationen das Problem? War es das Gefühl, allein gewesen zu sein? Was würdest du dir wünschen, wie es besser hätte laufen können? Nimm dir etwas Zeit und beantworte diese Fragen in Ruhe für dich. Durch ihre Beantwortung kannst du das diffuse Gefühl, das häufig mitschwingt, konkretisieren. Vielleicht kannst du sogar einen Weg finden, das Ereignis zu reframen (wie bei dem oben genannten Beispiel).

2. Mach dir einen Termin mit dem geburtshilflichen Team. Ruf in der Geburtsklinik, dem Geburtshaus oder bei deiner Hebamme, die dich entbunden hat, an, und bitte um ein Nachgespräch. Selbst wenn schon Zeit vergangen ist und die Personen nicht mehr in der Klinik arbeiten, kann es hilfreich sein, einen Termin mit einer anderen Ärztin oder Hebamme aus dem Krankenhaus zu vereinbaren. Die Dokumentation der Geburt gemeinsam durchzugehen, kann für dich sehr hilfreich und heilsam sein. Dadurch kann mehr Klarheit darüber entstehen, wie lange du wirklich ohne Schmerzmittel oder PDA gewesen bist, was der Grund für den Kaiserschnitt war oder was es bei folgenden Schwangerschaften und Geburten zu beachten gilt. Dieses Gespräch kann auch dabei helfen, offene Fragen, die lange in deinem Kopf waren, zu klären, oder du verstehst überhaupt erst, warum Untersuchungen oder Handlungen durchgeführt wurden.

3. Überlege dir, ob du dir eine Psychologin zur Verarbeitung an deine Seite holen möchtest.
Sollten Schritt 1 und 2 dir keine Erleichterung geben, kann es sinnvoll sein, dir eine Psychologin an die Seite zu holen, um die Traumatisierung zu verarbeiten und im Idealfall aufzulösen. Gerade wenn du über ein weiteres Kind nachdenkst, kann ich dir diesen Schritt nur wärmstens ans Herz legen. Mit einer neuen Schwangerschaft können frühere verdrängte Gedanken und Bilder wieder zurückkommen. Diese können dich erneut belasten und damit das Trauma reaktivieren, was unter anderem zu Angststörungen führen kann.

4. Wenn du erneut schwanger bist, empfehle ich dir, dir schon frühzeitig Unterstützung zu holen.
Diese Unterstützung kann zum Beispiel darin bestehen, dass du in einer geburtshilflichen Sprechstunde deine Sorgen, Ängste und Wünsche äußerst. Überleg dir, wie du dieses Mal entbinden möchtest, ob spontan oder per geplantem Kaiserschnitt. Geh in die Geburtsklinik, über die du von Freundinnen Gutes gehört hast. Mach dir im Vorfeld Gedanken, was dir bei deiner Geburt wichtig ist, und sprich diese Punkte bei der Geburtsplanung an. Damit stärkst du dein Gefühl für Selbstbestimmung und Einflussnahme.

5. Realistische Erwartungen.
Wenn es darum geht, dir einen neuen «Geburtsplan» auszumalen, versuch dabei realistisch zu bleiben. Der Wunsch nach einer frühzeitigen PDA oder ein geplanter Kaiserschnitt sind realistische Wünsche. Genauso, wenn du im Geburtsanmeldungsgespräch deutlich machst, dass dir eine klare Kommunikation wichtig ist und du in den Geburtsprozess kontinuierlich miteinbezogen werden willst. Die klare Formulierung dieser Wünsche wird dich stärken. Wenn es allerdings darum geht,

dass du dir eine «natürliche» Geburt ohne sämtliche Interventionen seitens des medizinischen Personals wünschst, ist das weder realistisch, noch dient sie deiner und der Sicherheit deines Kindes. Denn sollten sich Komplikationen entwickeln, sollten unbedingt Handlungen vorgenommen werden, damit ihr gesund bleibt. Schau genau, welche Aspekte du unter Punkt 1 geschrieben hast, und nimm diese in dein Geburtsplanungsgespräch mit.

6. Partner miteinbeziehen.
Kommuniziere auch mit deinem Partner oder einer anderen Vertrauensperson, die mit zur Geburt kommen soll, was dir wichtig ist, damit diese Person im Zweifel in der Lage ist, deine Wünsche klar zu kommunizieren.

Ich hoffe sehr, dass die letzten Zeilen absolut unwichtig für dich waren, weil du deine Geburt als schönes Erlebnis und als nicht traumatisierend empfunden hast. Das Thema traumatische Geburt rückt immer mehr in den Fokus der Medien und deshalb entwickelt sich in gewissen Maßen schon fast ein Hype darum. Zwar finde ich es nicht nur wichtig, sondern auch notwendig, dass über Gewalt in der Geburtshilfe gesprochen und aufgeklärt wird, und gleichzeitig ist es genauso wichtig zu differenzieren, ob die Geburt «unschön» verlaufen ist oder tatsächlich eine seelische Verletzung im Sinne eines Traumas mit entsprechenden folgenden Belastungsstörungen entstanden ist. Im letzten Fall ist eine professionelle psychologische Begleitung unbedingt indiziert, vor allem, um eine postpartale Depression und weitere Folgeerkrankungen zu verhindern.

Eltern werden und Liebespaar bleiben – was jetzt für deine Beziehung wichtig ist

Eine Paarbeziehung bietet großes Potenzial, wenn es um die persönliche Weiterentwicklung geht. Kein anderer Mensch hält einem immer wieder auf so unterschiedliche Art und in so unterschiedlichen Situationen den Spiegel vor wie der Partner oder die Partnerin. Je nachdem, wie man darauf reagiert, kann das in Konflikten enden oder ein großes persönliches Wachstumspotenzial bedeuten. Kinder sind quasi der Next Level. Sie können einen in dem einen Moment zur Weißglut bringen und dann schauen sie einen wieder so süß an und alles ist vergeben und vergessen. Da hilft es enorm, wenn man jemanden an der Seite hat, der fürs gleiche Team spielt und mit dem man die Herausforderungen gemeinsam meistert. Wenn ihr es nicht schon längst gemacht habt, dann klärt spätestens jetzt die Rollenverteilung. Was sind eure Ziele in der Begleitung eurer Kinder und wer ist für welche Aufgaben zuständig? So vermeidet ihr Enttäuschungen durch unerfüllte Erwartungen. Darüber hinaus: Akzeptiert, dass ihr nicht perfekt seid. Weder was die Kindererziehung betrifft, noch bezüglich des Zustands eurer Wohnung oder Kleidung.

Was darüber hinaus vielen jungen Müttern schwerfällt, ist, den Vater auch einfach mal machen zu lassen. Nur weil er es vielleicht anders macht als du, macht er es nicht falsch. Das betrifft das Wickeln, das In-den-Schlaf-Wiegen oder auch das Baden und Anziehen eures Kindes. Wenn du euer Kind abgeben kannst (und damit auch Verantwortung), wirst du sehr viel

Erleichterung spüren, mit der neue Entspannung und Energie zurückkommt, die sich wieder auf eine bessere Beziehung zu deinem Kind auswirken wird. Ziel ist es doch, dass euer Kind gesund und glücklich ist. Das kann auf sehr unterschiedliche Arten erreicht werden. Die Zeit, die jetzt auf euch zukommt, beinhaltet so viele Veränderungen, dass es wichtig ist, tolerant mit sich selbst, dem Partner und auch mit der neuen Familiensituation zu sein. Wichtig ist, dass ihr miteinander gut seid. Das liest sich jetzt so leicht an dieser Stelle. Tatsächlich ist das aber ganz schön herausfordernd und der permanente Schlafmangel macht es nicht leichter.

Ich will jetzt nicht einen auf Elternratgeber machen, das ist nicht meine Expertise. Allerdings bin ich nicht nur Frauenärztin, sondern auch Sexualmedizinerin und weiß, dass sich eure Beziehung verändern wird und ihr es in der Hand habt, ob ihr jetzt gemeinsam noch stärker werdet oder ihr euch voneinander entfernt. Ein Kind ist eine wahre Herausforderung für eine Paarbeziehung. Das neue «Elternsein» kann so vereinnahmend sein, dass es sich schnell einschleichen kann, sich als Paar zu verlieren.

Deshalb möchte ich euch ein paar liebevoll gemeinte Impulse mit auf den Weg geben, die dazu beitragen werden, dass ihr großartige Eltern seid und ein Liebespaar bleibt:

1. Date-Night.

Ein Abend in der Woche gehört nur euch. Und wenn ich sage «nur euch», dann meine ich es genau so. Damit ist nicht ein Serienabend auf der Couch mit Babyphone zwischen euch gemeint, sondern, dass ihr jemand Dritten bittet, auf eueren Nachwuchs aufzupassen. Selbst wenn das am Anfang bedeutet, dass ihr nur 15 Minuten um den Block spazieren geht – macht das. Fragt euch gegenseitig, wie der Tag war, was euch beschäftigt und wofür ihr dankbar seid. Vermeidet es zu besprechen, was ihr noch einkaufen müsst, oder was auf der To-do-Liste für den nächsten Tag steht. Am besten ist es, wenn ihr einen festen Abend in der Woche reserviert und das am besten für den Rest eures Lebens. Am Mittwochabend ist Date-Night. Das ist genauso ein fester Termin wie das Geschäftsessen oder die Yogastunde. Glaub mir, diese kontinuierliche Investition macht einen enormen Unterschied für die Qualität eurer Beziehung.

2. Einen bewussten Moment am Tag.
Schaut euch einmal am Tag liebevoll tief in die Augen und sagt nichts. Genießt ganz bewusst diesen Moment der Nähe. Wichtig ist, dass ihr voll präsent seid. Das heißt, dass es sich nicht um einen flüchtigen Blick handelt, sondern um einen intensiven Moment, der 5 Minuten dauern sollte und unendlich lang von euch verlängert werden darf. Das kann sich am Anfang merkwürdig anfühlen. Das ist völlig okay. Wichtig ist, dass ihr in diesen 5 Minuten nicht miteinander sprecht. Erst danach könnt ihr euch austauschen, wenn ihr euch mitteilen wollt. Dieser kurze Moment in einem hektischen Alltag wird für deutlich mehr Nähe sorgen.

3. Sexualität.
Die Geburt eines Kindes kann die Sexualität sehr verändern. Allein die Tatsache, dass da auf einmal dieses kleine Wesen ist, das rund um die Uhr Aufmerksamkeit fordert und nicht selten mit im Bett schläft, dient als natürliches Verhütungsmittel. Darüber hinaus haben Schwangerschaft und Geburt den Körper verändert und man fühlt sich vielleicht noch nicht wieder so wohl, als dass man körperliche Nähe zulassen möchte. Das Stillen kann zu Scheidentrockenheit führen und die Lust verringern. Möglicherweise bereitet die Geburtsverletzung noch Beschwerden oder die Geburt selbst war so belastend, dass an

Sex nicht zu denken ist. Es gibt viele Gründe, warum Paare gerade nach der Geburt seltener bis gar keinen Sex haben. Mir sind schon einige Frauen begegnet, die erst mit dem Wunsch nach einem zweiten Kind wieder an Geschlechtsverkehr gedacht haben. Eine erfüllte Sexualität gehört allerdings für die meisten Paare zu einer glücklichen Beziehung dazu. Insbesondere, wenn ein Partner Sex möchte und der andere noch nicht wieder bereit ist, kann es zu Problemen kommen. Um das zu vermeiden, kann ich euch nur empfehlen, offen über eure Bedürfnisse und Wünsche zu sprechen.

4. Unterstützung holen.
Sollte die unerfüllte Sexualität zu Beziehungsproblemen führen, kann es sehr hilfreich sein, sich Hilfe zu holen. Keine Panik, das muss nicht eine monate- oder gar jahrelange psychologische Therapie sein, sondern es können auch ein paar Sitzungen bei einer Paartherapeutin oder Sexualmedizinerin sein. Manchmal reichen schon einige wenige wertvolle Impulse aus, damit die Sexualität wieder zurück in eure Beziehung findet.

5. Sexualität ist nicht gleichbedeutend mit penetrativem Geschlechtsverkehr.
Was ist eigentlich Sexualität? Wo beginnt sie? Tatsächlich erst beim aufnehmenden Geschlechtsverkehr? Oder kann sie nicht schon bei einem sinnlichen tiefen Blick, einem leidenschaftlichen Kuss oder einer liebevollen Berührung beginnen? Gerade wenn man sich, aus welchen Gründen auch immer, voneinander entfernt hat, kann es im wahrsten Sinne des Wortes entspannend sein, sich zunächst einfach nur zu berühren, und zwar mit Kleidung unter Aussparung des Intimbereichs. Gerade wenn es für dich aus welchen Gründen auch immer schwer sein sollte, wieder Sex in dein Leben zu lassen, beginne mit

diesen ersten liebevollen Berührungen, ohne das Ziel, Sex haben zu müssen.

6. «Die 5 Sprachen der Liebe».
Diese Buchempfehlung von Gary Chapman kommt von Herzen. Ich glaube, dass ich kaum ein Buch so oft empfohlen habe wie dieses. Chapman geht davon aus, dass es 5 Sprachen der Liebe gibt – Lob und Anerkennung, Zweisamkeit/Zeit zu zweit verbringen, Geschenke, Hilfsbereitschaft und Zärtlichkeit. Jeder von uns spricht eine dieser Sprachen und wenn der Partner sie bedient, füllt sich unser Liebestank. Je voller unser Liebestank, desto glücklicher sind wir in unserer Beziehung. Wichtig ist, dass man selbst weiß, welche Sprache man spricht und welche der Partner. Angenommen, die Sprache der Liebe deines Partners ist «Geschenke» und er bringt dir regelmäßig Süßigkeiten mit, schenkt dir Blumen und lässt dir Aufmerksamkeiten in Form von kleineren und größeren Geschenken zukommen. Du selbst sprichst aber die Sprache der Zärtlichkeit und bräuchtest eher eine lange Umarmung, das Halten deiner Hand oder regelmäßige Küsse. Dann kann es sein, dass du es zwar nett und aufmerksam findest, dass er dir Blumen mitbringt, aber wirklich lieben tut er dich wohl nicht, denn sonst würde er dich ja regelmäßig in den Arm nehmen und dir durch Nähe seine Zuneigung zeigen. Das kann zu unnötigen Konflikten führen. Wenn dein Partner aber weiß, dass du Umarmungen, Händchenhalten, Küsse und andere Zärtlichkeiten brauchst, damit du dich geliebt fühlst, ist es ihm besser möglich, deinen Liebestank zu füllen. Denn ohne dieses Wissen glaubt er ja, weil seine Liebessprache «Geschenke» ist, deinen Liebestank regelmäßig zu füllen. So reden und leben viele Paare aneinander vorbei und der Liebestank leert sich. Das Bewusstmachen darüber, welche Sprache der Partner spricht, wird sehr dazu beitragen, dass ihr euch besser versteht und

so mehr aufeinander eingehen könnt. In diesem Buch gibt es unter anderem einen Test, um herauszufinden, welche Sprache der Liebe ihr sprecht, und ihr lernt, was ihr tun könnt, damit euer Partner sich gesehen und geliebt fühlt, um so eine glückliche und erfüllte Beziehung zu leben.

Time to say goodbye

So schnell kann es gehen, da sind ratzfatz 40 Wochen Schwangerschaft und 8 Wochen Wochenbett vergangen. Wenn Kinder auf die Welt kommen, rast die Zeit dahin. Ehe man sich versieht, können die Kleinen auf einmal sitzen, laufen, sprechen und zack, sind sie ausgezogen. Die Tatsache, dass Kinder so schnell wachsen und altern, wir Frauen aber immer so schön, jung und knackig bleiben, muss mit der Relativitätstheorie zu tun haben, von der dieser Herr Einstein einst gesprochen hat.

Ich möchte mich von ganzem Herzen bei dir bedanken. Dafür, dass du mir dein Vertrauen geschenkt und dieses Buch bis hierhin gelesen hast. Es war mir eine Freude, dich in dieser besonderen Lebenszeit zu begleiten, und ich hoffe, dass es mir gelungen ist, dich offen zu beraten, um dich dazu zu befähigen, selbstbestimmt die für dich richtigen Entscheidungen treffen zu können. Wenn du den Eindruck hast, dass es mir gelungen ist und durch den einen oder anderen Impuls deine Schwangerschaft, Geburt und Wochenbett ein bisschen gesünder und glücklicher verlaufen sind, empfehle dieses Buch gerne an andere Schwangere weiter. Damit würdest du mir und hoffentlich auch den anderen Frauen eine große Freude bereiten.

Ich wünsche dir viel Gesundheit, alles erdenklich Gute und all das Glück der Welt für dich und deine kleine Familie.

Deine Johanna

Dank

Zuallererst möchte ich mich bei dir bedanken, dass du dieses Buch gelesen und mir dein Vertrauen und Zeit geschenkt hast. Für dich habe ich dieses Buch geschrieben, und viele andere engagierte Menschen haben dafür gesorgt, dass du mein kleines Baby (dieses Buch) in den Armen halten kannst.

Und damit möchte ich mich von ganzem Herzen beim Rowohlt Verlag und meiner engagierten, immerzu freundlichen, konstruktiven und herzlichen Lektorin Svetlana Romantschuk bedanken. Du hast mich immer wieder eingefangen, wenn ich zu ausufernd wurde, und durch dich wurde so manch verschachtelter Satz mit Leichtigkeit entzaust. Genau wie bei mir ist auch dein Beruf deine Berufung, und ich bin so dankbar für diese besondere und intensive Zusammenarbeit mit dir. Ich danke dir und dem ganzen Rowohlt Verlag für euer Vertrauen und dass ihr euch von meiner Leidenschaft habt anstecken lassen, denn ohne euch und euer Vertrauen wäre dieses Buch nie entstanden.

Genauso möchte ich mich bei allen Frauen bedanken, die ich bereits in ihrer Schwangerschaft und Geburt begleiten durfte. Ich trage so viele Geschichten, Erlebnisse und Schicksale von euch in meinem Herzen, die mich nicht nur beruflich, sondern auch immer persönlich berührt haben. Ich bin immer wieder beeindruckt, wie stark wir Frauen sind. Mein größter Respekt geht an jede Einzelne von euch.

Ganz persönlich möchte ich mich bei meiner lieben Freundin Scherin bedanken, der dieses Buch gewidmet ist. Du hast mir bereits in deiner ersten Schwangerschaft mit Junis immer wieder gesagt, dass ich ein Buch schreiben soll, damit möglichst viele Frauen besser aufgeklärt und damit beruhigt durch ihre Schwangerschaft gehen. Knapp acht Jahre und vier Kinder später ist es nun so weit, und ich danke dir, dass du mich immer wieder liebevoll angeschubst hast. Du bist eine wunderbare, starke Frau und liebevolle Mutter, und ich bin sehr dankbar, dich als meine Freundin zu haben.

Es gibt so viele besondere Menschen, die mich beruflich und privat begleitet und unterstützt haben, sodass ich überhaupt in der Lage bin, heute so ein Buch zu schreiben. Unter anderem gehören meine Eltern Norbert und Bärbel dazu, mein Bruder Georg, viele Kolleginnen und Kollegen, unter anderem Manfred Schmitt, Martin Frank, Claudia Unruh, Anne Jankuhn, Julia Bondarev, Henning Becker und viele mehr.

Und last, but not least möchte ich mich bei dem liebevollsten und besten Mann der Welt bedanken. Mein lieber Oliver, danke, dass du an mich glaubst, mich unterstützt und mich so liebst, wie ich bin, durch dich ist mein Leben um so vieles reicher.

Anmerkungen

Endnoten

1 Frank B Hu (2024) Diet strategies for promoting healthy aging and longevity: An epidemiological perspective, Journal of Internal Medicine, 295(4): 508–531;
Keotshepile Precious Bojang 1, Varalakshmi Manchana (2023), Nutrition and Healthy Aging: A Review, Current Nutrition Report, 12(3): 369–375;
Emmanuel O Mensah, Emmanuel K Danyo, Richard V Asase (2025) Exploring the effect of different diet types on ageing and age-related diseases, Nutrition, 129:112 596

2 L J Salomon, A Sotiriadis, C B Wulff , A Odibo, R Akolekar (2019) Risk of miscarriage following amniocentesis or chorionic villus sampling: systematic review of literature and updated meta-analysis, Ultrasound in Obstetrics & Gynecology Oct;54(4):442–451
Jaroslaw Beta, Cristina Lesmes-Heredia, Chiara Bedetti, Ranjit Akolekar (2018) Risk of miscarriage following amniocentesis and chorionic villus sampling: a systematic review of the literature, Minerva Obstetrics and Gynecology Apr;70(2):215–219
D Di Mascio, A Khalil, G Rizzo, D Buca, M Liberati, C A Martellucci, M E Flacco, L Manzoli, F D'Antonio (2020) Risk of fetal loss following amniocentesis or chorionic villus sampling in twin pregnancy: systematic review and meta-analysis, Ultrasound in Obstetrics & Gynecology Nov;56(5):647–655

3 D. L. Rolnik, D. Wright, L. C. Y. Poon, A. Syngelaki, N. O'Gorman, C. de Paco Matallana, R. Akolekar, S. Cicero, D. Janga, M. Singh, F. S. Molina, N. Persico, J. C. Jani, W. Plasencia, G. Papaioannou, K. Tenenbaum-Gavish, K. H. Nicolaides (2017) ASPRE trial: performance of screening for preterm pre-eclampsia, Ultrasound in Obstetrics & Gynecology, Volume 50, Issue 4, 492–495

4 John Allotey, Elena Stallings, Mercedes Bonet, Magnus Yap, Shaunak Chatterjee, Tania Kew, Luke Debenham, Anna Clavé Llavall, Anushka Dixit, Dengyi Zhou, Rishab Balaji, Siang Ing Lee, Xiu Qiu, Mingyang Yuan, Dyuti Coomar, Jameela Sheikh, Heidi Lawson, Kehkashan Ansari, Madelon van Wely, Elizabeth van Leeuwen, Elena Kostova, Heinke Kunst, Asma Khalil, Simon Tiberi, Vanessa Brizuela, Nathalie Broutet, Edna Kara, Caron Rahn Kim, Anna Thorson, Olufemi T Oladapo, Lynne Mofenson, Javier Zamora, Shakila Thangaratinam; (2020) Clinical manifestations, risk factors, and maternal and perinatal outcomes of coronavirus disease 2019 in pregnancy: living systematic review and meta-analysis, British Medical Journal 1:370:m3320

5 Ständige Impfkommission: Beschluss der STIKO zur 10. Aktualisierung der COVID-19-Impfempfehlung Epid Bull 2021;38:3–9

6 Trisha L Amboree, Joslyn Paguio, Kalyani Sonawane (2024) HPV vaccine: the key to eliminating cervical cancer inequities, British Medical Journal 15:385:q996

Giorgio Bogani, Umberto Leone Roberti Maggiore, Mauro Signorelli, Fabio Martinelli, Antonino Ditto, Ilaria Sabatucci, Lavinia Mosca, Domenica Lorusso, Francesco Raspagliesi (2018) The role of human papillomavirus vaccines in cervical cancer: Prevention and treatment, Critical Reviews in Oncology Hematology 122:92–97

7 Marianne Röbl-Mathieu, Ariane Kunstein, Johannes Liese, Thomas Mertens, Michael Wojcinski (2021) Vaccination in Pregnancy, Deutsches Ärzteblatt International 16;118(15):262–268

8 https://www.rki.de/DE/Themen/Infektionskrankheiten/Impfen/impfen-node.html
und
Oguz Uzun et al. (2022) COVID-19: vaccination vs. hospitalization, Infection Jun;50(3):747–752

9 Matysiak-Klose D, Mankertz A (2024) Epidemiologie der Masern in Deutschland und Bewertung der Situation, Epidemiolgische Bulletin 2024;15:3–7
und
Robert Koch Institut (2010), Epidemiologisches Bulletin, aktuelle Daten und Informationen zu Infektionskrankheiten und public health, 16. August 2010/Nr. 32, 315–332

10 https://www.rki.de/SiteGlobals/Forms/Suche/Expertensuche/Expertensuche_Formular.html?resourceId=16880014&input_=16777260&pageLocale=de&templateQueryString=Kinderwunsch&submit=#entry_16870042

11 AG Pertussis der Ständigen Impfkommission (STIKO): Wissenschaftliche Begründung für die Empfehlung der Pertussisimpfung mit einem Tdap-Kombinationsimpfstoff in der Schwangerschaft. Epid Bull 2020;14:3–34

12 DDG, DGGG-AGG (2018) S3-Leitlinie Gestationsdiabetes mellitus (GDM), Diagnostik, Therapie und Nachsorge, 2. Auflage, AWMF-Registernummer: 057–008

13 Brittany N Rosenbloom, P Maxwell Slepian, Muhammed Abid Azam, Andrea Aternali, Kathryn A Birnie, Kathryn Curtis, Sonal Thaker, Salima Ladak, Anna Waisman, Hance Clarke, Joel Katz, Aliza Z Weinrib (2024) A Randomized Controlled Trial of Clinical Hypnosis as an Opioid-Sparing Adjunct Treatment for Pain Relief in Adults Undergoing Major Oncologic Surgery Journal of Pain Research 2024 Jan 4:17:45–59

14 Kelly Madden, Philippa Middleton, Allan M Cyna, Mandy Matthewson, Leanne Jones (2016) Hypnosis for pain management during labour and childbirth
Cochrane Database Syst Rev 2016 May 19; 2016(5):CD009 356

15 Emily Neiman, Elizabeth Austin, Alai Tan, Cindy M Anderson, Esther Chipps (2020) Outcomes of Waterbirth in a US Hospital-Based Midwifery Practice: A Retrospective Cohort Study of Water Immersion During Labor and Birth, Journal of Midwifery Womens Health, 2020 Mar;65(2):216–223 und Jordan A McKinney, Gustavo Vilchez, Alicia Jowers, Amanda Atchoo, Lifeng Lin, Andrew M Kaunitz, Kendall E Lewis, Luis Sanchez-Ramos (2024) Water birth: a systematic review and meta-analysis of maternal and neonatal outcomes, American Journal od Obstetrics and Gynecology, 2024 Mar;230(3S):S961-S979.e33

16 William A Grobman et al. (2018) Labor Induction versus Expectant Management in Low-Risk Nulliparous Women, New England Journal Aug 9;379(6):513–523
William A Grobman, Aaron B Caughey (2019) Elective induction of labor at 39 weeks compared with expectant management: a meta-analysis of cohort studies, American Journal of Obstetrics and Gynecology Oct;221(4):304–310

17 Sophie Jullien (2021) Sudden infant death syndrome prevention, BioMed Central Pediatrics, 2021 Sep 8; 21(Suppl 1):320

18 Mishel Unar-Munguía, Gabriela Torres-Mejía, M Arantxa Colchero, Teresita González de Cosío (2017) Breastfeeding Mode and Risk of Breast Cancer: A Dose-Response Meta-Analysis, Journal of Human Lactation, May; 33(2):422–434
und
Dong-Man Ye, Xiaoru Bai, Shu Xu, Ning Qu, Nannan Zhao, Yang Zheng, Tao Yu, Huijian Wu (2024) Association between breastfeeding, mammographic density, and breast cancer risk: a review, International Breastfeeding Journal Sep 16; 19(1):65